환경응급

ENVIRONMENTAL EMERGENCIES

대표저자 권혜란 광주보건대학교

고재문 제주한라대학교
권혜란 광주보건대학교
김보균 가천대학교
김익성 동아보건대학교
김지희 강원대학교
문성모 청암대학교
박재성 동주대학교
박창열 전주비전대학교
박희진 남부대학교
서혜진 포항대학교
신지훈 서영대학교
원영덕 전주기전대학교
유영법 남부대학교
윤병길 건양대학교
이상민 경북도립대학교
이재민 광주보건대학교
최길순 동강대학교
최욱진 서정대학교

도서출판 대학서림

개정3판 머리말… Preface

응급환자는 예상하지 못한 사고의 경우를 비롯하여 급성질환의 갑작스런 발병과 만성적인 요인으로 발생하고 있다. 특히 일상생활을 하면서 지속적으로 접하게 되는 환경의 영향에 의해 돌이킬 수 없는 질환을 얻기도 하고 유해물질에 노출되어 급 · 만성 질환을 앓게 되는 경우가 갈수록 늘어나고 있다. 이른바 환경질환으로 칭할 수 있는 여러 형태의 응급상황에 처하게 되는 것이다.

그동안 응급구조과 학생들의 3년제 curriculum에 맞춰 교육을 하다 보니 환경응급은 임상응급의학의 내과와 감염질환 부분에 포함되어 중독학과 더불어 차별화됨이 없이 교육되어 왔으나 2013학년도부터는 3년제와 4년제로의 학제 개편으로 인해 보다 깊이 있는 교육이 이루어져야 할 것으로 사료되어 환경응급분야를 독립시켜 폭넓고 상세한 내용을 보강하고자 하였다.

주 내용은 빛과 온도에 의한 영향과 약물, 전기, 생물체, 음식물에 의한 환경응급을 비롯하여 공해, 화생방에 의한 손상의 응급처치 방법, 특히 사회적 혼란을 초래하는 유행성 질환과 생물테러 등에 관한 내용을 보강하여 수록하였다. 이 책의 내용이 환경응급의 모두라고는 할 수 없지만 응급구조사가 흔히 접할 수 있는 사항들을 수록하였으며 독립된 교육과정의 한 교과목으로 자리매김할 수 있기를 바라는 마음으로 꾸며 보았다.

이 책을 시작으로 환경응급 분야가 보다 폭넓고 깊이 있게 연구되어지기를 바라며 3판 개정을 위해 많은 부분 보강을 하는데 수고가 많았던 광주보건대학교 이재민 교수에게도 감사 말씀을 드리며, 많은 교재들을 편찬하시느라 바쁘신 중에도 기꺼이 도와주신 대학서림 윤진영 회장님과 편집부 직원들에게도 감사를 드립니다.

2021. 8.
권 혜 란

차 례

Contents

제01장 체온장애 · 16

제02장 열손상과 한냉손상 · 28

제03장 화상 · 54

제04장 감전과 뇌격 · 74

제05장 광(光) 손상 · 86

제06장 방사선 장애 · 110

제07장 익수사고 • 128

제08장 압력장애 • 142

제09장 농약중독 · 158

제10장 약물중독 · 174

제11장 식중독 · 196

제12장 교상 · 234

제13장 공해 · 262

제 14 장 환경 알러지 · 300

제 15 장 생물테러 · 320

제 01 장

체온장애

Body Temperature Disorder

1. 체온 조절 기전
2. 열의 생산과 소실
3. 온도에 대한 순응

학습목표

- 체온의 조절중추와 조절기전을 이해한다.
- 생화학적인 열생산 과정과 열소실 과정을 이해한다.
- 인체의 고온과 저온에 대한 순응기전을 안다.

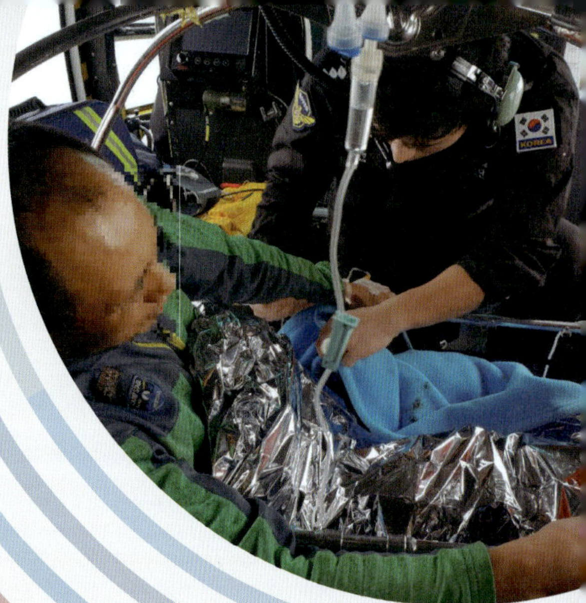

인체는 물질대사를 통하여 열과 에너지를 생산하고 생산된 열과 에너지는 균형을 유지하면서 소실되어 진다. 열생산은 대부분 대뇌 기저부의 시상하부(hypothalamus)에 위치한 열 조절 중추에 의해 이루어지며 에너지는 호흡을 통하여 ATP생산에 의해 발생되어진다.

단백질과 탄수화물이 체내에서 완전히 산화되면 약 4 kcal/g의 열이 발생하며 지방은 약 9 kcal의 열이 발생하고 포도당이 호흡기질로 쓰일 경우에는 해당과정을 거쳐 TCA회로와 전자전달계를 거치면서 열을 발생시킨다. 이때 포도당 1 mol이 완전히 산화되면 38 ATP가 생성되는데 1 ATP에서 약 7.4 kcal의 열량이 방출되므로 281.2 kcal의 열량이 방출된 셈이다. 이중 40%인 112.4 kcal는 ATP에 저장되고 60%인 168.7 kcal는 열에너지로 바뀌어 36.5℃의 건강한 체온유지에 이용된다. 그러나 외부의 환경적 요소나 질병에 걸렸을 때는 저체온이나 고체온 상태에 빠지게 되며 물질 대사 장애와 함께 생명을 잃기도 하는 것이다.

1 체온 조절 기전

시상하부의 앞부분에 열손실 중추가 있는데 열이나 전기적 자극이 가해지면 피부혈관 확장, 땀분비 및 숨가쁨(panting)과 같은 반응이 나타나 체온이 떨어지게 되며 이 부위가 손상을 입으면 고온환경에서 고체온증(hyperthermia)에 빠지게 된다. 한편 열생산 중추는 시상하부의 뒷부분에 위치하며 이 부위를 자극하면 피부혈관이 수축하고 떨림(shivering), 입모(pilo-erection) 및 에피네피린(epinephrine)이 분비되어 열생산을 증가시키는 반응이 나타난다. 이곳이 손상되면 추운 환경에서 저체온증(hypothermia)을 유발한다[그림 1-1], (표 1-1).

(1) 발열과 열배출

평균 구강 체온은 정상인의 95%가 36~37.4℃ 범위이며 정상직장이나 절대체온은 구강체온보다 0.5℃ 정도 높다. 정상 일중 체온변동은 0.5℃ 정도로 오전 6시경에 37.2℃로 낮고 오후 4시경에는 37.7℃로 가장 높다.

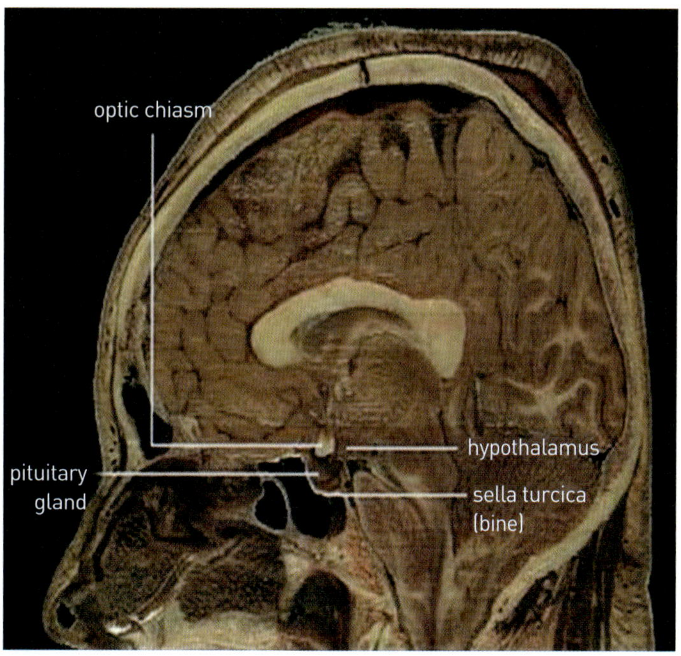

▶ 그림 1-1 시상하부의 체온조절중추

인체는 열생산과 열소실 사이에 균형을 유지해야 한다. 신경계나 음성되먹이기 기전은 거의 전적으로 체온을 조절한다. 이 기전들의 대부분은 대뇌 기저부의 시상하부에 위치한 열조절 중추에 의해 이루어진다. 이곳은 체온조절과 같이 많은 대사활동의 조절시에 중요한 신경분비물을 생산한다.

▶ 표 1-1 체온조절의 생리적 기전

환경조건	생리적 기전	
추울 때	몸의 떨림, 근육 긴장	-- 열생산 증가
	수의적인 운동 증가	-- 열생산 증가
	갑상선 자극 호르몬(TSH) 분비 증가	-- 열생산 증가
	피부혈관 수축	-- 열방출 감소
	웅크림 등의 자세 변화	-- 열방출 감소
	입모	-- 열방출 감소
더울 때	식욕부진	-- 열생산 감소
	활동 정체, 근육 이완	-- 열생산 감소
	갑상선 자극 호르몬(TSH) 분비 감소	-- 열생산 감소
	피부혈관 확장	-- 열방출 증가
	발한	-- 열방출 증가
	숨가쁨	-- 열방출 증가
	노출 피부 표면적 증가	-- 열방출 증가

생리주기 중 배란기와 임신 첫 3개월은 약간의 체온상승이 지속되기도 하며 발열은 사이토카인이 중재하는 과정 특히 프로스타글란딘 2(prostaglandin 2)에 의해 시상하부의 새로운 설정치(set point)로 상승되어 조절되는 것이다. 적절한 자극이 단핵구-대식세포에 작용할 경우 이 세포들은 몇몇 발열을 일으키는 세포물질을 분비하는데 그것이 뇌하수체에 작용하여 설정치를 상승시킨다. 이런 세포물질들은 인터루킨-1(Interleukin-1), 종양괴사인자(Tumor necrotizing factor), 인터페론 γ(Interferon gamma), 인터루킨-6(Interleukin-6) 등이다. 체온상승은 열생성의 증가나 열 손실의 감소 때문에 일어나는데 인터루킨-1(Interleukin-1)에 의한 체온은 뇌하수체의 구조적 손상이 없는 한 41.1℃를 거의 넘지 않는다.

인체가 너무 더울 때는 시상하부 온도조절 장치와 관련된 온도 수용체들이 다음과 같은 다섯 가지 기전을 통해 체내의 열을 배출한다.

• 혈관확장

피부의 혈관은 시상하부의 교감신경 중추의 억제로 확장된다. 열은 피부를 통해 땀을 흘리거나 다른 기전에 의해 소실된다.

• 발한

발한은 인체의 가장 중요한 체온조절기전이다. 기온에 적응이 잘 되는 사람은 땀의 증발에 의한 체온조절이 75~90%를 차지하며 중심체온이 정상인 37℃보다 높을 때 일어난다. 환경온도가 31~32℃를 상회하면 전 피부 표면에서 눈으로 볼 수 있는 발한이 시작한다. 상대습도가 75%이거나 그 이상일 때는 체표로부터 발한의 증발이 감소되기 때문에 비효과적이다.

• 열생산의 감소

떨림과 화학적 열발생이 억제되면 열생산이 감소된다.

• 심박출량의 증가

증가된 심박출량은 피부의 혈액순환을 증가시켜서 열 배출을 돕는다.

• 호흡률 증가

호흡율이 증가하면 따뜻한 공기의 배출과 물의 증발이 일어난다.

(2) 열보존

인체가 너무 차갑게 되면 시상하부 온도조절 장치가 정확하게 반대 작용을 한다. 열을 보존하기 위하여 인체는 다음과 같은 기전으로 체온을 유지하려고 한다.

• 혈관수축

시상하부의 교감신경 중추를 자극함으로써 혈관수축은 체열을 유지하기 위해 피부에서 인체의 심부로 혈류를 전환한다.

• 기모

체모의 절연능을 증가시키고 열소실을 감소시킨다.

• 열생산량의 증가

시상하부에는 떨림을 조절하는 1차 운동충추라하는 영역이 있다. 피부와 척수로부터 오는 한냉신호에 의해 떨림 현상이 나타난다.

노르에피네프린(norepinephrine)과 에피네프린(epinephrine)이 분비되어 세포대사율을 증가시키고 열을 생산한다.

(3) 열변동

고체온증이나 저체온증이 발생하면 냉각과 열보전 기전이 작용한다.

2 열의 생산과 소실

인체는 열생산에 의한 화학적 조절과 열방출에 의한 이학적 조절에 의해 항상 일정한 범위의 체온이 유지되는데 화학적 조절은 주로 근육에서 이루어지고 이학적 조절은 주로 피부에서 전도, 대류, 복사, 증발에 의해 이루어진다.

(1) 발열기전

발열반응은 세균이나 항원항체 복합체 등의 외인성 발열물질이 체내에서 백혈구, 단핵구나 망상내피세포계의 탐식세포에 의하여 탐식되면 이들 세포가 활성화되어 내인성 발열물질인 인터루킨-1(Interleukin-1)을 생성, 방출하게 되는데 이 물질이 발열의 매개체로써 시상하부의 체온조절 중추에 작용하여 국소의 프로스타글란딘(prostaglandin)생성을 유도하게 되고 중추의 체온을 조절하는 기준온도가 오르게 된다.

즉 항온기가 상향 재조정된 상태로서 상승된 기준 온도에 맞추어 체온 수용체가 체온이 낮은 것처럼 감지하여 원심로를 통해 먼저 말초혈관수축에 의하여 열발산을 감소시키고 떨림이나 오한 같은 근육 수축운동에 의하여 열생산을 증가시킨다.

(2) 열생산

생체열의 기본적인 원천은 음식의 연소이며 내적 혹은 외적 자원으로부터 열을 얻는다. 많은 열이 간과 수의근에서 생성되며 화학적 에너지 생산반응에 의한 열생산 뿐 아니라 환경으로부터 열을 흡수하기도 한다.

• 체내열

체내열은 정규적인 세포대사와 열발생이라는 과정을 통해 일어난다. 에너지 생산시 세포는 열을 낸다. 순환 노르에피네프린(norepinephrine)과 에피네프린(epinephrine)의 증가 등 교감신경의 자극은 즉각적으로 세포 대사율을 증가시키고 차례로 열생산을 증가시킨다.

정규적인 세포대사 외에 신체는 특정세포를 자극하여 열발생을 통해 열을 생산한다. 이것은 주로 지방조직에서 일어난다. 떨림은 골격근의 수축으로 더 많은 열을 생산할 수 있고 이것은 대사율을 매우 증가시킨다.

• 환경열

인체는 온도차이로 환경으로부터 외적 열을 받는다. 온도 차이는 환경과 인체 사이의 온도

차이이다. 환경은 보통 인체보다 다른 온도를 가진다. 만일 환경이 인체보다 따뜻하면 열은 인체 쪽으로 흐르고 인체가 환경보다 따뜻하다면 열은 인체에서 환경으로 흐르게 된다. 온도 차이에 영향을 미치는 몇몇 인자는 순환하는 공기의 온도, 적외선, 상대습도 등이다. 순환하는 공기온도는 단순히 말하면 주위의 공기온도이다. 적외선은 가시광의 파장보다 긴 방사선이다. 상대습도는 공기 중에 존재하는 증발기체의 비율이다.

(3) 열소실

인체에서 생산된 열은 여러 방법으로 소실되는데 소량의 열은 섭취한 음식을 데우는데, 또는 기도로부터 수증기를 증발시키는데 소비되고 인체가 주위 환경보다 따뜻할 때도 소실된다. 주된 소실은 체표면으로 흐르는 혈류량의 변화로 피부와 피하조직의 혈류가 풍부해지면 많은 열을 체표면으로 운반하여 다음과 같은 요인에 의해 일정하게 주위환경으로 소실시킨다 [그림 1-2].

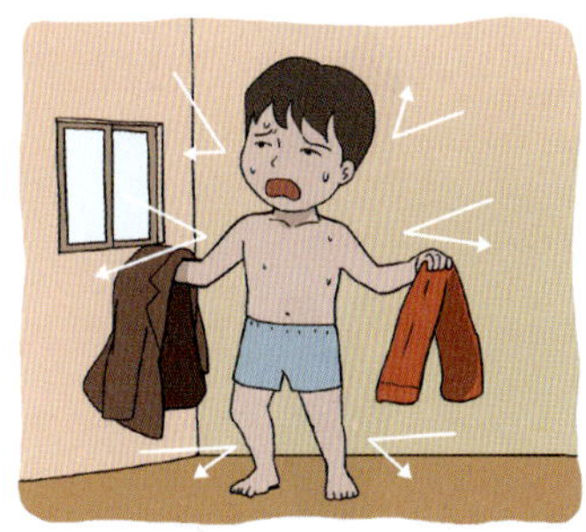

- 복사(radiation)

신체와 주위 매체와의 전자에너지 교환으로 볼 수 있는데 옷을 입지 않고 있을 때 사람은 정상 실내 온도에서 체열의 약 60%를 복사에 의해 소실한다. 이 열은 적외선 형태로 소실된다.

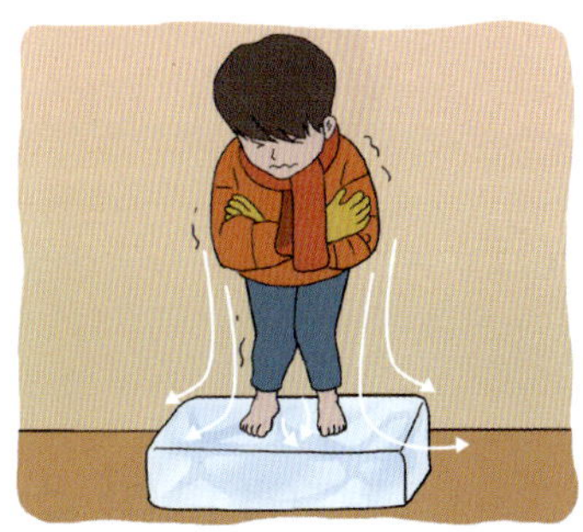

- 전도(conduction)

체표가 다른 찬 물체에 직접 접촉하면 전도에 의해 열을 잃게 된다. 열은 고온 물체에서 저온 물체로 흐른다. 이 열역동 법칙은 순환공기온도가 피부온도보다 높을 때 열이 공기에서 피부로 흐른다는 것이다.

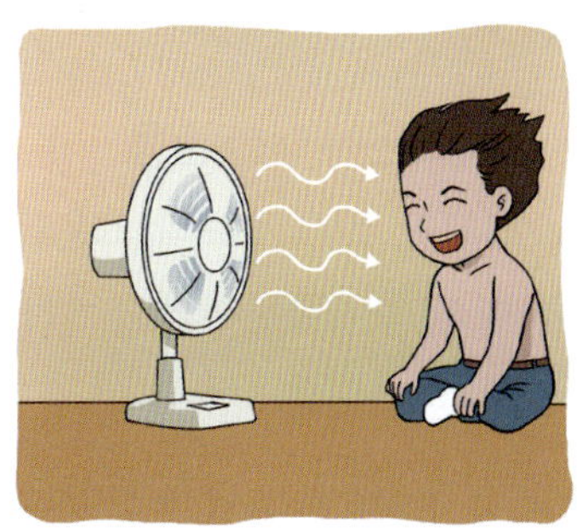

- 대류(convection)

인체를 통과하는 공기의 흐름으로 열이 소실되는 것이며 반드시 대류에 의해 이동되기 전에 공기에 먼저 전도되어져야 한다. 대류현상에 의한 열소실은 표피표면과 대기온도와의 차이에 의해 일어난다.

• 증발(evaporation)

주위온도가 생체의 온도보다 높을 때 일어나며 증발로 인한 열소실은 피부에서 물이 증발할 때 일어난다. 또한 폐를 통한 액체의 증발은 많은 열을 소실하게 한다. 피부와 폐로부터 물이 증발되는 양은 하루에 약 600 ml이다.

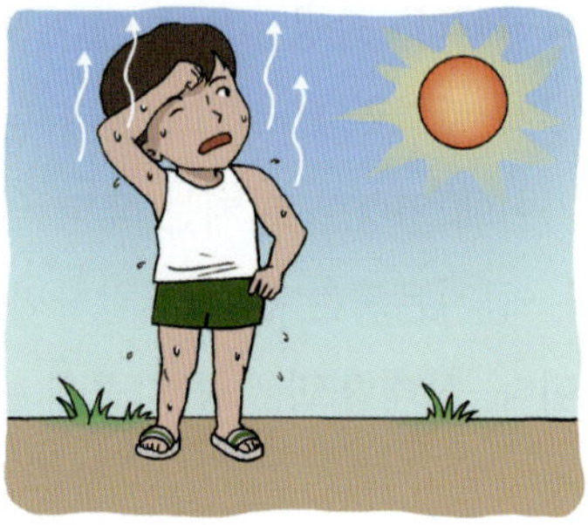

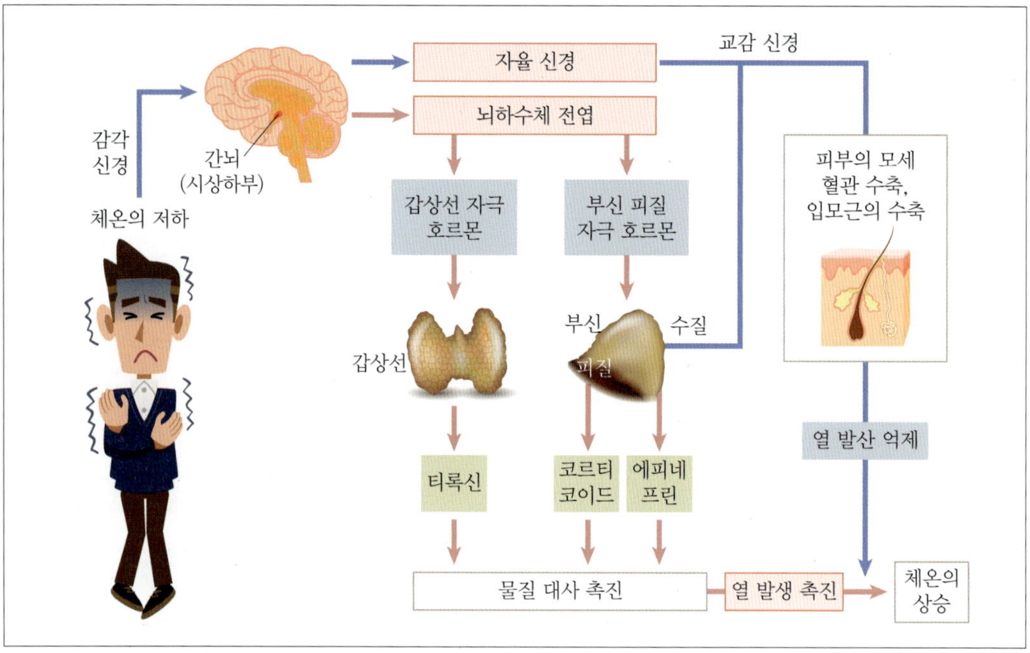

▶ 그림 1-2 체온손실에 따른 생리적 조절기전

3 온도에 대한 순응

(1) 고온에 대한 순응

인체가 40℃ 정도의 고온환경에 갑자기 노출되면 땀의 분비속도는 느리나 피부온도, 직장온도 및 심장박동수는 증가한다. 이러한 상태에서 힘든 일을 계속하면 인체의 내성과 작업능력이 곧 한계에 이르게 된다. 그러나 이러한 환경에 계속 노출되어있으면 피부온도, 직장온도 및 심장박동수는 다시 정상으로 돌아오고 반면에 땀의 분비속도만 증가하게 된다. 이러한 적응 현상을 순응 또는 순화(acclimatization)라고 하는데 순화되지 않는 사람은 땀분비가 대부분 시간당 700 ml를 넘지 않으나 1~6주간 고온에 폭로되었을 때는 땀분비가 시간당 최대 2ℓ 이상 증가되기도 한다.

이러한 땀분비기전의 효과적인 증가는 땀샘의 땀분비 능력의 직접적인 증가에 의한다. 또한 순응이 되면 알도스테론(aldosteron) 분비 증가에 의해 땀 속의 염분 농도가 감소하는데 순화되지 않은 사람이 땀을 많이 흘렸을 경우 첫 며칠간은 매일 15~30 mg의 염분을 소실하지만 4~6주간 순화 후에는 염분손실은 1일 3~5 mg 이내로 줄어든다.

고온순화는 매일 고온에 반복적이고 지속적으로 폭로시 4~6일에 주로 이루어지고 약 2주 내에 완성이 되나 고온폭로를 중지하면 고온순화효과는 소실되기 시작하는데 첫 주에 소실이 가장 빠르고 3~4주간 지속되는 것으로 알려져 있다. 고온순화가 완전히 일어난 사람은 더욱 높은 온도나 심한 작업 환경에는 완전한 순응이 이루어지지 않는다. 다시 말해 고온에서 순응된 사람이라도 더 심한 근육작업을 할 경우에는 불편과 고통이 따르게 된다는 것이다. 고온순화에 관계되는 요인으로는 선천적 요인과 외부요인으로 나이, 성, 인종, 영양, 수분 보충 등이 있는데 영양과 수분 보충이 가장 중요하다.

(2) 저온에 대한 순응

인체가 추운 환경에 오랫동안 노출되어 있을 때는 해부학적 및 생리학적인 변화가 온다. 동물은 털이 길어지고 지방층이 두터워져 열손실을 방지할 뿐 아니라 열 생산 능력이 증가하는데 이것은 혈중에 에피네프린(epinephrine), 노르에피네프린(norepinephrine) 및 티록신(thyroxin)과 같은 호르몬 농도가 증가하는 것으로 근육의 수축과 관계가 없는 열생산을 증가시키기 때문이다. 이것을 비전율성 열생산(nonshivering thermogenesis)이라고 한다. 열생산에 기여하는 정도는 추운 환경에 노출된 시간 및 나이에 따라 다른데 노출 초기에는 주로 전율성 열생산에 의하나 시간이 지남에 따라 전율성 열생산은 감소하는 반면 비전율성 열생산이 커진다. 비전율성 열생산에 관여하는 조직은 골격근, 내장근, 지방조직을 들 수 있는데, 특히 지방조직 중 갈색 지방조직이 가장 중요한 조직으로 알려져 있다.

사람을 비롯한 어린 동물에서는 갈색 지방의 양이 많아서 추운 환경에서의 열생산은 비전율성 열생산에 의하나 나이가 들어감에 따라 추운 환경에 계속 노출되지 않는 한 갈색 지방의 양은 점차 감소하고 따라서 비전율성 열생산이 감소하는 반면 전율성 열생산은 증가한다.

(3) 갈색지방의 반응

갈색지방은 짙은 색소를 포함하는 지방조직으로 보통의 백색지방조직과 달리 미토콘드리아에 풍부하고, 혈류가 풍부하기 때문에 갈색을 띤다. 견갑골 사이, 후경부, 흉강 내 동맥주위 등에 존재하고 동면동물(冬眠動物)에게 많으며 사람은 신생아에게 많다. 그 주기능은 열생산으로, 한냉폭염시에 교감신경에 의해서 자극을 받고 미토콘드리아 내막에 있는 헬리카아제 단백질의 관여로 산화와 열생산이 항진된다. 뚱뚱한 사람은 마른사람에 비해 갈색지방이 적다. 갈색지방은 추위에 반응해 활성화되면서 열을 발산하기 시작한다. 따뜻한 실내에만 있으면 갈색지방의 에너지 연소효과가 줄어들고, 기능 퇴화에 따라 갈색지방 자체가 적어진다[그림 1-3].

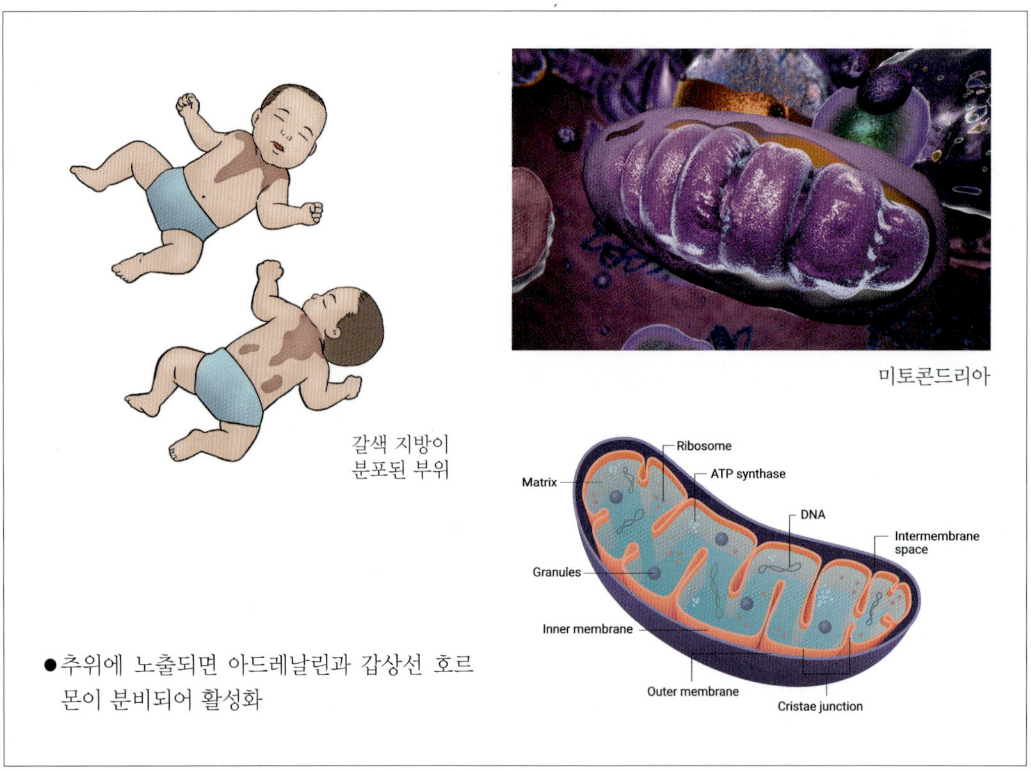

▶ 그림 1-3 갈색지방의 분포

제 02 장

열손상과 한냉손상

Heat Injury and Cold Injury

1. 열손상
2. 한냉손상

학습목표

- 고온에 인한 인체의 손상 종류와 처치방법을 안다.
- 저온에 의한 인체의 손상 종류와 처치방법을 안다.

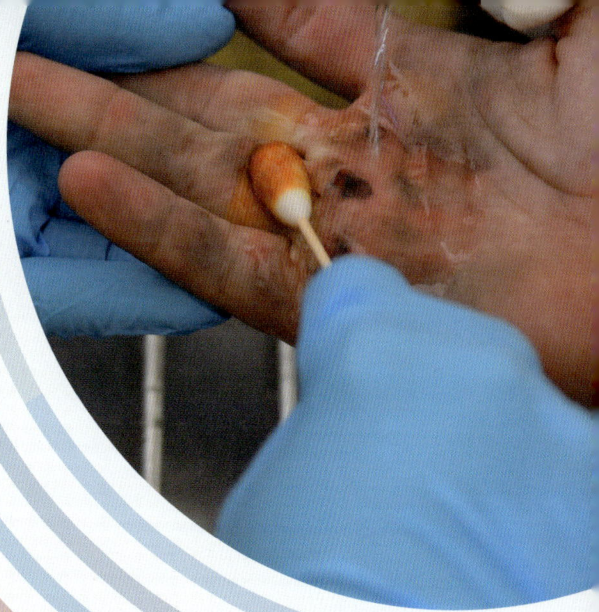

인간은 항온동물이기 때문에 체온조절 능력이 있어 외부의 온도가 변화해도 체온은 그다지 변하지 않는다. 그러나 외부의 온도가 고온이나 저온으로 급변하거나 인체의 체온조절능력 상실이 한계에 달하게 되면 의식을 소실하게 되고 심하면 호흡마비를 일으킬 수가 있다. 고온에 의한 대표적인 열성장애는 열사병, 일사병, 열경련 등이 있으며 저온에 의한 대표적인 한냉손상은 동창, 침족병, 동상, 고도동상, 저체온증 등이 있다.

1 -:- 열손상

(1) 열사병(Heat stroke)

열사병은 고온에 의한 열손상(heat injury)중 가장 위급한 상태로 외부의 높은 기온과 습도에 폭로되었을 때 체내에서 생산된 열을 적절히 방산시키지 못해 체온이 적어도 40.6℃ 정도가 되며 체내 열조절부전(thermoregulatory failure) 상태에 빠진 경우이다. 즉, 기온과 습도가 높은 환경에서 과격한 근육운동을 하면 체내에서 열은 생산되나 적절한 방산이 이루어지지 않아 체온이 상승하게 된다. 중요한 3대 증상으로 중추신경계장애, 체온의 상승, 무한증(anhidrosis)의 소견을 보인다.

발생기전

1차적인 발생기전은 수분소실(fluid loss)이다. 체내 순환혈액량이 부족하면 각 기관의 필요한 순환을 유지하기 위해 피부로 가는 혈액을 줄일 수밖에 없으며 이에 따라 열발산 능력은 더욱 감소하게 된다.

노인이나 어린이, 허약자, 각종 만성질환자 등은 순환혈액량의 부족뿐 아니라 심장기능의 저하 등으로 인한 고온에 대한 적응 능력 약화로 더욱 쉽게 열사병에 걸릴 수 있다.

발생원인

열생산을 증가시키는 원인과 열발산을 막는 원인이 있을 때 잘 발생하고 이러한 위험인자를 갖춘 사람이 순응이 잘 되지 않은 상태에서 발생하기 쉽다(표 2-1).

▶ 표 2-1 열사병의 위험인자

열생산의 증가
운동, 감염, 흥분, 약물, 갑상선기능 항진증
열발산의 장애
순응의 부족, 고온, 다습, 비만, 옷을 많이 입음, 탈수, 심혈관 질환, 노인과 어린이, 땀샘 기능장애

종류

열사병은 표 2-2와 같이 전형적 열사병(classic heat stroke)과 노작성 열사병(exertional heat stroke)으로 나눌 수 있다.

▶ 표 2-2 전형적 열사병과 노작성 열사병의 차이

	전형적 열사병	노작성 열사병
연령	나이 많은 사람	젊은 사람
활동 수준	운동이 부족한 사람	심한 운동을 하는 사람
건강 상태	원인질환을 갖는 경우가 많다.	양호하다.
전구 증상	수 시간 및 수일간	매우 짧거나 없다.
무한증	90%	50%
산염기 상	호흡성 알카리증	유산산증
횡문근용해	드물다.	대개 있다.

– 전형적 열사병(classic heat stroke)

노인이나 어린이 등의 양극단의 연령에서 주로 볼 수 있으며 만성질환을 앓고 있는 사람, 심한 심장질환이 있는 사람, alcohol중독자, 비만자 등에서 볼 수 있다.

– 노작성 열사병(exertional heat stroke)

주로 젊은 사람에게서 나타나며, 특히 노동자, 농부, 훈련 중인 신병, 축구나 장거리 선수, 보일러공, 주물공장에서 일하는 사람에게서 주로 나타난다.

임상 증상

– 중추신경계 이상

의식상실(70%)과 전신적인 경련(60%) 등을 볼 수 있으며 두통, 어지러움, 실신, 의식혼미 등이 전구증상으로 나타날 수 있다. 혼수는 24시간 이상 지속될 수 있으며 대개 신경적인 후유증 없이 회복될 수 있다. 대개 환자의 체온이 정상화되면 의식이 돌아온다.

소뇌는 특히 열손상에 예민하며 소뇌 침범시에는 운동 실조증(ataxia)을 볼 수 있으며 후유증으로 남을 수도 있다.

– 무한증

전형적인 열사병에서는 발한이 소실되면서 체온이 올라가는 것을 볼 수 있다. 이때 피부는 뜨겁고 건조하며 홍조를 띈다. 노작성 열사병에서는 50% 정도가 그대로 발한이 유지되고 피부는 신체 내부온도의 상승에도 불구하고 서늘하게 느껴진다.

– 체온의 상승

신체 내부온도(core temperature)가 상승한다. 직장온도가 40.6℃를 초과하여 44℃ 이상 상승할 수도 있다. 특히, 열사병의 예후는 과체온(hyperpyrexia)의 정도와 기간이 크게 관여한다.

- 심근손상 및 심근경색증 초래

  심근의 손상과 심근경색증을 초래할 수 있는데 이것은 고온으로 인하여 심장에 대한 부하의 증가로 인한 것이며 울혈성 심부전과 저혈압 등을 볼 수도 있다.

- 골격근 손상

  노작성 열사병에서는 횡문근용해(rhabdomyolysis)를 초래할 수도 있다.

- 혈액학적 이상 소견

  약 20%의 환자에서 각종 출혈성 경향을 볼 수 있다. 혈관 내피의 손상에 의한 범발성 혈관내 응고(disseminated intravascular coagulation), 간손상에 의한 혈액내 응고인자의 결핍, 골수손상에 의한 혈소판 감소증 등이 나타난다.

- 급성 신부전

  10~35%의 환자에서 급성 신부전(acute renal failure)이 올 수 있는데 이것은 신실질의 손상에 의하거나 저혈압에 의한 신장관류의 저하, 횡문근용해에 의한 세뇨관 손상 등이 원인이 된다.

응급처치

일반처치

- 기도를 확보한다.
- 치료를 하지 않으면 100% 사망한다.
  - (치료해도) 체온 43℃ 이상일 때는 치사율 80% 정도이다.
  - 체온 43℃ 이하에서는 40% 정도의 치사율을 보인다.
  - 혼수가 계속되면 예후가 불량하다.
  - 중추신경계의 손상이 있을 때는 치료의 효과를 거두기 힘들다.
- 환자를 신속히 서늘한 장소로 옮긴다.
- 될 수 있는 대로 입고 있는 옷은 벗겨준다.
- 주위에 있는 가능한 모든 방법으로 체온을 식힌다.
  - 얼음주머니를 목, 겨드랑이, 서혜부에 대어주어 체온을 39℃ 이하로 빨리 내려준다.
- 5% 포도당액 250 ml를 정맥주사 한다.

- 이송 시에는 피부에 물을 자주 적셔주고 창문을 열어 대류와 증발을 증가시켜 준다.

병원처치

- 기도를 확보한다.
- 직장온도 측정과 감시한다.
- 정맥로를 확보하고 수액을 연결한다.
- 직장온도가 38.5℃로 하강하면 냉각을 멈춘다.
- 혈압상승제로 β-아드레날린성약물(β-adrenergic drug)은 이소프로테레놀(isoproterenol)이나 도파민(dopamine)을 투여할 수 있다.
  - α-교감제는 피부혈관을 수축시켜 체온 발산을 저해하므로 피해야 한다.
- dopamine은 2~5 mcg/kg/min을 정맥주사 하거나 중증일 경우에는 5~10 mcg/kg/min 내지 20~50 mcg/kg/min을 정맥주사 한다.
- 심부전이 발생되면 디지털리스(digitalis)를 투여한다.
- 소변량이 감소하면 신혈류를 증가시키기 위해 마니톨(mannitol) 12.5~25 g을 부하량으로 투여한 후 시간당 3~5 g 속도로 투여하거나 전해질 1 ℓ 당 12.5 g의 mannitol을 투여한다.
- 범발성 혈관내 응고가 발생할 때는 헤파린(heparin) 7,500 U/4시간을 투여할 수 있다.
- 경련강직 상태일 때는 항경련제인 페노바비탈(phenobarbital)을 성인의 경우 2~3앰플, 소아의 경우 3~6 mg/kg을 투여하거나, 디페닐히던토인(diphenylhydantoin)을 30~100 mg씩 1일 3회 경구투여 한다.

예방

- 교육과 조기진단이 가장 중요하다.
- 햇볕 아래에서 활동을 줄이고 환경을 서늘하게 하며 충분한 휴식과 수분 및 염분공급을 한다.

사망기전

대부분 직장 체온이 40℃를 넘는다. 42.5℃ 이상이 되면 전신적으로 혈관이 확장되어 순환계의 허탈이 일어나 수 시간 내에 사망하게 되는데 24시간 이상 생존하게 되면 폐렴이 발생하게 된다. 사망시에는 대뇌를 비롯한 각 장기에서 심한 울혈 및 부종을 보이며 사망이 지연되었을 때는 신장의 급성세뇨관 괴사, 부신의 출혈, 간의 중심성 괴사, 심근의 변성 등을 볼 수 있다.

(2) 열경련(heat cramp)

발생원인

30℃ 이상의 고온환경에서 발한이 심할 경우 수분만을 보충하여 생기는 염분 부족으로 발생하는 것 같으나 잘 훈련된 운동선수에서도 근육 경련이 오는 것을 보면 단순한 염분 결핍보다는 훨씬 복잡한 원인이 작용하는 것 같다.

임상증상

더운 기온에서 심한 운동이나 작업을 한 경우에 다양한 골격근의 간헐적이고 고통스런 수축이 일어나면서 주로 나타나는데 심한 통증의 근육경련이 특징적이다.

1차적으로 발한에 의해 나트륨과 수분이 소실되면서 세포외액의 삼투압이 빠른 속도로 변함으로써 유발되는데 의식은 명료하고 혈압과 체온도 정상이지만 손가락, 팔, 다리, 복근 등에 경련이 일어난다.

응급처치

- 환자를 신속히 시원한 곳으로 이동시켜, 편안하게 휴식하도록 한다.
- 의식이 있다면 소금물 또는 전해질 음료를 마시게 한다. 포카리스웨트, 게토레이 등의 이온음료를 매 15분마다 반 컵씩 마시게 하고, 소금물의 경우 컵에 티수푼 1개 분량 정도로 한다.
- 정맥주사 투여시 생리식염수나 락테이티드 링거액 같은 균형된 식염액을 증상이 없어질 때까지 주입한다.
- 경련시 근육 스트레칭을 하고 경련이 멈춘 후 약간 움직이게 하되 땀을 흘리면 경련이 재발 될 가능성이 있기 때문에 최소한 24시간 동안 격렬한 운동을 삼가야 한다.

(3) 열탈진(heat exhaustion)

발생원인

고온환경에서 염분과 수분의 적절한 보충이 없이 오랫동안 결렬한 육체노동을 하게 되면 발한에 의한 탈수와 피부혈관의 확장으로 심장으로 되돌아오는 혈액량 감소에 의해 순환부전과 저혈압이 발생한다[그림 2-1]. 달릴 때 땀을 통해 소실되는 수분은 시간당 평균 1~1.5ℓ이다. 더 빨리 달리거나 날씨가 더울 때는 이보다 더 빠른 속도로 수분이 소실된다. 이러한 극도의 탈수 증상은 체온조절을 잃게 하며 혈액농도가 진해지는 등 여러 가지 위험을 초래하게

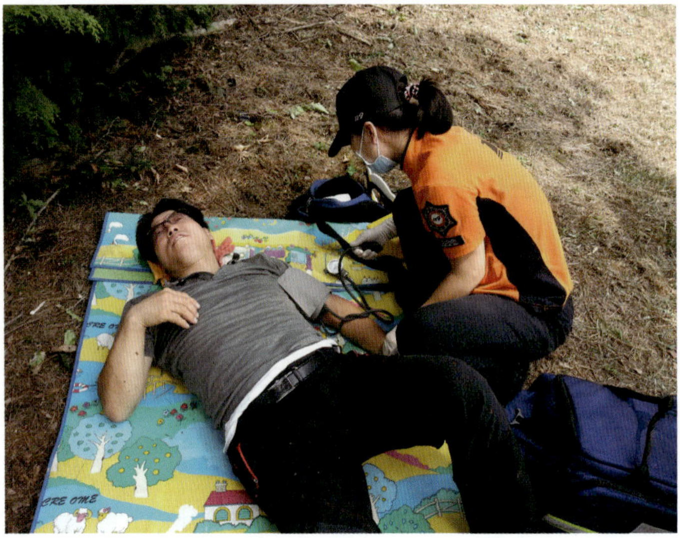

▶ 그림 2-1 등산 중 열탈진

▶ 표 2-3 수분손실에 따른 인체의 변화

수분손실	인체변화
체중의 1%	갈증
2%	갈증의 심화, 막연한 불쾌감과 중압감, 식욕상실
3~4%	운동수행 능력감소, 소변량감소, 입마름, 구토감, 무력감
5~6%	체온조절능력 상실, 맥박증가, 호흡증가, 정신집중장애
8%	현기증, 혼돈, 극심한 무력감
10%	근육경련, 눈감은 상태에서 균형감각상실
11%	열사병상태, 사망

▶ 표 2-4 열손상의 감별

	임상증상	체온	발한	호흡	중추신경계	병태생리
열경련	근육경련	정상	심함	다양	정상	염분과 수분소실
열탈진	쇠약감, 실신	정상 또는 (38.6℃)	심함	빠르고 약함	정상	염분과 수분소실 과호흡
열사병	의식장애	≥41.1℃	거의 없거나 없음	깊고 나중에 약함	혼수 경련	미상

된다. 탈수 증상으로 갈증, 식욕상실, 무기력, 불안, 메스꺼움과 과민증 등이 나타난다.

수분 손실량이 체중의 5~6%에 이르면 체온조절이 어렵고 맥박과 호흡이 빨라진다. 수분손실량이 더 증가되면 현기증, 정신착란, 기억력 감퇴 등이 나타나고 결국 열탈진 상태에 빠져 사망에 이른다(표 2-3).

고온 작업장에서 중노동에 종사하는 자, 특히 미숙련공에게서 많이 발생한다(표 2-4).

임상증상

쇠약감으로부터 시작하여 점점 심해지며 활동을 할 수 없을 정도까지 진행한다. 심한 두통, 구토, 현기증, 귀울림, 빈맥과 저혈압이 뒤따른다. 피부는 차고 미끈하며 체온은 정상이거나 약간 상승한다. 점점 의식이 흐려지고 완전히 허탈상태에 빠져 의식을 잃는다. 열실신(heat syncope) 및 열경련(heat cramp) 증상을 동반할 수 있다.

구강온도는 약간 상승하거나 정상이고 직장온도는 37.5~38.5℃ 정도 상승하며 맥박수가 증가하고 혈당치는 감소한다.

응급처치

- 탈수를 예방하기 위해 운동 1~2시간 전에 500~600 ml의 수분을 섭취한다. 차가운 물이 좋다.
- 운동 15분전에는 차가운 물이나 약간의 탄수화물이 함유된 스포츠 음료를 섭취하는 것이 좋다. 탄수화물의 농도는 약 10%가 적당하다.
- 충분한 휴식과 함께 회복이 되지만 심한 경우에는 0.9% NaCl 정맥주사를 한다.
- 최소한 24시간 동안의 휴식이 필요하다.

(4) 열실신(heat syncope)

원인

혈액이 말초부위 특히 하지에 저류되어 일시적으로 대뇌 허혈(ischemia)이 오므로 실신(fainting)하게 되는 경우를 말한다. 이 증상은 고온순화가 안된 사람에게 잘 오는데 육체노동을 하지 않더라도 갑자기 올 수 있다.

임상증상

의식소실 전에 맥박수가 현저히 증가하지만 직장온도는 상승하지 않는다. 주로 고온에서 오랫동안 서 있어야 하는 사람에게서 문제가 된다. 피부는 차고 습하며 맥박은 약하고 수축기

혈압은 통상 100 mmHg 이하이다.

응급처치

- 휴식, 냉각 및 입을 통한 수액 보충이 필요하고 열실신 발생 이전의 신체 질환을 찾아내 치료하는 것이 필요하다.
- 높은 곳에 서서 중심을 잡으며 작업하는 사람은 주의를 요한다.

(5) 피부장애(skin disorders)

원인

한선관이 각질세포의 파쇄물에 의해 막히게 되고 저류된 땀이 한선관 벽을 통해 주위조직으로 빠져 나오려는 현상으로 염증반응은 자극물질과 감염에 의해 생긴다.

임상증상

피부에 적고 붉은 발진과 수포성 발진이 생기고 매우 자극적이고 따가운(prickly) 느낌이 있다. 한선이 막힌 부위가 피부 내에서 깊을수록 질환이 심해지고 발진, 발적, 피부탈락, 반점 등 다양해진다. 땀샘이 손상을 입어 발한에 의한 체열 방출효과가 줄어들므로 고온에 견디는 능력을 떨어뜨린다.

응급처치

- 시원한 환경에서 피부를 건조하게 유지해 준다.
- 건조화장액(dry lotion), 화장분(talcum powder)을 도포해 준다.

(6) 수분중독

원인

수분중독은 더운 환경에서 물을 마실 때 발한으로 과도한 수액소실에 동반된 나트륨 소실을 대처하지 못할 때 일어난다. 일반적으로 환자는 시간당 1 ℓ 이상의 물을 마셨고 빈뇨와 희석된 소변을 배설한 경우이다.

임상증상

수분중독의 일반적인 증상 및 징후는 오심, 구토, 두통과 의식상태 변화이다. 수분중독에서 나트륨의 부족은 열피로와 유사한 증상 및 징후를 보인다.

응급처치

- 수분중독을 처치하지 않으면 의식상태 변화와 혼수상태에 빠질 우려가 있다.
- 환자는 고농도의 염분을 섭취하게 하고 수분섭취를 제한해야 한다.
- 의식이 없을 때는 생리식염수를 정맥투여 한다.

2 한냉손상

신체의 일부가 저온에 노출되어 발생하는 국소적 한냉손상과 신체 전부가 저온에 노출되어 발생하는 저체온증으로 구분할 수 있는데 한냉에 대한 내성은 개인에 따라 차이가 있다. 추위에 노출되었을 때 전신상태가 나쁘거나 순응력이 없는 사람, 고령인 경우, 전신질환을 앓고 있는 경우, 알코올이나 다른 약제를 사용하고 있는 경우는 손상을 입기 쉽다. 저기온에서는 바람의 속도가 빠르면 한냉에 대한 손상이 심해지며 주위보다 낮은 온도, 정체, 긴 노출시간, 말초혈관 질환, 개방성 창상이 있는 경우는 더욱 심해진다. 또한 수분은 공기보다 온도 전도율이 30배 정도 높기 때문에 습한 환경에서 체온강하가 빠르며 한냉손상도 더욱 심해진다.

(1) 한냉 두드러기(cold urticaria)

가족력상 또는 후천적으로 한냉에 대한 과민성이 있는 사람들이 있는데 이들에서는 찬바람에 부분적으로 노출되어도 두드러기가 발생한다. 일반적으로 두드러기는 노출부위만 발생하지만 과민성이 심한 사람은 전신에 나타나기도 한다. 이러한 사람은 찬물에 몸을 담그면 쇼크와 같은 심한 전신증상이 나타나 사망할 수도 있다.

가족성 한냉 두드러기는 추위에 30분 정도 노출되면 피부에 작열감과 함께 두드러기가 나타나는데 진성 두드러기 질환과는 다르다.

발생기전

알러지성 반응에서 볼 수 있는 것과 같이 히스타민(histamine)이나 다른 화학 매개물질이 분비되어 일어난다.

응급처치

- 씨프로헵타딘(cyproheptadine) 16~32 mg을 매일 분복시킨다.
- 터부탈린(terbutaline) 5 mg과 아미노필린(aminophylline) 150 mg을 매일 3회 분복

시키기도 한다.

(2) 상해(frostnip)

가장 경미한 한냉손상으로 손상 입은 신체 부위가 초기에는 통증, 저림, 창백한 피부가 나타나며 재가온으로 정상화 될 수 있다. 조직의 손실은 발생되지 않으나 수 년 동안 만성이 되면 지방층의 소실이나 위축이 될 수 있다.

(3) 동창(chilblain)

고습도와 빙점이하의 저기온 환경에 반복적으로 노출되었을 때 조직의 동결이 없이 생기는 가벼운 동상으로 피부는 혈관의 수축, 영양장애로 거칠어지고 적자색의 부종이 생기며 가렵고 감각이 예민하고 가온하면 증상이 더욱 심해진다. 등산가나 어부의 안면, 상하지에서 흔히 나타나고 치유는 자연스럽게 되지만 재발할 우려가 높다. 심하면 통증성 궤양이나 피하출혈이 일어날 수 있으며 시간이 경과함에 따라 가피형성, 섬유화, 위축으로 진행된다.

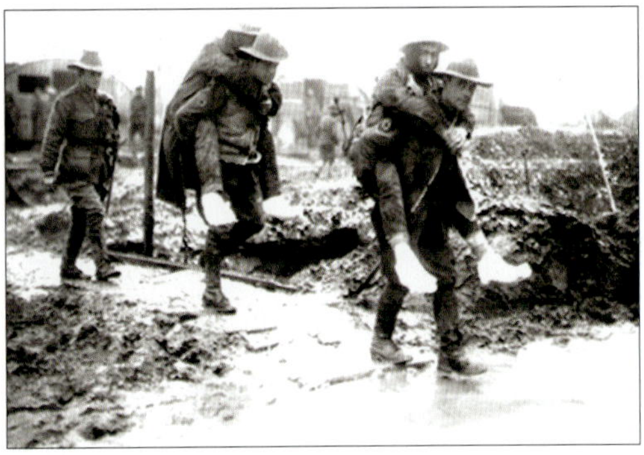

▶ 그림 2-2 동상전우를 업고 가는 군인들

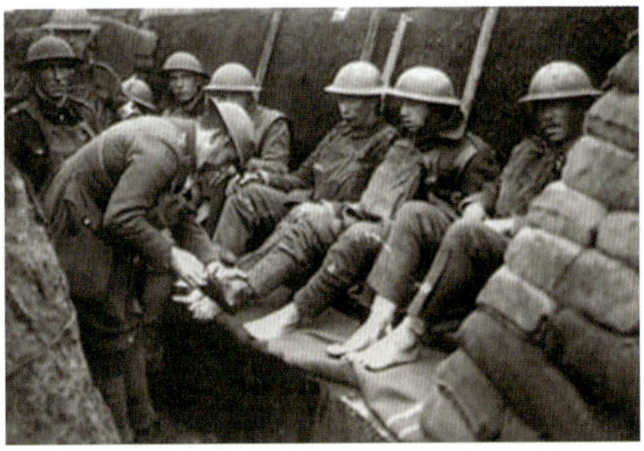

▶ 그림 2-3 동상전우를 치료하고 있는 군인들

(4) 침수족(immersion foot)

참호족(trench foot)이라고도 하며 젖은 발을 1.6~10℃의 저온상태에 수 시간에서 수일간 노출하였을 때 조직의 동결 없이 생기는 한냉손상이다. 주로 군인이나 어부들에서 나타나고 비록 피부가 검게 될 수 있으나 심층 조직의 손상은 없는 경우가 많다.

혈액순환 장애를 받은 조직은 초기에는 적색을 띠나 결국 창백해지며 합병증으로 감염이나 조직 결손이 생길 수 있다[그림 2-4].

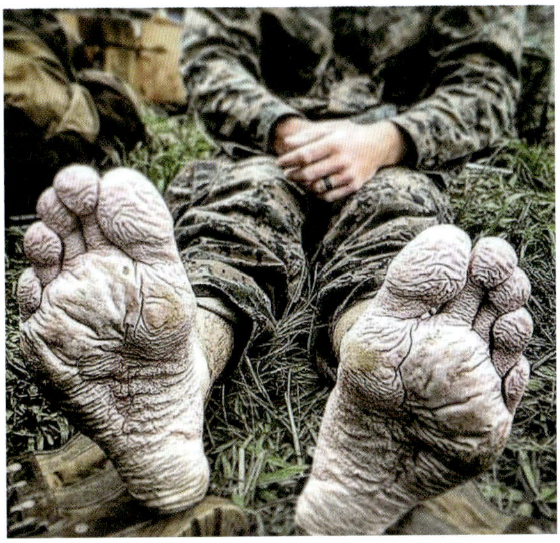

▶ 그림 2-4 침수족(immersion foot)

(5) 동상(frostbite) [그림 2-2, 3]

동상은 피부온도가 4~10℃ 이하로 떨어지더라도 발생하지 않는데 바람, 운동, 정맥울혈, 영양결핍, 동맥폐색 등 여러 요인에 의해 발생하며 빙점 이하의 기온에 1시간 이상 노출되었을 때 조직동결의 한냉손상으로 의복이 습기에 젖어 있으면 더욱 빨리 발생한다. 단시간 노출된 경우를 제외하고는 대부분 −6.5℃ 이하의 기온에 1시간 이상 처해있을 때 조직결손에 의한 괴저(gangrene)가 발생한다[그림 2-5].

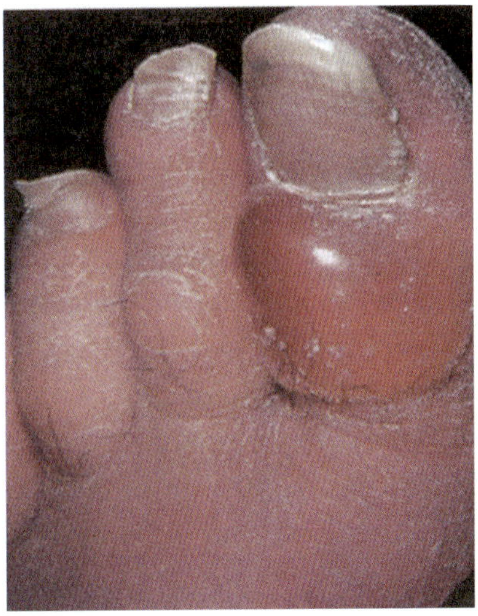

▶ 그림 2-5 해빙 후의 동상된 조직

초기 증상은 침족병과 유사하며 동통이 있다가 결국 무감각해진다. 조직이 동결되면 동상을 입은 지절(limb)이 창백하고 움직여지지 않으며 피부가 딱딱해지고 감각도 없어진다.

원인

- 국소동상의 원인: 개인적 체질, 빈혈증, 신장기능 저하, 혈액순환 장애, 꼭 조인 신발이나 의복

- 전신동상의 원인: 눈으로 조난, 술에 취할 때, 익수자의 한냉, 기아, 영양실조

증상

- 국소증상
  - 1도 증상: 충혈과 부종, 발적, 경증의 청색증
  - 2도 증상: 수포와 약간의 부종, 발적, 흑색 가피
  - 3도 증상: 수포, 부종, 딱딱하고 까만 피부, 조직괴사, 발가락 부종 및 발적
  - 4도 증상: 침범된 부위의 파괴 및 괴저
- 전신증상

  전신권태, 졸음, 지각마비, 환각상태, 호흡과 맥박이 느려지고 시력조절 장애, 의식혼미
- 동통이나 무감각, 가려움, 다한, 사지의 냉감, 신경전도 속도의 이상 등 신경학적 후유증은 한냉손상 후 수 년 동안 지속될 수 있다.

(6) 고도동상(high altitude frostbite)

위로 올라갈수록 태양에 의해 덥혀진 지표에서 멀어져 기온이 떨어지는데 이것을 기온감률이라 하며, 100 m 올라갈 때마다 0.5~1.0℃, 평균 0.7℃씩 떨어지게 된다. 또한 초속 1 m의 바람이 불면 1.6℃씩 사람이 느끼는 체감온도를 떨어뜨린다. 이러한 대기의 산소분압이 낮고 바람이 거센 상태에 노출된 항공조종사나 등산가에게 생길 수 있으며, 노출된 안면부보다 손에 더 잘 생기고 표피탈피나 괴저 및 자가절단에 이르는 광범위한 조직 결손이 특징으로 발생한다[그림 2-6].

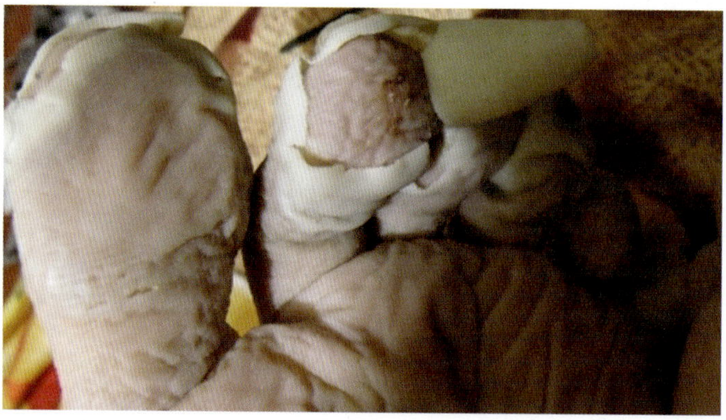

▶ 그림 2-6 고도동상에 의한 발가락손상

(7) 전신성 저체온증(Systemic hypothermia)

한냉손상 가운데 가장 심한 형태로 보호의복이나 체온조절기능으로 체온을 적절히 유지하지 못하여 발생한다. 중심체온(core body temperature)이 32~35℃ 이하로 떨어질 때 생리적 이상이 노출시간과 체온저하정도에 비례하여 더욱 심해진다.

① 원인

노약자나 소아는 체온조절 능력이 미약하여 주위환경에 의하여 저체온증에 쉽게 빠질 수 있으며 쇼크 상태의 환자도 저체온증이 발생할 가능이 매우 높다. 저체온증은 추운 겨울에만 발생하는 것이 아니고 어느 때라도 16~21℃ 이하에서는 발생이 가능하고 바람이 부는 날 비를 맞으면 더욱 쉽게 저체온증에 빠질 수가 있다. 일반적인 원인은 다음과 같다.

- 환경적 원인에 의해
- 뇌하수체 기능저하증(hypopituitarism), 갑상선 기능저하증(hypothyroidism), 저아드레날린증(hypoadrenalism), 저혈당(hypoglycemia) 등의 내분비계 이상
- 뇌종양, 뇌졸중 등의 중추신경계 병변
- 알코올(alcohol)이나 바비튜레이트(barbiturate) 등의 약물
- 폐혈증, 화상 등

② 생리적인 변화

- 다량의 체액이동으로 혈액 농축화(hemoconcentration)
- 부신피질 및 뇌하수체의 기능저하
- 모세혈관의 적혈구 응집
- 전 혈점도(whole blood viscosity) 증가
- 중추신경계의 변화로 뇌파, 신경학적 검사, 뇌척수액압의 이상

③ 진행 3단계

- 1단계: 직장체온(rectal temperature)이 32~37℃일 때 체온조절 작용으로 오한이 일어나고 맥박이 빨라지며 혈압이 높아진다. 말초의 피부 모세혈관이 수축한다.
- 2단계: 24~32℃에서는 전신 대사율이 저하되고 체온이 떨어지며 맥박수, 호흡수, 혈압이 떨어진다. 직장체온이 25~28℃ 또는 그 이하일 때는 부정맥(cardiac arrhythmia)이 나타난다.
- 3단계: 중심체온이 24℃ 이하로 떨어지면 체온조절 중추가 더 이상 기능을 발휘하지 못

하고 무생물에서처럼 열손실이 나타난다.

④ 조직결손

한냉손상에 의한 조직결손은 직접적 세포손상과 국소허혈로 진행되는 미세혈관 손상으로 발생한다.

직접적 세포손상

저체온에서 다음과 같은 기전으로 직접 세포가 죽게 된다.

- 세포탈수(cellular dehydration):

세포외의 얼음결정체 형성으로 삼투압 차이에 의해 세포내 수분을 빨아내어 세포가 탈 수 된다.

세포의 탈수로 전해질 농도가 높아져 단백질 구조가 변형되며 세포막 지질이 변하고 세포 내의 산도가 변하여 화학작용의 불균형이 발생하여 세포가 죽게 된다.

- 얼음결정체에 의한 기계적인 손상(mechanical injury from ice crystal formation):

형성된 얼음 결정체의 물리적 작용이 세포막을 파괴할 수 있다.

- 저온에 의한 세포조직의 비활성화 및 기능저하(inactivation or depression of cellular system by lowered temperatures above freezing):

동결손상 후 핵뿐만 아니라 사립체(mitochondria), 망상체(endoplasmic reticulum), 골기체(golgi bodies) 등의 세포내 소기관에 변화가 생기며 효소계(enzyme system)도 변화가 있다.

미세혈관 손상

한냉손상에서 혈관 내막의 1차적 변화로 혈소판 충전물(platelet plug)이 생기고 여기에 적혈구가 응집되어 섬유소 응괴(fibrin clot)가 만들어지며 모세혈관과 세정맥(postcapillary venule)을 막게 되어 동맥쪽으로 역류하여 폐쇄된다.

이 폐쇄물의 대부분을 차지하는 적혈구 응집 요소는 혈장단백질의 변화, 혈청내 지질농도의 증가, 혈류 역동학적 변화이다[그림 2-7].

⑤ 증상 및 징후

저체온증의 초기증상은 비특이적이다. 증상으로는 무기력, 졸림, 기면, 자극과민성, 혼란, 협동운동의 결여 등을 들 수 있는데 체온이 낮다는 것이 유일한 소견일 경우도 있다. 우발적

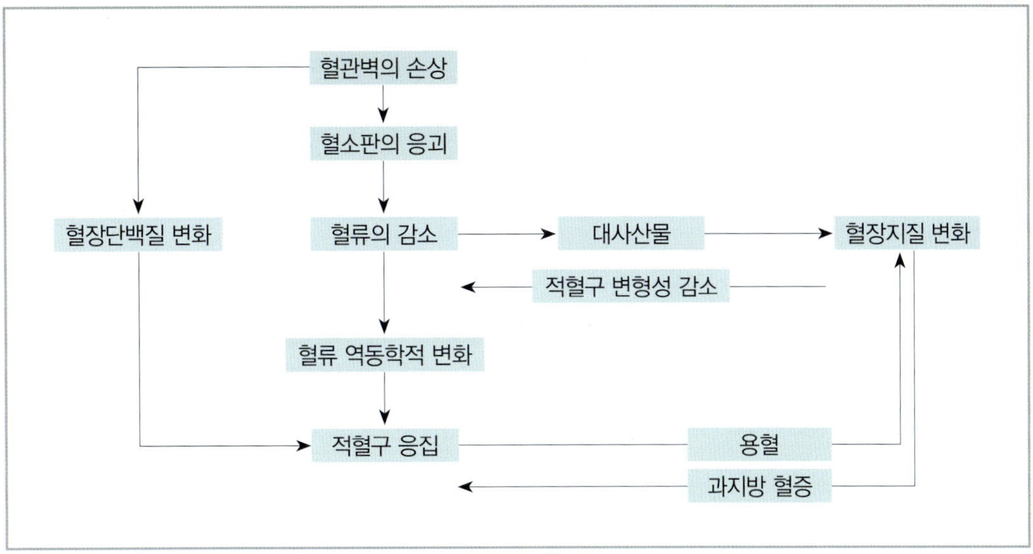

▶ 그림 2-7 한냉손상 후 모세혈관의 혈류차단 단계

저체온의 경우는 중심체온이 25~35℃이다. 구강체온 측정은 의미가 없기 때문에 25℃까지 낮은 체온을 측정할 수 있는 식도나 직장 체온 측정 막대기가 필요하다.

체내 중심체온이 35℃ 이하로 되면 섬망, 졸림, 혼수를 초래하고 호흡이 정지될 수도 있고 실제로 맥박이 촉지되지 않고 환자가 사망한 것으로 여기게 되는 수도 있다.

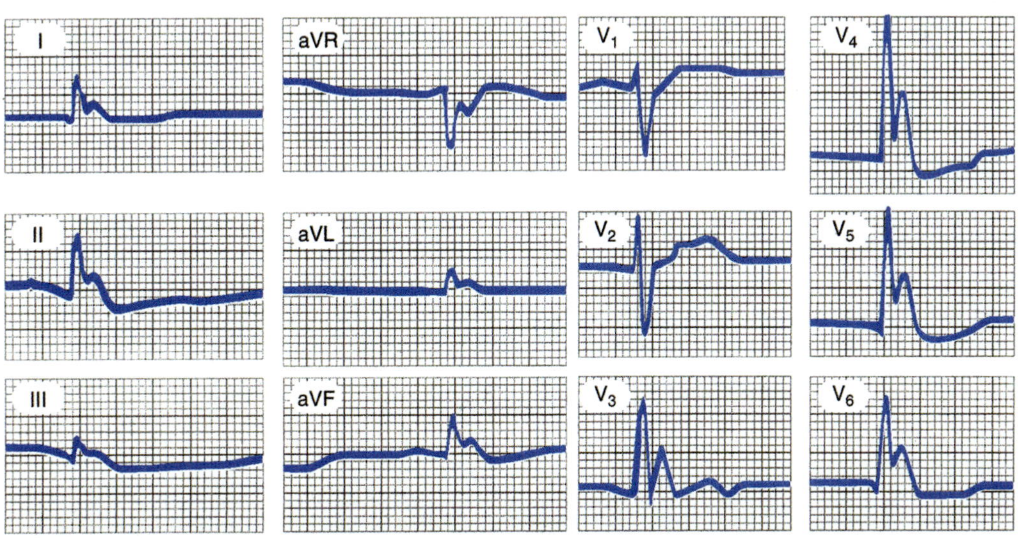

▶ 그림 2-8 J wave of Osborn: 저체온, 심실 박동수 50/분. 심방박동은 관찰되지 않음, QRS복합체는 좁아져 있고 ST-T파형이 나타나기 전 마지막 부분에서 불분명한 변형이 관찰됨, 이것이 J파형이다. QT간격은 늘어나 있다.

대사성 산증, 고칼륨혈증, 폐렴, 췌장염, 심실세동, 저혈당이나 고혈당, 혈액응고 장애 등이 나타나고 횡문근 융해에 의한 미오글로빈뇨를 유도하여 신부전 등이 일어날 수도 있다. 심박동의 이상은 중심체온의 저하와 밀접한 연관이 있는데 특히 몸을 다시 몸을 따뜻하게 하는 동안 부정맥이 일어날 수 있는데, 부정맥은 서맥→심방세동→심실세동→무수축의 순으로 나타나는 경우가 많다.

심전도상 이상소견이 연속적으로 나타나는데 특징적 소견의 하나는 오스본의 제이 웨이브(J wave of Osborn)의 출현이다. 이 파형은 S파 직후에 따라오는 두 번째 상향파로서 제Ⅱ유도에서 잘 관찰된다[그림 2-8]. 전신성 저체온증의 사망 원인은 대체로 심장수축부전이나 심실세동에 의한다.

⑥ 저체온 환자의 기본 인명구조술시 주의할 점

- 약간의 자극에 의해서도 심실세동이 발생할 수 있으므로 환자의 체위를 바꿀 때는 주의한다.
- 저체온증 환자에서는 심박동이 매우 느리고 말초혈관이 수축되어 있으므로 맥박을 확인할 때는 30~50초 동안 경동맥을 촉지한다.
- 맥박이 있는 환자에서는 흉부 압박에 의하여 심실세동이 유발될 수 있으므로 심박동수가 매우 느리더라도 흉부압박을 하지 않는다.

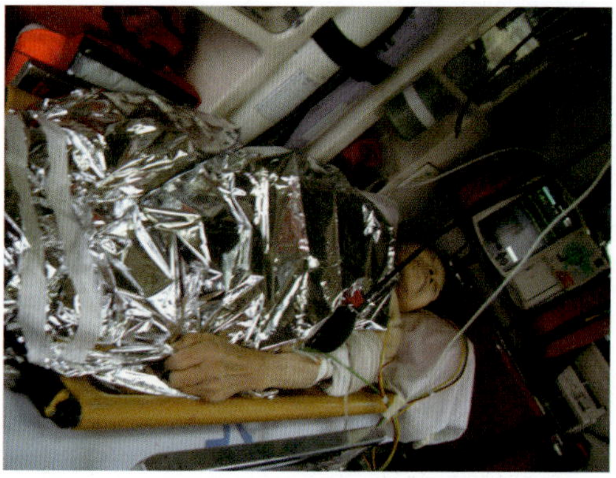

▶ 그림 2-9 저체온 환자의 체온보존

- 지속적인 체온손실을 막기 위하여 젖은 의복 등을 제거하고 담요 등으로 환자를 싸주어야 하며 상온의 산소를 흡입시킨다[그림 2-9].
- 환자를 이송할 때는 환자를 수평자세로 유지하고 환자의 머리가 심장보다 높지 않도록 한다.

(8) 사지의 저체온증

추위에 사지가 노출되면 곧 국소혈관의 수축이 일어나며 이어 전신의 혈관수축이 일어난다. 피부온도가 25℃로 떨어지면 조직대사는 느려지지만 산소요구량은 순환에 비해 늘어나 노출부위가 청색으로 변한다. 피부온도가 15℃가 되면 조직대사는 크게 저하되어 산화혈색소의 분리가 감소한다. 이때 피부는 마치 혈액순환이 좋은 것처럼 분홍빛을 띠게 되는데 조직의 손상은 이 온도에서 일어난다. 조직괴사는 작은 혈관의 경색이나 혈전 또는 동상에 의해 직접 일어나기도 한다.

(9) 예방과 처치

① 예방

- 열 소모를 줄이고 외부 바람으로부터 체온을 보호할 수 있는 의복, 장갑, 신발을 신는다.
- 오그린 자세나 오랫동안 서있는 것은 피하고 담배와 술을 금한다.
- 가급적 몸에 밀착하는 옷은 피하고 물기에 의해 열 손실이 발생하므로 젖은 의복과 신발은 피한다.

② 일반 처치

- 손상부위를 올려주어 동통을 완화시킨다.
- 동상 부위를 압박하거나 젖은 의복, 신발을 벗기고 더 이상 저온에 노출되지 않도록 환부를 보온시키고 외상을 받지 않도록 한다.
- 니코틴(nicotine)에 의한 혈관 수축이 우려되므로 흡연은 절대 금하다.
- 음주를 할 경우 혈관이 확장되어 열 손실이 발생하므로 절대 금한다.
- 환자를 옮길 때는 복와위나 앙와위를 유지한다.
- 물집은 터뜨리지 않는다.
- 환자가 걸어야만 이송이 가능할 때는 해빙이 가능한 곳에 도착할 때까지 동결된 족부를 녹여서는 안 된다.
- 일단 재가온(rewarming)한 손상부는 하부에 위치하게 하거나 다시 한냉하게 노출하여서는 절대 안 된다.
- 저체온의 경우 기도를 유지시키고 더 이상의 열 손실을 방지하도록 모포로 감싼다.

③ 병원 처치

체온이 정상인 경우

- 병원에 도착했을 때까지 동결되어 있으면 즉시 급속 해빙해 준다.
- 손상부위를 비누로 조심스럽게 닦고 손상부위를 올린 채 침상 안정(bed rest)시킨다.

- 저분자량의 10% 덱스트란(dextran) 500 ml를 2~3시간에 걸쳐 정맥주사 한다. 그 후 12시간마다 500 ml를 5일간 주사한다.
- 항히스타민제, 스테로이드 혈관확장제, 항응고제가 쓰이기도 하나 큰 효과는 없다.
- 파상풍 예방을 하고 감염이 있으면 항생제를 투여한다.
- 초기해빙 때는 안정제를 투여할 수 있다.
- 족부의 경우 침상에서 절대 안정을 취하고 부종과 수포가 가라앉을 때까지 발의 위치를 다소 높여준다.
- 1일 2회씩 체온의 온도로 소독 비누(bland soap)를 써서 월풀(whirlpool)치료를 한다.
- 궤양이 생겼으면 파상풍 예방주사를 실시한다.

④ 저체온증 환자의 병원처치

저체온증 환자는 전신을 따뜻한 물에 담가 급속 재가온을 해야 하나 장시간 한냉노출된 사고로 인한 저체온의 경우는 급속 재가온하면 외부로부터 받는 열로 말초혈관이 확장되면서 재가온 쇼크(rewarming shock)가 발생하여 사망할 우려가 있다.

단기간 한냉손상을 입은 저체온증

병원 도착시 의식이 있고 직장 체온이 34℃ 이상인 경우에는 한냉에 노출된 기간이 대체로 짧다. 이러한 경우의 처치는 다음과 같다.

- 40℃의 따뜻한 물에 담가 급속 재가온(rapid rewarming)을 한다.
- 주된 손상이 동반되어 물에 담가 재가온을 할 수 없을 경우에는 효과는 덜하지만 보온팩으로 싼다.
- 동결손상이 있는 저체온증의 경우에는 중심체온을 정상으로 올린 후 국소 재가온을 시행한다.
- 외부에서 열을 주어 생기는 말초혈관 확장을 막을 수 있는 재가온법은
  - 개흉술(thoracotomy)로 종격막을 직접 데운 생리식염수로 가온하거나
  - 가온한 용액으로 복막투석(peritoneal dialysis)을 하거나
  - 체외 순환(extracorporeal circulation system)이나 구심적 목동맥 주입(centripetal carotid infusion)을 하거나
  - 가온한 가스를 흡입시키는 체내 가온법을 이용한다.

장기간 한냉손상을 입은 저체온증

특이한 병력이 없이 의식이 없거나 직장체온이 34℃ 이하인 상태로 입원한 환자는 장기간 한냉손상을 입은 것으로 간주한다. 이러한 경우의 처치는 다음과 같다.

- 따뜻한 방에서 24~36시간 동안 모포로 싸서 서서히 재가온한다. 이때 중심체온이 25~28℃ 이상으로 오를 때까지는 외부에서 열을 가하지 않아야 재가온 쇼크의 위험을 줄일 수 있다.
- 재가온 중에는 호흡저하로 인해 저산소증이 유발될 수 있으므로 고온의 100% 산소를 제공함으로서 환자의 체온 상승시키는 목적으로 시행한다.
  - 폐 흡인을 예방하는 목적으로 기관내삽관(endotracheal intubation)을 한다.
- 직장 체온이 25~28℃ 이하로 떨어지면 심장이 자극에 민감해지므로 주의한다.
- 38℃로 미리 데운 5% 포도당 주사액을 천천히 주입한다.
  - 저체온증의 경우 포도당이 잘 이용되지 못하고
  - 흡수도 잘 안되므로 모르핀(morphine) 등 약제 투여도 조심한다.
- 부신피질의 활동이 저하되어 저가온 쇼크의 요인이 될 수 있으므로 스테로이드(steroid)를 정맥 주사하기도 한다.
- 저분자량의 덱스트란(dextran)을 정맥주사하면 적혈구의 응집, 혈액 점성도(blood viscosity) 감소, 미세혈류의 개선, 심부정맥의 경감효과가 있다.
- 심실부정맥이 발생하면 리도카인(lidocaine)을 정맥주사하고 세동(fibrillation)이 있으면 세동제거를 해야 하지만 심장 체온이 28℃ 이하의 상태라면 전기제세동이 잘되지 않으므로 심장마사지와 인공호흡을 실시하여 중심체온을 올려주는 것이 좋다.
- 불응성 심실세동 및 무맥성 심실빈맥이 나타나면 아미오다론(amiodarone) 또는 리도카인(lidocaine)을 투여한다.
  - amiodarone: 초기 용량 300 mg 정맥 또는 골강내에 투여하고 필요시 150 mg를 정맥 또는 골강내 투여를 한 번 더 줄 수 있다.
  - lidocaine: 아미오다론의 대체 약물으로 권장되고 있다. 리도카인은 약한 나트륨 통로 차단제이며, 초기 용량은 1.0~1.5 mg/kg으로 정맥이나 골강내로(IV/IO) 투여하고, 필요시 3~5분마다 0.5~0.75 mg/kg의 용량으로 최대 3.0 mg/kg까지 반복 투여할 수 있다.

⑤ 재가온법(rewarming methods)

환자의 체온이 30℃ 이상에서는 부정맥이 거의 발생하지 않으므로 수동적 외부 재가온(passive external rewarming)이 바람직하며 다음과 같은 몇 가지 재가온법이 있다.

- 수동적 외부 재가온(passive external rewarming): 32~35℃의 경증 저체온증에서 이용하는데 따뜻한 담요와 의복을 입히고 더운 실내에서 치료를 하는 방법이다.
- 능동적 핵심 재가온법(active core rewarming): 32℃ 이하의 저체온증에서 주로 이용하는데 1시간에 1~2℃씩의 체온상승을 목표로 한다. 방법은 40~45℃의 수액을 이용하여 신체 내부를 세척하는 방법과 수액을 따뜻이 하여 정맥으로 주입하는 방법, 혈액 자체를 직접 덮혀서 투여하는 혈액 투석 재가온법 등이 있다.
- 능동적 외부 재가온(active external rewarming): 40~45℃의 욕조에 환자를 담그거나 전기담요를 이용하여 체온을 올리는 방법인데 체온상승보다 말초혈관의 확장이 선행되어 대사성 산증의 악화나 체온저하, 저혈압, 부정맥 등의 합병증이 발생할 우려가 있으므로 잘 사용하지 않는다.

⑥ 해빙(Thawing)

해빙은 동상으로 인한 손상부위 주위의 세포간에 형성된 얼음 결정체를 녹여주는 동시에 전해질의 농축을 막고 혈관의 이완을 도와주어 조직의 관류(perfusion)를 호전시켜 줌으로써 조직의 손상을 줄여줄 수 있는 동상치료의 기본적인 방법으로 급속해빙이 점진적 해빙보다 훨씬 더 효과적이다. 즉, 직장 체온이 정상 범위에 있고 동결된 사지가 딱딱하고 움직이지 않으면 다음과 같이 처치한다.

- 동결부위를 40~42℃로 데워져 있는 물에 담가 급속 해빙(rapid thawing)을 한다.
- 녹이는 중에 동통이 심하므로 비경구 진통제를 투여한다.
- 동결손상의 말단부까지 피부가 빨갛도록 물에 담가서 녹인다.
- 피부가 부드럽게 만져질 때까지 담군다.
- 동결된 피부를 절대로 문질러서는 안 된다.
- 일단 재가온이 되면 손상부위를 높인채 병상으로 옮긴다.
- 모든 비동결 한냉손상은 정상체온까지 재가온 시킨다.

⑦ 저체온 치료법[그림 2-10]

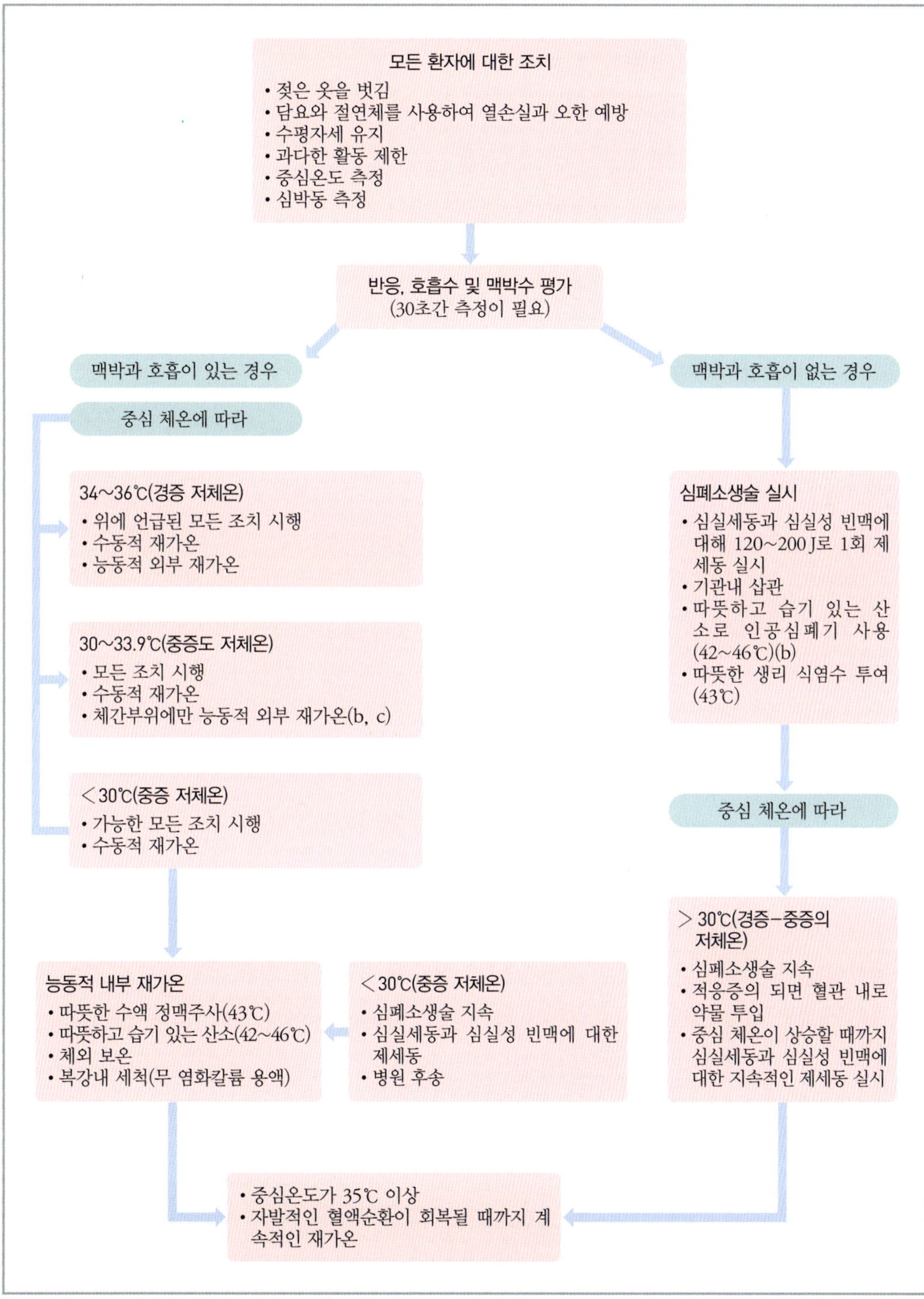

▶ 그림 2-10 저체온 치료법

(10) 저체온사(death due to hypothermia)의 과정

적응기→실조기→마비기→허탈기를 거쳐 결국 심실세동으로 사망하는데 각 기의 특징은 다음과 같다.

• 적응기

생체가 냉온에 노출되면 체온조절반사에 의해 전율(shivering), 호흡 및 순환의 촉진이 일어나므로 마치 흥분상태에 있는 것처럼 보인다. 그러나 이러한 증상은 체온을 유지하기 위한 생리적 반응으로 이때 체온이 떨어지지는 않는다.

• 실조기

체열의 생산이 방산을 따라가지 못하여 체온이 떨어지기 시작한 시기로 이때는 중추신경 기능이 저하되어 정신활동이 둔해지며 졸음, 어지러움증, 권태감 등이 나타난다. 근육운동도 저하되고 감각도 저하된다.

• 마비기

심부 체온이 33~34℃가 되면 체온 조절 중추의 흥분성이 저하되어 체온이 급격히 떨어지기 시작한다. 전율은 현저하게 약해지고 환각과 착각이 나타나며 의식도 거의 소실된다. 32℃ 이하가 되면 전율이 중지되고 이 시기에는 오히려 심장의 기능이 항진되어 혈압은 정상치를 유지한다.

• 허탈기

심부 체온이 30℃가 되면 체온 조절기능이 완전히 정지한다. 호흡수가 떨어지고 약해지며 심장의 기능도 약해지고 맥박수도 감소한다. 혈관 중추도 마비되어 혈압은 급속히 저하되며 허탈상태가 된다. 의식은 소실되고 전신 경련이 일어나며 결국 심실세동으로 사망한다.

사망시에는 옷을 벗으며 때로는 나체가 되어 여자인 경우에는 강간당한 것으로 오인할 수가 있다. 이러한 이상 탈의 현상은 호흡조절 기능의 마비로 종말성 환각(terminal hallucination) 또는 열감 때문인 것으로 보인다.

제 03 장

화상

BURN

1. 화상의 종류
2. 화상심도와 범위
3. 화상이 생체에 미치는 영향
4. 화상사고의 접근
5. 화상 창상 감염
6. 환자의 평가와 처치
7. 화상 후유증
8. 사망기전
9. 화재사

학습목표

- 화상의 종류와 심도에 따른 분류를 할 수 있다.
- 화상사고의 접근요령을 안다.
- 화상창상의 처치를 할 수 있다.
- 화상의 평가와 응급처치요령을 안다.
- 화상으로 인한 사망기전을 이해한다.

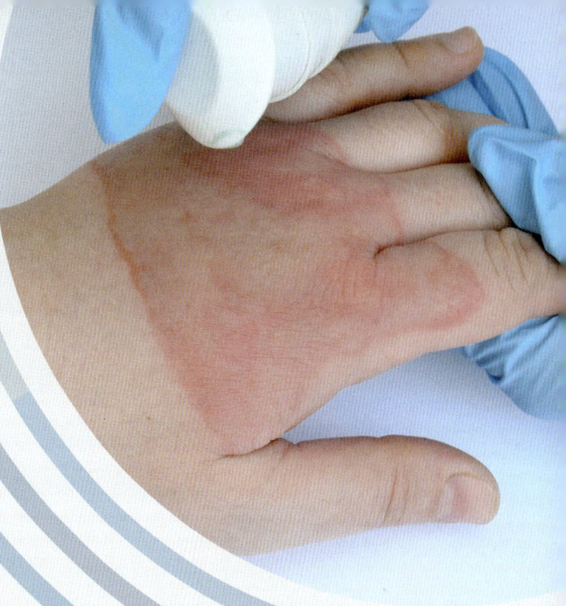

외부의 열, 전기, 화학물질, 방사선, 극저온, 태양광선 등의 작용에 의해 연부조직의 세포막 성분이 변성하는 것을 화상이라 하는데 소아들은 열탕화상(scalding burn)이 많으며 정도에 따라 3도 또는 4도로 분류한다. 근래에는 화상을 입은 각 정도에 따라 광범위한 조기 치료와 피부이식, 감염치료의 향상으로 치료율을 크게 향상시키고 있다. 중증 화상의 경우 조기에는 열역학적인 문제, 연기 흡입이나 골절 등과 같은 화상과 연관된 손상, 그리고 화상과 동반되어 나타나는 여러 기관의 기능 부전과 패혈증의 문제를 일으키게 된다. 그러므로 어린이, 노인, 질병이 있는 사람들은 특히 예후가 좋지 않다.
화상시 확인할 사항은 화상의 원인, 범위와 정도, 동반된 외상의 유무, 호흡곤란의 유무, 화상 환자의 나이 및 병력 등이다.

1 화상의 종류

(1) 열화상(scald)

분자운동이 활발한 고온에 피부가 노출되었을 때 세포막의 단백질이 변성되는데 손상정도는 환자의 피부로 전달되는 열에너지의 양에 따라 달라진다. 이것은 불에 직접 닿아서 손상되는 경우보다 뜨거운 물체를 잡거나 고온의 증기, 고온의 액체에 의한 경우가 많으므로 손상의 정도가 온도, 열에너지의 농축정도, 접촉시간 등에 의해 좌우되며 에너지는 점점 체내 깊숙이 전달되어 결국 표피, 진피, 피하조직, 근육, 골격, 내부 장기까지 손상이 깊어진다. 특히 구두, 허리띠, 시계나 반지 등 귀금속은 열을 전도시킬 수 있는 장신구이므로 이것들에 의해 2차 화상을 입지 않도록 주의한다[그림 3-1].

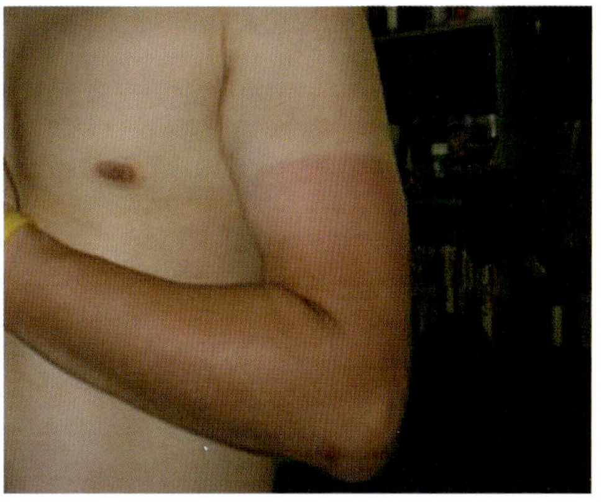

▶ 그림 3-1 열화상

(2) 전기화상(electrical burn)

화상 기전

인체에 전압차이가 발생하여 전자가 흐르게 되면 열에너지가 발생되는데 접촉시간이 길수록 손상정도도 커진다. 전류에 의한 열화상은 에너지의 유입부와 유출부 사이에서는 에너지가 퍼지면서 흐르기 때문에 그 사이의 손상은 비교적 적으나 저항이 적은 혈관이나 신경을 따라 사지 속 깊은 부위에 손상이 발생한다[그림 3-2].

전기에 의한 손상은 1,000 volt 이상의 고압인 경우 압궤손상(crush injury)에 가깝고 1,000 volt 이하의 경우 전류에 대한 조직의 저항으로 발생한 열에너지로 인한 막대한 열교환으로 말미암아 열화상이 나타난다.

전류량이 많으면 열을 발생하여 열화상도 동반하는 경우가 있다.

전기저항

인체조직에서 뼈가 전기저항이 가장 크며 연골, 건, 폐, 피부, 근육, 혈액 순으로 작아져 신경이 가장 약하다. 뼈의 저항이 가장 크기 때문에 열을 가장 많이 내지만 구조적으로 열손상

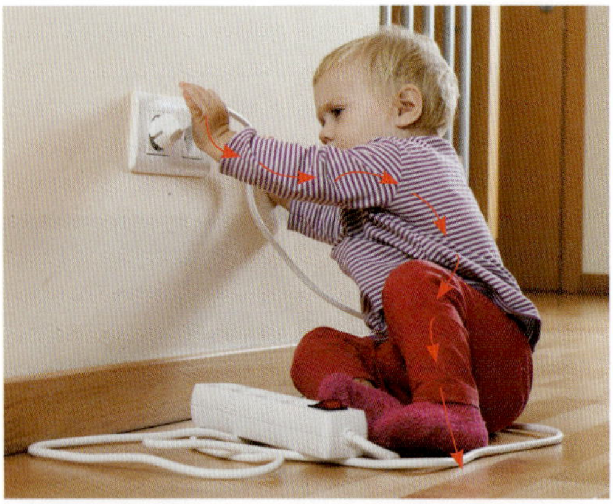
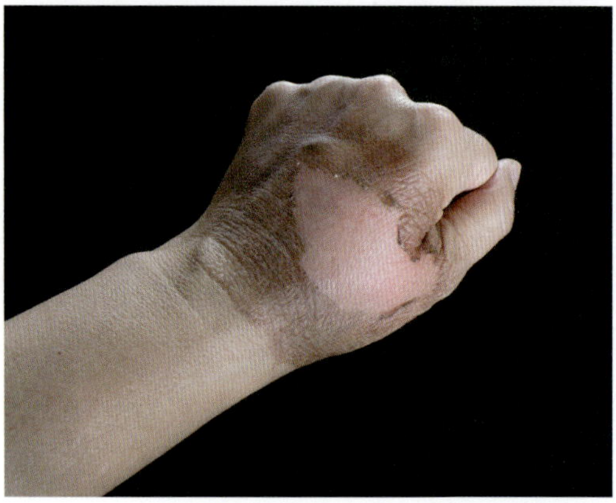

▶ 그림 3-2 전기화상

을 잘 견디므로 주변의 근육이 많은 손상을 받게 된다. 신경과 혈관은 전류가 잘 흐르기 때문에 열손상이 극히 적다.

전기화상의 유형

- 가장 흔한 전기손상은 낮은 전압의 직류전기 화상인 전기소작술(surgical electrocautery)이다. 교류는 근육강축(tetanic muscle spasm)을 일으켜 전원에서 떨어지지 못하게 되거나 골절, 심폐정지를 유발할 수 있어 직류보다 위험하다.
- 380 volt 이하의 낮은 전압의 경우 대부분 접촉성 화상을 일으킨다. 소아들이 전기 코드나 소켓을 물어 입술과 입에 화상을 입은 것은 섬광화상(flash burn)과 접촉화상(contact burn)이 합쳐진 유형이다.
- 아크(Arc)화상은 체외로 흐르는 전류로 발생한다. 고압전류에서는 매 10,000 volt마다 1inch의 거리를 arc할 수 있어 직접 전원에 접촉하지 않고도 전기화상을 입을 수 있다. Arc전류에서 3,000~20,000℃ 정도의 열이 발생하고 화상의 깊이는 피부와 전류의 근접도에 비례한다. 체외의 arc로 옷이나 근접한 인화물질에 불이 붙어 광범위한 피부화상을 일으키기도 한다.
- 고압전류에서 심장의 손상은 10~25% 정도 나타나며 리듬과 전도장애가 대부분이다.
- 전기저항의 순서는 뼈 > 연골 > 건 > 폐 > 피부 > 근육 > 혈액의 순이므로 뼈는 저항이 커서 열을 많이 내지만 열손상에 잘 견디므로 주위의 근육손상이 많다.
- 빰같이 혈액이 풍부한 부위는 전도가 잘된다.

손상 및 합병증

전기와 접촉하게 되면 근조직의 조절장애가 발생하고 장시간 전류가 흐를 경우에는 호흡근육이 마비되어 호흡정지, 무산소증, 저산소혈증을 유발하고 심장 전기계통에도 이상을 일으켜 심실세동이 일어나며 심하면 사망하게 된다.

두부에 전류가 흘러 중추신경계에 손상을 주어 합병증으로 반신마비, 두통, 간질, 무어증 등이 드물게 있을 수 있고 말초신경의 손상도 있을 수 있으나 국소조직의 손상이 없으면 회복이 가능하다.

두개골의 경우 뇌의 손상 없이 완전히 파괴될 수 있으며 백내장(cataract), 각막의 병변이 생길 수도 있다.

전기화상의 처치

- 주 사인은 호흡마비와 심실세동이므로 즉각적인 심폐소생술이 필요하다.
- 수액요법은 우선 정질액(crystalloid solution)(7 ml/kg/체표면적 1%)으로 시작하여 마이오글로빈뇨(myoglobinuria)가 있으면 시간당 요량이 75~100 ml가 되도록 유지하고 마니톨(mannitol)을 25 g 투여 후 시간당 12.5 g을 수 시간 동안 투여한다.
- 적색이나 포도주색의 소변색이 맑아지면 시간당 요량을 30~50 ml로 유지시킨다.
- 산증(metabolic acidosis)의 교정은 첫 4~6시간 동안 시간당 200~400 mEq의 중탄산나트륨(sodium bicarbonate)을 주는 특수 알칼리치료(specific alkalinazing therapy)로 한다.
- 이러한 치료로 심폐 및 신장상태가 안정되면 전기손상으로 인한 조직손상을 치료한다.
- 심전도, 심장 동위효소(Cardiac isoenzyme)검사도 필요하다.

(3) 화학화상(chemical burn)

주로 강산이나 강알카리에 의해 피부조직에 손상을 주며 열화상처럼 내부조직까지 침범하지는 않는다. 세포막의 성상을 변성시켜서 세포를 파괴하며 깊은 장기의 손상이 있기 전에 위조직이 먼저 변성되며 유발물질이 매우 다양하다. 화학물질이 피부에서 제거될 때까지 계속 조직을 파괴하며 열화상과 같이 화학물질이 묻어있는 시간, 피부의 두께, 화학약품의 농도에 따라 조직의 손상정도가 달라진다.

(4) 방사선화상(radiation burn)

방사선 강도를 증가시키는 합성 물질에 노출되었을 때 화상을 입을 수 있으며 방사선 진단 기기를 이용할 때 작업이나 이송 중 노출되어 화상을 입을 수 있다.

(5) 흡입화상(inhalation burn)

한정된 공간에서 가스, 뜨거운 공기, 화염, 증기, 연소 생성물 등을 흡입하거나 무의식 상태에 있는 사람이 화상을 입을 때 흡입화상이 잘 발생한다.

화재현장에서 발생하는 합성수지나 플라스틱 제품이 연소될 때 배출되는 독성 물질을 흡입하면 폐조직과 작용하여 내부 화학화상이나 전신 중독증을 유발하며 이런 손상과 징후는 흡입 후 1~2시간 후에 나타난다. 고온의 증기를 흡입했을 때는 기도의 열화상을 입을 수 있으며 기도폐쇄나 심한 호흡곤란증, 호흡정지 등의 위험을 초래할 수도 있으므로 흡입의 세 가지 결과, 즉 조직 산화장애, 고온에 의한 상기도 손상, 폐에 대한 화학적 손상을 잘 알아야 한다.

조직 산화장애는 일산화탄소나 시안화합물 흡입에 의하고 상기도 점막에 생긴 열성 손상은 뜨거운 연기를 흡입한 후 발생한다. 구강 분비물 청소력의 손상으로 기도폐쇄가 온다거나 흡기성 천명음이 발생하는 합병증은 18~24시간 후에 확실해지고 고탄산혈증과 저산소혈증을 동반하는 호흡부전이 발생하기도 한다.

알데하이드(aldehyde)와 유기산을 포함한 독성 연기와 연소 생성물을 흡입하면 폐의 화학적 손상이 크고 폐손상의 위치와 정도는 흡입 연기의 용해도, 노출시간 그리고 말초 혈관까지 독성 가스를 전달하는 흡입입자의 크기에 따라 달라진다.

증상과 징후

안면화상이 있으며 눈썹과 코털이 탄 모습을 볼 수 있다. 구강내 그을음과 급성 염증 반응이 있으며 가래에 그을음이 섞여 나온다.

노출 초기에는 기관지 분비와 기관지 수축, 호흡곤란, 빈호흡, 빈맥 등이 나타나고 이후 호흡곤란과 청색증이 나타난다. 이 시기의 이학적 소견은 미만성 천명음과 건성 수포음이 나타난다.

소기관지 부종과 투과성이 큰 폐부종은 노출 후 1~2일 내에 나타날 수 있으며 소기관지 점막 탈락은 2~3일 내에 생겨 기도폐쇄, 무기폐, 저산소혈증을 악화시킨다.

응급처치

- 초기 처치로 산소공급과 함께 고습도의 안면마스크를 사용하고 구강 분비물을 조심스럽게 배출하도록 흡인한다.

- 구인두 점막의 부종을 줄이기 위해 국소적 에피네프린(epinephrine)을 뿌린다.
- 헬리움-산소 혼합가스는 호흡곤란을 줄일 수 있으며 동맥혈 가스와 그 후 산소 측정기로 밀착 감시하는 것이 중요하다.
- 일반 검진보다 굴곡성 후두경이나 기관지경으로 상기도를 검사하는 것이 중요하다.
- 흡입에 의한 폐손상의 치료는 산소공급, 기관지 확장, 점막 찌꺼기 및 점액 분비물의 흡인, 흉부의 물리적 치료, 흡입가스의 적절한 습도 유지로 향상시킬 수 있다.

2 ·:· 화상심도와 범위

(1) 심도에 따른 분류

화상의 심도는 열의 강도, 노출시간 및 피부의 예민도에 의해 결정된다. 일반적으로 약 55℃ 이상에서 피부에 화상이 초래되나 이보다 낮은 40~45℃ 정도에서 오랜 시간 노출되면 화상이 초래되며 온도가 높을수록 빨리 화상을 입는다. 이러한 화상정도를 판단하고 치료를 어떻게 할 것인가를 평가하는 데는 여러 가지 요인이 고려된다. 고온에 의한 화상은 조직이 파괴된 손상의 깊이에 따라 제1도, 2도, 3도, 4도로 분류한다.

• 제1도 화상(first degree burn)

피부의 겉층인 표피와 진피의 상층부만 화상을 입은 상태로 피부가 빨갛고 경미한 부종과 함께 통증이 있다. 모세혈관의 충혈로 인해 종창과 더불어 홍반만 나타나기 때문에 홍반성 화상(combustio erythematosa)이라고도 한다. 가볍게 볕에 탄 경우나 뜨거운 커피에 덴 정도의 화상이다. 수포는 형성되지 않으나 표피가 벗겨질 수는 있으며 대부분 1주일 정도면 후유증 없이 치유가 된다.

• 제2도 화상(second degree burn)

진피 이하까지 피부층 일부분을 손상시켜 물집이 생기며 상처가 습하며 범위가 넓으면 심각할 수 있다. 중증도 화상이 체표면적의 50%를 넘으면 생명이 위험하다. 피부가 빨갛고 경미한 부종과 함께 통증이 있는 것은 표피화상과 같다. 수포(blister)가 형성되며 수포 주위에는 홍반이 나타난다.

상처는 2, 3주일에 걸쳐 치유되지만 세균감염에 의한 염증이 발생할 경우 제3도 화상으로 이행되어 피부이식술이 필요할 수도 있다. 열탕화상의 대부분이 이에 해당된다.

• 제3도 화상(third degree burn)

피하지방조직까지 피부의 전층이 화상을 입는 경우로 신경, 근육, 지방층이 손상을 받는다. 신경의 말초 부분이 손상되므로 통증이 없으며 피부는 창백하고 매끈해 보이고 까맣게 탈 수도 있다. 이때는 조직이 응고성 괴사에 빠지므로 괴사성 화상(combustio escharotica)이라고도 한다. 자연치유는 될 수 없어 피부이식술이 필요한 경우가 대부분이고 반드시 비후성 반흔이나 구축성 반흔이 남게 된다.

• 제4도 화상(fourth degree burn)

지방 및 근육이나 뼈까지 손상을 받은 경우이다. 조직이 탄화(charring)되며 탕상에서는 보지 못한다.

(2) 치료 기준에 따른 분류

화상의 심도와 범위를 함께 고려하여 치료의 기준으로 삼아 경도화상(minor burn), 중등도화상(moderate burn), 중증화상 또는 위독화상(major burn, critical burn)으로 구분할 수 있다.

• 경도화상(minor burn)

- 합병증이 없으면 보통 통원치료를 한다.
- 1도 화상
- 2도 화상이 15% 미만(소아는 10%)
- 3도 화상이 2% 미만

• 중등도화상(moderate burn)

- 입원시켜 경과를 관찰하도록 한다.
- 2도 화상이 15~30%(소아는 10~20%)
- 3도 화상이 10% 미만(소아는 5%)

• 중증화상 또는 위독화상(major burn, critical burn)

- 반드시 입원해야 한다.
- 2도 화상이 30% 이상(소아는 20%)
- 3도 화상이 10% 이상(소아는 5%)
- 흡입화상이나 주요 골 및 연부조직 손상이 있는 경우

- 전기화상
- 3도 이상이 얼굴, 손, 발에 있는 경우

화상의 심한 정도의 판정에 중요한 다른 요소는 화상 부위이다. 얼굴, 손, 발, 생식기, 원통형 화상 등은 특히 조심하여야 한다.

얼굴 화상과 그로 인한 반흔형성은 다른 관절이나 상·하지 화상보다 문제가 훨씬 심각하다. 손과 발, 관절의 경우는 자주 사용하는 부위이므로 다른 부위보다 신중히 처치하여야한다. 상·하지, 흉부, 복부 또는 목을 감싸는 형태의 원통형 화상도 특별히 주의하여야 한다. 화상이 심할 경우에 밑부분 조직이 가피에 의해 눌려 호흡곤란을 유발하며 말초부위의 혈류가 장애를 받아 아랫 부위의 조직에 저산소증이 나타날 수 있다.

(3) 화상의 범위

화상의 범위를 측정하는 데는 성인의 경우 9의 법칙, 소아의 경우 5의 법칙을 이용하는데 화상의 면적으로 쇼크발생 정도를 알 수 있다. 9의 법칙은 몸 전체 표면적을 9퍼센트씩 11군

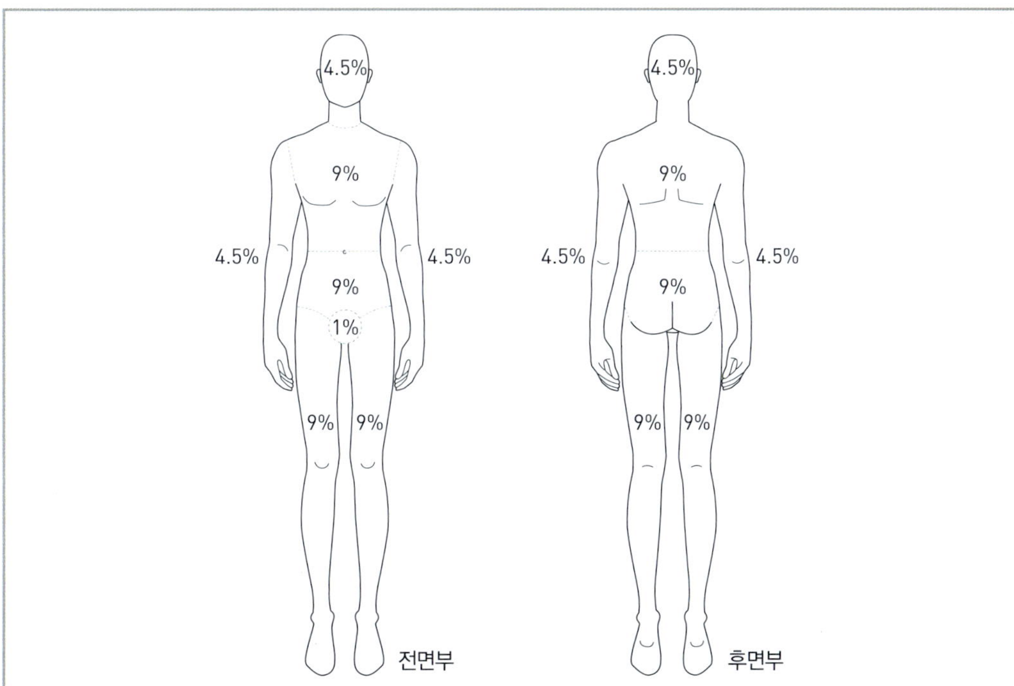

▶ 그림 3-3 9의 법칙에 의한 화상면적

데의 부위별로 나눈 것으로 화상의 범위 계산과 치료수준 결정에 사용하는 지표가 된다. 이 국소 부위는 얼굴과 목 전체(9%), 흉부 전면(9%), 복부 전면(9%), 흉부 후면(9%), 복부 후면(9%), 양 하지 각각의 전면부(18%), 양 하지 각각의 후면부(18%), 양쪽 상지 전후부(18%), 그리고 외부 생식기(1%)로 구분한다[그림 3-3].

1%는 대략 손바닥으로 가릴 수 있을 정도의 면적이다.

3 화상이 생체에 미치는 영향

(1) 피부에 대한 영향

- 피부의 주요기능인 생체에서의 열과 수분의 손실을 방지하는 방어벽의 역할과 외부로 부터의 병원균 침입을 막아주는 방어작용이 파괴된다.
  예를 들어 정상인의 피부면을 통한 수분의 손실량이 하루에 약 700~1,000 ml이지만 피부 전층을 화상 입은 경우 체표면적의 m^2당 매시간 200 ml까지 이를 수 있다.
- 화상 상처를 통한 세균의 침범이 쉽게 이루어지며 피부 전층의 화상에서 보는 소가피(eschar)는 오히려 세균 침범의 좋은 온상이 된다.

(2) 혈관계와 혈구에 대한 영향

- 모세혈관의 투과성이 현저히 증가되어 혈류량이 급속히 감소하며 조직간액이 증가하게 된다. 화상 상처를 통한 삼출과 화상면의 수포내로의 손실은 소량에 한하며 화상을 입은 부위의 혈관계로부터 많은 양의 수분과 단백질이 소실되어 조직간액으로 인한 조직의 부종이 나타난다.
- 체액의 이동은 화상을 입은 직후부터 시작하여 처음 8시간 동안 극심하게 진행되어 국소 부종은 36~48시간에 절정에 이르렀다가 치유 기전이 시작되면서 모세혈관벽으로의 재흡수와 림프계의 소통으로 조속히 감소된다.
- 혈류량의 감소로 화상의 초기에는 심박출량이 떨어지는데 이는 말초혈관 저항의 증가와 혈액량의 감소 혈액의 점성도 증가에 기인하여 혈구량의 증가, 적혈구, 백혈구, 혈소판의 응집으로 혈액의 점성도가 증가한다.
- 중증화상에서는 혈액량과 심박출량의 감소로 순환혈액량이 감소하고 빈뇨를 초래하며 치료하지 않아 더욱 진행되면 급성 신부전에 이르게 된다.

• 중증화상에서 화상 직후에는 적혈구의 손실에 비해 혈장의 손실이 월등히 많으므로 결국 혈액의 농축현상이 일어나며 순환혈액의 농축으로 조직의 관류와 산소공급의 장애가 초래된다.

(3) 적혈구의 손실

주로 심부화상일 때 손실이 많으며 화상의 범위와 심도에 비례하고 다섯 가지로 요약될 수 있다.

- 열로 인한 직접적인 적혈구의 파괴 및 용해
- 화상부위의 혈전증으로 적혈구의 침체
- 열로 인한 적혈구의 변형과 이에 따른 세망세포의 파괴
- 혈액농축으로 인한 적혈구의 울혈현상(sludging)
- 적혈구의 생성이 안되고 신생 육아조직으로부터 적혈구가 손실되어 화상을 입고 시일이 경과된 후에도 감소한다.

(4) 순환기계통과 대사작용의 변화

전신적으로 나타나는 반응은 다음과 같다.

초기의 저혈량증(hypovolemia)이나 쇼크(shock)기
[일반적으로 화상을 입고 약 48시간 지속된다]

↓

이화작용기
[화상상처가 완전히 피복될 때까지의 기간으로 조직의 분해소모가 진행된다. 이때 심한 에너지 결핍현상이 나타나는데 이는 화상상처면을 통한 수분증발과 이에 따른 열손실 때문이다]

↓

동화작용기(=회복기)
[화상상처가 완전히 피복]

4 화상사고의 접근

화상이 발생한 장소에 접근할 때는 화재나 폭발, 전기의 감전, 독가스 등의 위험한 상황을

예지하여야 한다. 특히 밀폐된 공간에서의 화재발생에 의한 화상환자에게 접근할 때는 살이 타는 냄새 등의 악취를 차단할 수 있는 장비를 착용하여야 한다.

5 화상 창상 감염

원인

화상 이후 1~2주 동안 숙주의 면역성은 다음과 같이 저하된다.

- 면역글로브린, 보체, 파이브로넥틴(fibronectin) 농도의 감소
- 세망내피계에 의한 미립자들의 제거 방해
- 식세포의 기능 저하
- 세포 매개성 면역의 감소가 피부 과민반응의 감소를 초래
- 피부 동종 이식의 거부
- NK세포(natural killer cell)의 활동도 감소
- 분열유발인자(mitogen) 반응의 감소
- 헬퍼 T(helper T)세포수의 감소
- 억제 T(suppressor T)세포수의 증가

증상 및 징후

화상을 입은 피부는 처음에는 세균의 감염이 없으나 체액의 삼출, 조직의 괴사, 주위 환경으로부터의 오염 때문에 화상 창상의 표면에 병원 미생물총이 빠르게 정착한다. 그람음성, 그람양성, 진균 심지어는 바이러스까지도 패혈증을 일으킨다.

처치

- sodium mafenide, 설파다이아진 은(silver sulfadiazine), 니스타틴(nystatin) 등의 국소적 항균제를 조기 사용한다.
- 창상을 조기 절제하고 화상 1주 내에 피부 대용품이나 자가이식으로 피부를 덮으면 생존율이 증가한다.
- 변연절제술은 혈종과 장액종의 배출을 돕고 숙주저항인자와 항생제가 상처와 염증 부위로 잘 전달되도록 한다.
- 항생제를 사용한 장의 선택적 오염제거는 도움이 된다.

• 2차 감염이 일어나지 않을 정도의 기간 동안 제한적인 항생제 사용을 한다.

6 환자의 평가와 처치

(1) 평가

• 척추손상이나 외상 등의 동반 손상을 확인한다.
• 열손상이나 흡입손상을 확인하고 기도가 확보되었는지 확인한다.
• 코털이 그을리지 않았는지, 입이나 코 주변에 탄소 잔존물이 있는지를 확인한다.
• 쉰 목소리, 기침, 점막 손상을 확인한다.
• 고농도 산소를 투여하고 기관내 삽관을 준비한다.
• 호흡곤란이나 호흡정지 등을 수시 확인한다.
• 화상범위와 심한 정도를 평가한다.

(2) 처치

일반처치

• 환자를 눕힌다. 가능한 화상부위가 닿지 않도록 한다.
• 찬물로 식혀준다. 저체온에 빠질 수 있으므로 10분 이상 실시하는 것은 바람직하지 못하다.
• 화상부위를 식힐 때는 호흡과 맥박을 확인하고 필요하면 심폐소생술을 실시한다.
• 반지나 시계, 허리띠 또는 화상 부위를 조이는 의복은 조심스럽게 절단한다.
• 화상부위를 소독거즈로 덮는다.
• 호흡곤란이 발생하면 신속히 기관내 삽관을 실시하는데 기도의 부종으로 어렵거나 환자가 반항을 하면 리도카인 국소마취 후 경구강 삽관을 고려한다.

병원에서의 처치

• 사고의 병력을 듣고 환자의 전신상태를 확인하고 화상을 분류하며 동반손상의 유무를 확인한다.
• 기도를 확보하고 유지시키며 필요한 경우에 산소흡입을 시킨다.
• 필요하면 진통제를 정맥주사 한다.
• 적절한 수액요법을 시작한다.

- 도뇨관을 삽입한다.
- 중심정맥압을 측정한다.
- 파상풍 예방접종을 한다.
- 항생제를 투여하고 수액섭취 및 영양공급에 대한 계획을 수립한다.
- 화상상처의 국소적 치료와 그 외에 필요한 보존적 처치를 한다.

수액요법

성인의 경우 체표면적의 20% 이상, 소아의 경우 15% 이상의 화상이 있을 경우 반드시 (표 3-1)과 같이 수액요법을 실시하며 처치시 시간 당 용량은 (표 3-2)에 기준하여 측정한다.

응급실에서의 수액처치는 우선 링거씨락트산 용액(Ringer's lactate solution)을 투여하며 주입속도는 Parkland 방법을 이용하는 것이 좋은데 이 방법을 이용하더라도 환자의 생체징후나 소변량에 따라 투여량을 조절하여야 한다. Parkland 방법에 의한 수액투여는 2, 3도의 화상면적에 체중을 곱하여 다시 4를 곱한 것이 24시간 내에 투여될 수액량이다. 투여할 수액량의 1/2은 초기 8시간에 주입하고 나머지 1/2은 남은 16시간 동안 주입하는데 24시간 내에 투여할 수액량은 수액처치를 시작한 시간으로부터 산출한 량이 아니라 화상을 입은 시간으로부터 24시간 이내에 투여되어야 하는 수액량이다. 다음에 예를 들어 본다.

▶ 표 3-1 수액요법의 종류

수액요법	Colloid	Electrolyte Sol.	Free water
Evans formula	1 ml/kg/%	1 ml/kg/%	2,000 ml
Brooke formula	0.5 ml/kg/%	1.5 ml/kg/%	2,000 ml
Hospital formula	125 ml/kg/%	15 ml/kg/%	2,000 ml
Parkland Hospital formula	–	4 ml/kg/%	–

▶ 표 3-2 연령에 따른 시간당 용량

연령(세)	적당한 시간당 용량(ml/hour)
0~1	8~20
1~4	20~25
4~10	25~30
10 이상	30~50

예 60 kg인 성인이 1도 화상 10%, 2도 화상 20%, 3도 화상 30%를 입었다면,
(20%+30%)×60 kg×4=12,000 ml
∴ 처음 8시간에 6,000 ml를 투여하고 다음 16시간에 걸쳐 6,000 ml를 투여한다.

환자가 화상을 입은 후 2시간이 경과한 다음부터 수액처치가 시작되었다면 초기 투여량인 6,000 ml는 6시간 이내에 투여되어야 한다.

또한, 응급구조사에 의해 이송되는 경우 병원으로의 이송시간은 대체로 1시간 이내로 걸리기 때문에 초기 주입하는 수액량으로는 환자의 몸무게(Kg)당 0.25 ml를 화상면적과 곱한 양을 주는 것이 합리적이다.

예 70 kg인 환자가 체표면적의 20%에 화상을 입었다면
0.25×70×20=350 ml

이렇게 계산된 양을 화상 후 처음 한 시간 동안이나 치료 중에 1~2회 더 반복해서 줄 수 있다.

국소적 치료

- 초기상처는 진통제를 주사하고 비눗물로 잘 씻은 후 따뜻한 물로 닦아낸다.
- 이미 터진 수포는 완전히 변연절제하고 직경 6~8 cm 미만의 수포는 터지지 않도록 보존한다.
- 화학화상의 경우 물로 충분히 씻는다.
- 헥사클로로펀(Hexachlorophene)이 함유된 소독약은 상처를 통해 흡수되어 중추신경계 증상을 유발하므로 사용하지 않는다.
- 니트로프라존(Nitrofurazone), 바셀린(petrolatum), 글리세린(glycerine)을 적신 드레싱(dressing)재료로 폐쇄나 개방성으로 dressing 한다.
- 항생제나 전신 주사제는 소가피나 소가피의 하부까지 투과하지 못하므로 질산은(silver nitrate), sulfamylon, 설파다이아진 은(silver sulfadiazine) 등을 국소 도포한다.
- 국소도포제로 neosporin, 젠타마이신 크림(gentamicin cream), 포비돈-요오드{povidone-iodine(Betadine)} 등이 쓰인다.
- 안면부의 화상은 국소도포를 하지 않고 개방시킨다.
- 안검부 화상은 안연고를 눈에 발라주어 각막의 손상을 막는다.
- 귀의 화상은 귀연골부에 염증이 생기면 치료가 어렵고 기형이 될 수 있으므로 자주 관찰하여야 하며 소독수로 잘 씻고 항생제연고를 도포한다.

- 두경부 화상은 두경부를 올려서 부종이 심해지는 것을 방지한다.
- 경부 화상은 과도신전(hyperextension)을 시키고 neck collar를 착용시킨다.
- 손 화상은 기능 유지를 위해 2~3일간 올려주고 능동과 수동 운동을 하루에 수차례 시킨다.
- 손목 : 신전(dorsiflexion of wrist)시키고
  엄지 : 외전(abduction of thumb)
  중수지절관절(metacarpophalangeal joint) : 굴곡(flexion)
  지절관절(interphalangeal joint) : 신전(extension)시킨 상태로 부목을 대준다.
- 회음부 화상은 패혈증 예방이 중요하다.
- 하지의 경우는 근육소모 및 골다공증 예방으로 물리치료를 실시한다.
- 관절부의 화상은 굴경축(flexion contracture)을 예방한다.

(3) 화상센터의 전문처치가 필요한 경우

- 흡입화상이 의심되는 경우
- 안면부, 손, 발, 회음부, 관절 등의 2, 3도 화상
- 전기화상이나 화학물질 손상
- 심질환, 호흡기 질환, 당뇨병 등의 전신적인 질병이 있는 경우
- 연부조직의 손상이나 골절 등이 동반된 경우
- 11~50세로 2, 3도 화상이 20% 이상인 경우
- 10세 이하나 50세 이상 환자로 2, 3도 화상이 10% 이상인 경우
- 3도 화상이 5% 이상인 경우
- 중증의 기왕증이 있는 환자가 화상을 입은 경우

(4) 생물성 붕대(biological dressing)

화상상처에 사체피부(cadaver skin), 동종이식피부, 돼지피부(porcine skin), 양막(amniotic membrane), 합성 피부대용물(synthetic skin substitute), 표피배양(epidermal culture) 등이 쓰이기도 한다.

(5) 소가피 제거

화상에서 소가피는 7~10일 후에 자가분해와 액체화를 보이며 보존적 치료로 서서히 저절로 떨어져 나가는데 빨리 제거하는 데는 bacillus subtilis에서 추출한 효소가 이용되기도 한다.

7 화상 후유증

호흡기손상, 쇼크, 요도감염, 패혈증, Curling 궤양, 골관절의 이상, 중독 정신증(toxic psychosis) 등이 후유증으로 나타나기도 한다.

호흡기손상은 다음과 같은 두 가지 형태로 나타난다.

- 두경부의 부종으로 인한 화상초기의 기계적 기도폐쇄이며 첫 24~48시간 내에 잘 생긴다.
  - 이때는 가습한 산소를 부종이 가라앉을 때까지 3~5일 동안 기관내 삽입을 통해 흡입시킨다.
  - 4~5일이면 부종이 가라앉아 7일이 되면 기관내 삽입을 제거할 수 있다.
- 화상 폐증후군(burn-lung syndrome)이 생길 수 있다.
  - 이 증후군은 서서히 생기기 때문에 화상 후 2~5일까지 나타나지 않을 수 있는데 첫 증상으로 호흡수의 증가만이 있다가 점점 호흡곤란이 나타난다. 이때 흉부 방사선 소견에는 이상이 없고 혈액가스와 산도에서 산소분압의 감소를 보일 수 있다.
  - 점점 흉부방사선 소견상 반점상 침윤(patchy infiltration)이 나타나고 호흡이 곤란해지며 동맥산소가 탈포화 된다. 이런 경과가 24~72시간에 걸쳐 급속히 진행될 수도 있다.
  - 처치는 예방적 항생제(prophylactic broad-spectrum antibiotics), 고압산소, steroid, 기관지 확장제(bronchodilator and aminophylline) 등을 투여하며 필요한 경우 기관절개(tracheotomy), 기계적 보조환기(mechanical ventilatory assistance)를 한다.

8 사망기전

(1) 원발성 쇼크(primary shock)

고열이 광범위하게 작용하여 일어나는 격렬한 자극에 의해 반사적으로 심정지가 초래되거나 화염이 호흡기에 직접 강하게 작용하여 기도에 부종을 일으켜 곧바로 사망하는 것을 말한다. 이러한 기전은 자기 옷에 불이 붙어 타오르거나 분신자살과 같이 화염에 전신이 직접 노출되었을 때 흔히 볼 수 있다.

(2) 속발성 쇼크(secondary shock)

화상성 쇼크라고도 하며 화상을 입고 나서 상당한 시간이 경과한 후 증상이 발현하여 2~3일 후에 사망한다. 이는 화상으로 인하여 혈관 투과성이 항진되어 초래되는 전해질의 변조 및 순환혈량 감소성 쇼크가 그 본태이다.

(3) 합병증

쇼크 기를 넘긴 후에는 독성 물질에 의한 용혈, 성인 호흡장애 증후군, 급성 신부전, 소화관 궤양의 출혈, 폐렴 및 패혈증 등의 합병증으로 사망할 수 있다.

9 화재사

(1) 소사와 소사체(燒死體)

소사란 원래 화재로 인한 화상과 더불어 일산화탄소나 유독가스에 의한 중독과 산소결핍에 의한 질식 등이 합병되어 사망하는 것을 말하며 단지 화상만 작용하는 화상사와는 다르다. 소사체란 단지 탄채 발견된 시체로써 사인이 소사인 시체라는 것과는 다르다. 즉, 소사체라 하면 사인이 소사인 것을 비롯하여 다른 원인으로 사망한 후 탄 시체도 포함된다.

(2) 화재사와 탄화시체

화재로 인한 일련의 기전에 의해 사망한 경우에는 그 시체가 불에 탔던 타지 않았던 화재사(death due to fire)라고 하고 일반적으로 소사체라고 하는 것이 탄화시체(charred body)이다.

(3) 시체소견

• 생활반응

– 시반은 일산화탄소 헤모글로빈(COHb)의 형성으로 선홍색을 띠고 구강이나 비강, 안면부, 기도내, 위장관 등에 전반적으로 매(煤)가 부착되어 있다.

• 사후변화

– 심한 화상을 입은 시체는 손과 발의 피부가 손톱과 발톱을 포함하여 장갑이나 양말과 같

이 벗겨질 때가 있다.

- 외피에 열이 계속 가해지면 피부와 피하조직이 균열 또는 파열되고 하방의 근육이나 장기가 노출된다.
- 사후에 열이 계속 가해지면 근육이 응고되어 수축되는 소위 열경직(heat rigidity) 현상을 보이게 된다. 골격근에서는 신근보다 굴근이 많기 때문에 열경직이 굴근에 더 강하게 일어나 사지의 관절은 반쯤 굴곡된 채 고정된다. 이러한 자세가 마치 권투하려는 자세와 비슷하다 하여 투사형자세(fighting position)라고 한다.
- 화염이 계속적으로 작용하면 인체는 탄화되고 결국 재로 변한다. 성인의 경우는 1,000℃에서 1시간 30분~2시간 30분 정도 소요되고 신생아는 약 500℃에서 2시간 정도 소요된다.

제 04 장

감전과 뇌격

Electric Shock and Lightening Stroke

1. 발생여건
2. 사망기전
3. 전류흔
4. 뇌격사
5. 활선의 위험
6. 번개에 의한 손상

학습목표

- 감전의 발생여건을 이해한다.
- 감전사의 기전을 이해한다.
- 전류흔을 구분할 수 있고 처치를 할 수 있다.
- 번개에 의한 손상을 구분하고 처치할 수 있다.

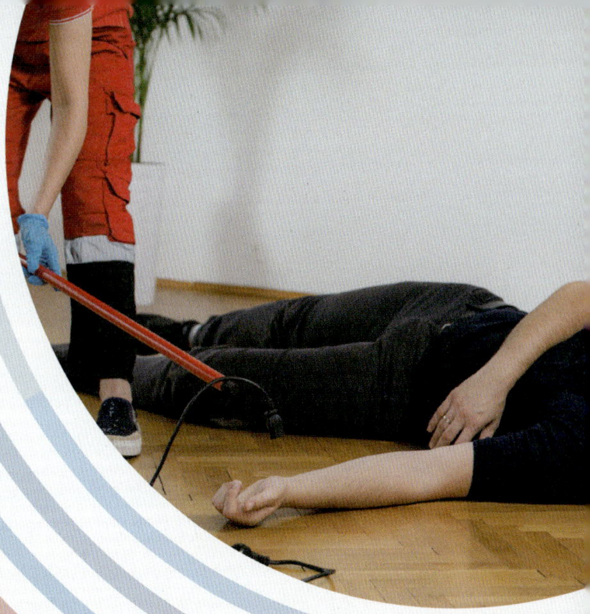

감전(electric shock)이란 전기에너지가 인체를 통과하여 일어나는 신체의 장애로 근육의 경미한 경련으로부터 즉사하는 경우까지 매우 다양한 양상을 보인다. 사망에 이르더라도 화상이 경미하거나 없을 수 있으며 반면 극심한 화상을 입어도 사망하지 않을 수 있다.

낙뢰(lightening bolt)란 음전하를 띈 뇌운(thunder cloud)의 하부와 지상물 사이에서 일어나는 방전현상으로 낙뢰에는 수천내지 수만 암페어(A)의 전류가 흐르므로 낙뢰를 직접 맞으면 예외 없이 사망하며 그 근처에서 접촉되어도 심각한 장애를 유발하거나 사망할 수 있다. 낙뢰에 노출되는 것을 뇌격(lightening stroke)이라 하며 사망하는 경우를 뇌격사라고 한다. 특히, 금붙이를 몸에 지니고 낙뢰현장에 노출되면 뇌격사 할 우려가 매우 크다.

1 발생여건

모든 전기가 위험한 것은 아니다. 인체에 대한 전기 위험도는 전압과 저항에 의해 결정되는 전류량에 의하며 그 외 전류의 종류, 주파수, 통전시간도 영향을 미친다. 인체는 양극성과 전기의 빠른 역류 때문에 직류보다 교류에 더 위험하여 3~4배 정도 더 쉽게 심실세동이 발생한다.

(1) 전류량(amperage)

전류량은 감전에서 가장 중요한 인자이다. 교류 및 직류 모두에서 전압을 전도체의 저항으로 나누면 얻어지며 인체에 미치는 영향에 따라 최소 감지전류와 수의운동 가능한계전류, 최소 심실세동전류로 분류할 수 있다. 전류량에 따른 반응도는 다음과 같다.

- 0.001 A: 최소 감지전류로 미세한 떨림
- 0.016 A: 불편함
- 0.016 A 이상: 수의운동 기능 한계전류로 근육자극으로 움직이지 못한다.
- 0.020 A: 호흡곤란과 무의식
- 0.030 A: 뇌와 신경계 활동이 정지되므로 즉시 CPR을 실시해야 한다(누전차단기 내려감).
- 0.100 A: 심실세동, 심정지 발생

※ 1 A=1,000 mA

최소 감지전류

교류로 약 1 mA가 인체를 통과하면 찌릿찌릿한 감이 있다. 이 정도의 전류량을 최소감지전류(perception current)라고 한다.

수의운동 가능한계전류

전류의 유입 유출부 근처에서 근육의 경련이 일어나 수의운동이 불가능해지므로 전원으로부터 도피할 수 없게 된다. 이와 같은 정도의 전류를 수의운동 가능한계전류 또는 이탈전류라고 한다. 성별이나 건강상태에 따라 약간의 차이는 있으나 여자는 약 6 mA, 남자는 약 9 mA에서부터 이런 현상이 나타난다.

최소 심실세동전류

약 75~100 mA의 전류가 심장부를 통과하면 심실세동이 일어나 사망하게 되는데 이 정도의 전류량을 최소 심실세동전류라고 한다. 2 A 이상이 되면 심실세동이 일어나지 않고 곧바로 심장이 정지된다.

(2) 전압(voltage)

전압은 전류량보다는 덜 중요하지만 전류의 위험성에 대한 손쉽고 편리한 지표가 된다. 교류나 직류 모두에서 100 V 이상이면 사망할 수 있으며 전압이 높을수록 위험하다. 따라서 가정을 비롯하여 일반적으로 쓰이고 있는 110 V 또는 220 V의 전압에 의해서도 충분히 사망할 수 있다.

(3) 전기저항(resistance)

감전에 있어서 가장 중요한 인자는 전류량은 전압과 전기저항에 의해 결정되므로 전도체가 되는 인체의 전기저항은 감전에 있어서 중요한 역할을 한다. 인체에서의 전기저항은 거의 대부분 피부에 의하므로 피부의 전기저항을 낮추는 인자는 모두 위험하다. 가장 중요한 인자는 피부의 습기이다. 뺨과 같이 혈관이 풍부한 곳은 전도가 잘되며 혈액은 인체에서 가장 전도가 잘되므로 전류는 혈관을 타고 흐르게 된다.

2 사망기전

심정지

전류는 거의 큰 혈관을 따라 흐르므로 용이하게 심장을 침범하여 심실세동이나 세동을 동반하지 않는 심정지를 일으켜 사망하게 한다. 항상 즉사하는 것은 아니므로 사망하기 전에 소리를 지른다거나 수분간 호흡을 하거나 드물지만 사망하기 전에 걷기도 한다.

전기의 전압, 통과된 전류량, 전기의 종류, 인체 통과경로, 접촉된 시간 등에 따라 손상의 정도가 달라지며 심실세동은 고압에서보다는 저압에서 잘 발생하고 심정지와 호흡정지가 동시에 발생할 수도 있다.

호흡정지

전류가 뇌간이나 척수의 상부를 통과하면 호흡중추의 장애를 초래하여 흉부와 복부의 호흡근이 마비된다.

강직성 질식

비교적 낮은 전류가 오랫동안 직접 흉부를 통과하면 외호흡근인 흉근이 경직을 일으켜 질식으로 사망하게 된다. 이때는 질식의 기전을 취하므로 청색증을 보인다.

3 전류흔(electric mark)

전류가 출입한 부위에 생긴 피부를 비롯한 조직의 손상을 전류흔이라 하며 전류가 들어간 부위에 형성된 것을 유입흔(entrance mark), 나간 부위에 형성된 것을 유출흔(exit mark)이라 한다.

유입흔은 전류 자체에 의한 손상과 접촉시간이 길어서 발생하는 발열에 의한 화상으로 구성된다. 전류에 접촉되면 옷을 입은 부위를 포함하여 인체 여러 곳에 유입흔이 생길 수 있으나 노출된 부위, 특히 손가락이나 손바닥에서 많이 본다[그림 4-1].

전류흔은 인지할 수 없을 정도로 미세하거나 생기지 않을 수도 있다. 도체와 접촉면이 좁을수록 잘 생기며 접촉면이 넓거나 습기가 많을수록 잘 생기지 않는다.

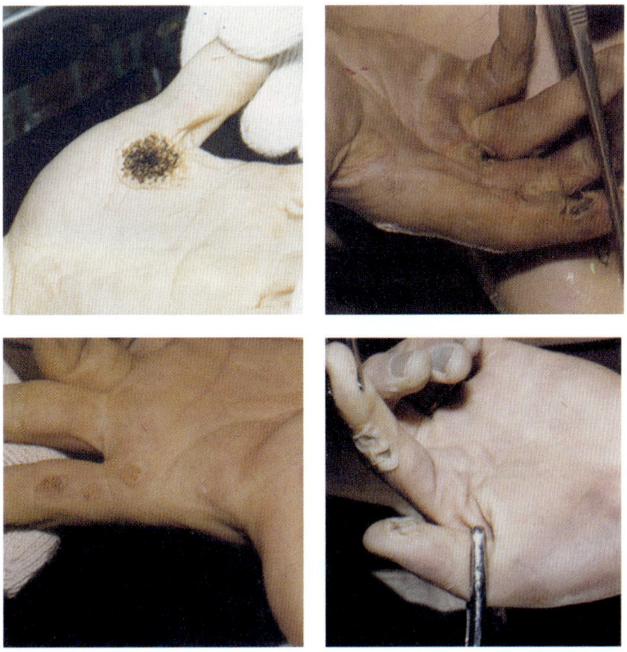

▶ 그림 4-1 유입흔

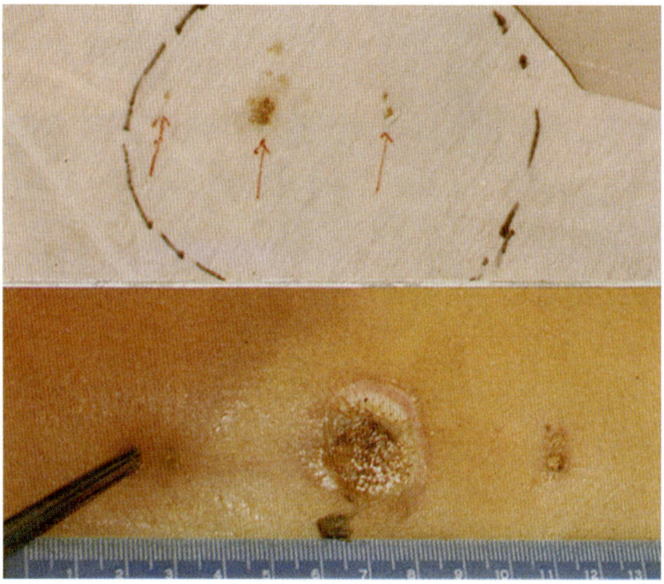

▶ 그림 4-2 유출흔

모양은 일반적으로 원형 또는 계란형의 피부함몰로서 높이 약 1~3 mm의 주름에 의하여 부분적으로나 전체적으로 둘러싸인 형태이다. 중심부 피부는 회백색이나 백색으로 창백하고 편평화 되어 있다. 열이 발생하면 담갈색 내지 갈색을 띄며 시간이 지나면 탄화되어 흑색이나 흑갈색을 띈다.

유출흔은 발바닥에 잘 생기며 형태가 다양하지만 유입흔과 비슷한 점이 많다. 대개 회백색으로 유입흔보다 더 많은 조직의 파괴를 보이며 함몰 대신 연결된 또는 단속적인 피부의 파열을 흔히 볼 수 있다[그림 4-2].

전류흔에서는 조직학적 검사상 열발생 때문에 생긴 공포를 각질층에서 볼 수 있다.

감전사고자의 구조

- 전원과의 접촉 확인
- 바닥에 비전도체를 깔고 처리할 것
- 고전압은 반경 18 m까지 영향을 미치므로 접근을 금지한다.
- 전선이 닿아있는 자동차 안에서는 전력이 끊길 때까지 차안에 있도록 한다.
- 차량화재가 발생하면 차안에서 멀리 점프하여 뛰도록 한다.
- 전선은 뒷걸음질치면서 당긴다.
- 전선은 밀어서 치우지 말고 느슨하면 튕길 수가 있으므로 주의한다.

- 건조한 마닐라 줄이나 장갑, 보호구를 착용한 후 나무 막대기로 사고자로부터 전선을 떼어낸다.

감전의 응급처치

- 호흡, 맥박확인, 필요시는 ABC와 CPR
- 외상확인 후 처치
- 추락 등의 외상에 의한 손상인 경우에는 경추고정 및 방사선 촬영을 실시한다.
- 연조직 부종에 의한 기도폐쇄시에는 조기 기관내 삽관이나 기관절개술을 실시한다.
- 심장 무수축인 경우에는 에피네프린 1 mg을 3~5분 간격으로 투여한다.
  - 무맥성 전기활동이 관찰되는 모든 심정지 환자에게 아트로핀(atropine)을 투여하는 것은 권장하지 않는다.
  - 바소프레신은 첫 번째 또는 두 번째 에피네프린 대신하여 40 U를 1회 투여할 수 있으나 미국심장협회 가이드라인은 바소프레신 투여를 권장하지 않는다.
- 서맥이 동반되어 있는 환자에서는 경피 심장박동조율(transcutaneous cardiac pacing: TCP)을 시도할 수 있다.
- 광범위한 조직손상과 체액손실로 인해 다량의 수액투여가 필요하다.
- 감전에 의한 화상은 링거씨락트산 용액(Ringer's lactate solution)으로 수분을 충분히 공급하여 소변량이 시간당 50~100 ml가 되게 해야 한다.
- 손상유형에 따른 응급처치는 (표 4-1)과 같다.

▶ 표 4-1 감전으로 발생할 수 있는 손상유형과 처치

손상의 유형	진단법 및 처치
무수축	에피네프린 투여
심실세동	제세동
서맥	경피인공심박조율
연조직 부종에 의한 기도폐쇄	조기 기관내 삽관이나 기관절개술
마이오글로빈뇨	중탄산나트륨 투여(동맥혈 pH 7.45 이상 유지), 마니톨 투여
추락에 의한 손상	경추고정, 골절 의심 부위의 방사선 촬영
심근손상	심전도 기록, 심근효소 측정
혈관 폐쇄	모세혈관 재충혈 시간측정, 맥박촉지

4 뇌격사

외표에서 보는 화상은 여러 가지 형태로 나타난다. 가장 잘 알려져 있는 것은 수지상의 적색 내지 갈색 무늬로 나타나는 소위 뇌문(arborescent burns)이 있다[그림 4-3]. 이것은 전류가 표재성 혈관을 따라 흘러서 일어나는 일시적인 화상으로 생각한다. 또한 착용하고 있던 금속편으로 전류가 들어가고 나가 화상이 발생할 수 있으며 뇌격은 24시간 이내에 소실된다.

진단적 소견은 없으며 질식사 또는 급사의 일반적 소견을 보이며 때로는 외표에 심각한 손상 없이 두개골이나 사지골절, 내장의 파열이 일어날 수도 있다. 의복이나 신발은 갈기갈기 찢어지거나 타지만 작은 천공만 나타나거나 전혀 손상이 없는 경우도 있다. 시체나 의복에서 아무런 손상을 발견하지 못하더라도 시계나 동전, 벨트, 버클, 헤어핀 등 착용하거나 소지하고 있는 금속이 용해되는 수도 있다.

응급처치

- 호흡정지는 심정지보다 오래 지속되므로 낙뢰환자에서는 인공호흡이 즉시 시작되어야 한다.
- 저산소증에 의해 2차적으로 심실세동이 발생할 수 있으므로 인공호흡 자체가 환자를 소생시킬 수 있는 중요한 치료가 된다.
- 낙뢰에 의하여 심정지가 발생하지 않는 환자나 심정지 후 즉시 회복된 환자의 예후는 거

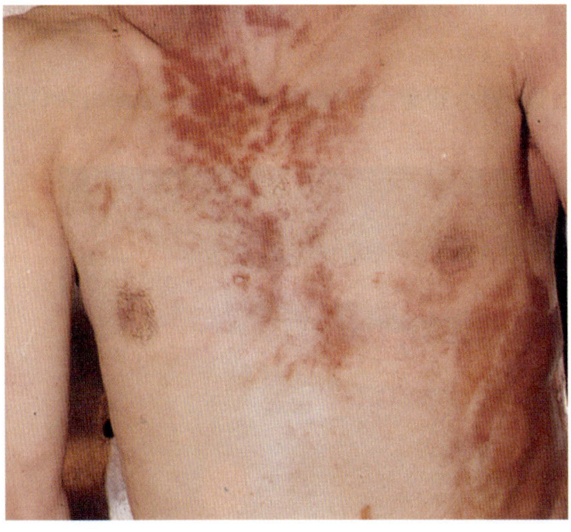

▶ 그림 4-3 수지상 무늬

의 양호하다.

• 다수의 낙뢰환자가 동시에 발생했을 때는 보통의 대량환자 처치 순서와는 달리 심정지가 발생한 환자부터 처치를 한다.

5 활선의 위험

사고로 인해 땅으로 떨어진 고압선은 주위의 땅을 충전시킬 수 있다. 특히 비가 오거나 습도가 높은 토양은 위험성이 크다. 그렇기 때문에 구조자는 전선에 전기가 흐르지 않는다는 명백한 판단이 없는 한 전기가 흐르는 것으로 간주하고 구조에 임해야 한다.

모든 전선은 위험하므로 희생자가 구조되기 전에 어떤 것을 만지거나 전선을 잘라서는 안 된다. 야간에는 전선이 잘 보이지 않으므로 주의를 하고 전기장비에는 어떠한 물도 뿌려서는 안 된다.

전기가 통하지 않는 소화장비는 이산화탄소와 분말소화기이므로 이들을 이용하여야 하며 직접적으로 물을 뿌리는 것보다 스프레이나 안개분사를 이용하여야 한다. 염분이 있거나 거품소화기는 감전위험이 있으므로 주의한다.

6 번개에 의한 손상

번개는 뇌우발생시 나타나는 전자파에 의해서 형성되는데 뇌우가 발달하면서 뇌우 구성물질 부하의 상호작용에 의해 강력한 전자파장이 구름 내에 형성된다. 번개는 구름과 구름 사이, 구름과 지표 또는 높은 구조물이 있는 경우 지표에서 구름 사이로 그 타격이 전달된다. 상대적으로 건물 내에 있는 사람들은 번개에 의해 사망할 가능성이 적고 옥외에 노출된 경우에 희생이 크다.

건물 내에서 번개로 인해 사망한 사람 중 극소수는 건물의 전류가 흐르는 곳 옆에 서있는 경우이거나 전화기를 사용하다 사망한 경우이다. 도시에 있는 경우는 건물 옥상에 설치되어 있는 피뢰침에 의해 번개로부터 보호를 받는다. 농촌지역에서는 특히 고립되어 있는 큰나무가 번개의 첫 번째 목표물이 되므로 수목 밑에 피신하는 것은 위험하다.

농부들은 들에서 트랙터 운전을 하다 희생을 당하는 경우가 많고 도시에서는 골프장에서 노출되어 희생당하는 경우가 많다. 특히 농촌에서는 전화기가 엄청난 전하를 운반하는 매개체라는 것을 명심하여야 한다.

번개를 맞은 경우에는 수분 내지 수일간 혼수상태가 지속될 수도 있으므로 환자는 신속하고 지속적인 인공소생술을 받아야 하며 소생술은 임상적으로 뇌사의 확증이 없는 한 지속되어야 한다.

번개 발생시의 안전대책

- 가정에서
  - 헤어 드라이기, 텔레비전, 전기면도기, 전화기 등 전기기구를 사용하지 않는다.
  - 수도관, 배선, 싱크대, 욕조, 난방용 도관 같은 금속설비에 가까이 가지 않는다.
  - 벼락은 바람을 따라 오므로 창문을 닫고 바람이 스며들지 않는 곳에 있는다.
  - 집안에서 가장 안전한 장소는 커다란 방의 한 가운데이다.
- 옥외에서
  - 뇌우가 발생할 때는 스키를 타지 않는다.
  - 가정이나 건물 내, 자동차 안으로 들어간다.
  - 벌판에 있는 큰 나무 밑에 있지 말라.
  - 철제 물건이나 농기구 등으로부터 멀리 떨어져야 한다.
  - 침낭이나 의류 등의 절연체로 몸을 감싼다.
  - 야외에 노출되었을 때 눕지 말고 웅크리되 손을 땅에 짚지 말고 무릎을 짚는다.
  - 여러 사람이 같이 있을 때는 함께 있지 말고 흩어져 분산한다.
  - 물이나 배에서 멀리 떨어진다.
- 산에 있을 때
  - 삼림지역에서는 소규모 나무가 빽빽이 자란 낮은 지역을 찾아라.
  - 노출된 지역에서는 바위 틈 사이, 계곡이나 협곡 같은 저지대를 찾는다.
  - 벼락은 물이 흐르는 계곡을 따라 떨어지므로 계곡으로부터 15~25 m 이상 떨어진다.

응급처치

- 가장 중요한 관심사는 심장부정맥의 발생이다. 번개에 의한 강한 전류는 심장의 리듬을 파괴하여 심실세동이나 부전수축 등을 유발함으로써 심정지가 발생할 수 있다. 그러므로 응급구조사는 번개에 의한 손상 환자가 심박동이 없다면 부정맥의 발생을 의심하여야 하

며 즉시 심폐소생술을 실시해야 한다.

- 쇼크, 부정맥, 혈전증, 경색, 급격한 심비대, 출혈, 마이오글로빈뇨증을 치료하고 이러한 증상의 발현을 지속적으로 관찰하여야 한다.
- 특히 전류가 흉부를 관통했을 때는 특별한 주의를 기울여야 한다.

제 05 장

광(光) 손상

Photo damage

1. 피부의 광조사 및 광흡수
2. 자외선에 의한 피부반응
3. 적외선에 의한 피부반응
4. 광 과민질환
5. 광 보호와 치료

학습목표

- 피부의 광조사 과정을 이해하고 광과민성 질환을 안다.
- 자외선에 의한 피부의 반응을 안다.
- 적외선에 의한 피부의 반응을 안다.
- 광 과민성질환을 구분하고 처치를 할 수 있다.
- 빛에 대한 피부의 보호요령을 알 수 있다.

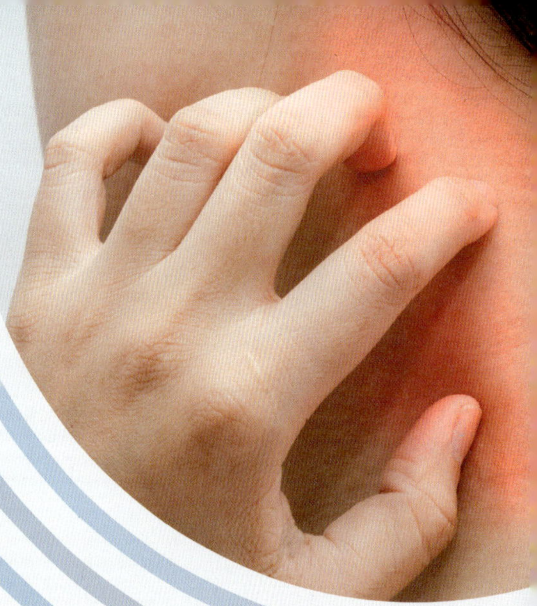

햇빛은 지구상의 모든 생명체에 필수 불가결한 존재이다. 광합성을 통하여 식물체를 생육시키고 영양과 에너지를 만들어주며 그로부터 많은 동물들에게 먹이를 공급함으로써 온갖 생명체가 보존되는 이른바 먹이사슬을 형성해 주고 있다. 이렇게 살아있는 지구가 존재할 수 있게 해 주는 것이 곧 태양이며 우리는 이러한 태양에서 방출된 광선인 자외선, 가시광선 및 적외선에 노출되어 생활하고 있다. 이들 광선은 식물의 광합성을 비롯하여 피부에서 비타민 D의 선구물질(provitamin D_3)의 생성과 살균작용 등 여러 기능을 수행한다. 그러나 이러한 유익한 면 이외에 일광화상, 면역반응의 변화, 돌연변이, 광 알러지성 반응, 광 독성 반응, 광 과민질환, 백내장 등을 위시하여 피부암의 발생, 피부노화에 아주 중요한 요인으로 작용하고 있다.
이러한 반응과 변화들은 응급질환은 아니지만 만성적으로 노출되었을 때 인체에 치명적인 손상을 줄 수 있는 것들이다.

1 피부의 광조사 및 광흡수

광조사에 의한 광피부염은 태양광선이나 다른 원천에 의한 광선, 또는 일부 약제에 의한 피부의 광과민성, 포르피린증과 유전성 질환을 포함하는 일부 체질성 질환에서 보이는 태양광선에 대한 특이 체질에 의해서 발생되는 급만성 염증성 피부반응이다. 접촉 광과민성은 향수, 방부제, 다른 화학약품으로도 발생할 수 있다. 광피부염은 흔히 보통 보다 더 쉽게 일광화상을 보이는 광과민성으로 나타나거나 드물게는 구진성 또는 수포성 병변을 보이는 광알러지 피부염의 면역반응으로 나타나는데 피부가 광선에 노출되면 다음과 같은 4가지 경로를 거치게 된다.

반사(reflection)

피부표면의 각질층에서 반사되기도 하며 표피세포나 진피로 투과된 후 반사될 수 있다.

산란(scattering)

피부를 구성하는 다양한 세포나 조직들에서 조사되는 빛이 산란을 일으킬 수 있다. 산란 되는 정도는 조사되는 빛을 받는 물질의 입자 크기와 파장에 관계된다. 파장이 짧을수록 더 많은 산란을 일으킨다.

흡수(absorption)

피부에 존재하는 대사물질, 색소, 단백, 핵산 등 다양한 물질들이 작용하여 빛을 흡수하는데 이들은 각각 특정한 흡수파장을 가지고 있다.

투과(transmission)

피부의 각층을 지나면서 흡수나 반사, 산란되지 않은 광선은 투과된다. 광선은 각각의 파장에 따라 투과율이 달라진다. 또한 인종이나 개인에 따라서도 약간씩 다르며 UVC(ultra-violet C)는 파장이 짧은 것은 표피에만, 긴 것은 진피의 유두층 상부까지 투과할 수 있다. UVB(ultraviolet B)는 진피의 중간까지 도달하며 UVA(ultraviolet A)는 진피의 하부까지 투과한다.

2 자외선에 의한 피부반응

자외선은 가시광선과 전리방사선 사이에 200~400 nm 파장대의 전자파로서 사진감광 작용, 형광 작용, 광이온 작용 등의 특성을 갖고 있으며 파장 300~400 nm 범위의 자외선은 근자외선(near UV, UV-A), 파장 200~300 nm의 것은 원자외선(far UV)으로 구분한다. 특히 280~315 nm의 파장을 갖는 자외선은 UV-B 또는 Dorno선이라고 불리우는데 소독작용, vitamin D의 생성, 피부색소 반응 등과 같은 생물학적 활성을 나타내는 동시에 피부나 눈과 같은 조직에는 잠재적인 유해인자로 작용할 수 있다. 이러한 자외선에 의한 피부반응은 (표 5-1)과 같이 급성반응과 만성반응으로 나눌 수 있으며 자외선의 특성상 자외선 A, B, C로 분류되고 우리 피부에 미치는 영향은 다음과 같이 각각 다르다.

▶ 표 5-1 자외선에 의한 피부반응

급성 피부반응	만성 피부반응
홍반반응 색소반응 피부두께의 변화	광 노화 광 발암 현상

- 자외선 A는 가장 침투력이 강하고 유리창을 통하여 비쳐드는 경우에도 피부 깊숙이 투과되어 광손상을 일으킨다. 장시간 노출되면 피부노화, 피부암, 백내장 등을 유발할 수 있다.
- 자외선 B는 자외선 가운데 인체에 가장 영향을 많이 미치고 피부에 광손상을 일으키는 주원인의 하나이다. 피부의 핵산, 단백질 등의 합성을 억제시키고 화상을 입히며 새로운 색소를 만들어 피부의 색소 침착을 유발시키고 면역학적 기능을 저하시켜 세균감염이나 암을 유발시킨다. 그러나 자외선 A와는 달리 유리창을 투과하지 못하므로 창문을 통한 광선은 자외선 B의 침해로부터 안전하다.
- 자외선 C는 세포와 세균을 파괴하는 힘이 매우 강하다. 그러나 침투력이 약해 오존층과 성층권에서 대부분 흡수되므로 위협적이지는 않다. 그러나 환경오염으로 오존층이 파괴되면 자외선 C야말로 인체에 위협적인 존재가 될 것이다.

(1) 홍반반응(erythema reaction)

자외선에 의해 나타나는 가장 두드러진 피부반응으로 진피 혈관 확장으로 혈류량이 증가됨으로써 생긴다. 인체는 거의 지연 홍반반응이 일어나며 홍반의 정도는 자외선의 조사량에 따라 달라지게 되므로 일정 반응을 일으키는 자외선량을 기준치로 언급하게 되는데 이때 사용되는 용어는 최소홍반량(minimal errytherma dose, MED)이다.

MED는 자외선 조사부위에 경계가 명확한 홍반을 일으키는 최소의 자외선 량으로 J/cm^2, mJ/cm^2 또는 $ergs/cm^2$ 등으로 그 단위를 표시한다.

홍반 발생에 미치는 인자

- 자외선의 파장
  - UVA: 파장이 넓어 약간의 차이는 있으나 조사 4~6시간에 나타나 10~12시간에 최고에 달한다. 그리고 24~120시간 후에 소실된다. 홍반의 색깔은 UVB와 비교하여 다소 검붉은 희미한 색깔을 띄므로 백인과 달리 우리나라 사람의 피부에서는 MED 측정시 주의를 요한다.
  - UVB: 조사 2~6시간 후에 나타나 24~36시간에 최고에 도달하며 72~120시간에 소실되는데 소실 후에도 많은 색소침착을 남긴다.
  - UVC: UVB 보다 더 일찍 나타나 빠르게 최고에 도달한 후 더 빨리 소실된다. 홍반의 색깔도 붉은 색조보다는 다소 엷은 핑크색조를 나타낸다. 회복시 피부 박탈이 더 많이 일어나는 편이며 색소침착은 적다.
- 광량
  - 광량이 많을수록 홍반반응은 커진다. 조사되는 피부가 받는 광량은 방사강도와 시간을 곱한 값으로 나타난다. 그러므로 방사강도(irradiance)와 조사시간이 길어지면 당연히 홍반반응은 증가한다.
- 피부조건
  - 우리나라 사람은 약간의 홍반을 일으키거나 거의 일으키지 않는 형이다.
  - 햇빛에 항상 노출되어 있는 얼굴이나 안면 등은 비교적 덜 예민하나 둔부나 사타구니, 겨드랑이 등의 피부는 아주 예민한 홍반반응을 일으킨다.
  - 멜라닌 색소침착이 적은 흰 피부일수록 홍반반응이 크게 일어난다.
  - 비후된 각질층은 흡수된 광량이 적으므로 홍반반응이 적다.
  - 모발 분포가 적으면 모발의 광흡수 없이 직접 피부에 조사됨으로 홍반반응이 커진다.
- 환경인자
  - 오존층, 일광조사 시간, 산란광, 반사광
- 습도, 온도, 바람

홍반반응의 기전

자외선이 조사된 후 일정한 잠복기를 거쳐 매개물질이 나와 진피로 확산된다. 매개물질은 프로스타글란딘(prostaglandin), 히스타민(histamine) 등을 비롯하여 백혈구 생성물(leukocyte product), 리소좀의 가수분해효소(lysosomal hydrolase), 키닌(kinin), 고도 불포화 필수지방산(arachidonic acid) 대사물질 등이다.

Histamine이나 prostaglandin은 홍반과정에 따라 증가하였다가 감소하는 과정을 밟는다. Cytokine도 자외선 조사시 분비되어 면역반응과 염증반응에 관여한다.

(2) 일광 화상반응(sunburn reaction)

일광 속의 UVB에 의해 발생되며 증상은 자외선 홍반과 동일하고 심하면 부종과 수종, 동통을 나타낸다. 가끔 따끔거리거나 화끈거리는 증상이 나타나며 두통, 오한, 발열, 오심과 쇼크가 나타날 수 있다.

일광화상의 처치

개인의 광선과민도에 따라 광선조사량을 서서히 증가시키는 것이 좋으며 일광차단제를 적절히 사용하여 예방하는 것이 좋다.

- 일광차단제 : 파라아미노안식향산(para-aminobenzoic acid, PABA), 시나메이(cinnamate), benzophenone 등의 화학적 일광차단제와 산화아연(zinc oxide) 등의 물리적 일광차단제가 있다.
- 경증
  - 홍반과 가벼운 부종 및 통증이 있다.
  - 국소적일 때는 냉수나 Burrow액으로 20분씩 3~4회 찜질하고 전신적일 때는 20분씩 3~4회 찬물 목욕을 한다.
  - 콜드크림 등의 피부 연화제를 하루 3~6회 발라서 피부의 건조와 홍반을 억제한다.
  - 염증이나 동통이 심한 경우에는 국소 스테로이드 크림이나 로션을 도포한다.
  - 아스피린을 전신 투여한다.
- 중증
  - 심한 홍반, 심한 부종, 수포 및 통증을 호소하며 의복이나 수건 등이 가볍게 닿아도 통증을 느낀다. 오한, 발열, 구토증을 동반할 수도 있다.
  - 프레드니솔론(prednisolone, 합성부신피질호르몬제제)의 단기 투여요법을 한다. 하루 30~60 mg 전신투여를 시작하여 7~10일에 걸쳐 점차 감소시키면서 중단한다.
  - 냉찜질을 계속하며 스테로이드 크림, 연화제 등을 도포한다.
  - 진통제를 전신 투여한다.
  - 1주일간 세균감염 등의 합병증에 주의한다.

(3) 색소반응(pigment reaction)

피부색은 멜라닌, 혈관분포와 혈색소, 카로틴 및 각질층의 두께에 따라 달라지는데 이중 멜라닌 색소가 가장 주된 물질이며 인종, 개인에 따라 차이가 있다. 피부에 자외선을 조사하면 색소 침착이 나타나는데 즉시 나타나는 경우와 서서히 나타나는 경우가 있다.

즉시 나타나는 색소 침착(Immediate pigment darkening, IPD)

IPD는 Immediate tanning(IT)라고도 하는데 자외선 조사 후 즉시 색소 침착을 나타내는 것이다. 주로 320~700 nm 사이의 UVA와 가시광선 조사로 나타난다. 이 중에서도 350~400 nm UVA가 가장 강한 반응을 일으킨다.

IPD는 우리나라 사람들의 피부처럼 멜라닌 색소가 많으면서 일광화상을 잘 입지 않는 경우에 잘 나타난다.

• 발생기전

- 이미 형성된 멜라닌의 산화
- 멜라닌 소체의 각질 형성세포에서의 분포의 변화
- 멜라닌 소체의 멜라닌 세포에서의 수지상 돌기로의 이동의 변화
- 멜라닌 세포에서 각질형성 세포로의 멜라닌 소체 이동의 증가

지연해서 나타나는 색소 침착(Delayed Tanning, DT)

자외선 조사 후 갈색이나 검은색의 색소침착을 일으키는 것으로 주로 UVB에 의한 경우를 말한다. UVB에 의한 경우 표피 전층에 걸쳐서 지연 색소 침착에 의한 멜라닌 색소의 증가를 일으키나 UVA에 의한 경우 기저층에서만 나타난다.

• 발생기전

- 멜라닌 세포수의 증가
- 멜라닌 세포 크기의 증가 및 수지상 돌기의 증가
- 멜라닌 소체 형성의 증가
- 멜라닌 소체의 멜라닌화의 증가
- 멜라닌 소체 크기의 증가
- 멜라닌 소체의 각질세포로의 이동 증가
- 멜라닌 형성 효소인 tyrosinase의 증가

(4) 광 노화(photoaging)

등산, 낚시, 골프, 스키 등을 하면서 장기간에 걸쳐 햇볕에 노출된 결과 임상적 혹은 조직학적인 피부 변화를 일으킨 경우를 말하며 다음과 같은 임상적, 조직학적인 변화를 보인다.

• 임상적인 변화

- 피부가 건조해지고 점점 거칠어지며 주름이 진다.
- 각질층과 피부 두께가 두터워지며 더 진행되면 위축이 된다.
- 피부의 탄력이 소실되고 심하면 늘어진다.
- 노인성 흑자, 주근깨와 불규칙한 색소소실 등의 색소변화가 나타난다.
- 혈관의 변화로 모세혈관확장이 나타나며 쉽게 멍이 든다.
- 피부암 전구증이나 피부암이 나타날 수 있다.
- 파브르-라코초(Favre-Racouchot) 증후군 같이 특이한 경우 면포(comedone)나 피지선 증식이 올 수 있다.

• 조직학적 변화

- 기저세포의 DNA합성 및 체세포 분열의 증가로 각질층과 표피가 두터워진다.
- 표피능(rete ridge)이 짧아지고 편편해진다.
- 멜라닌 세포의 활동성, 크기, 분포가 불규칙해지며 흑자나 주근깨의 과형성이 온다.
- 랑게르한스 세포의 숫자가 감소한다.
- 진피의 유두층에 탄력섬유증(elastosis)이 나타난다.
- 교원질의 양이 감소한다.
- 섬유아세포의 활동성이 증가한다.
- 혈관이 비정상적으로 확장되어 보인다.
- 염증세포가 증가한다.

생리적인 노화와 광 노화의 조직학적인 차이는 (표 5-2)와 같다.

▶ 표 5-2 생리적인 노화와 광 노화의 조직학적인 차이

	생리적 노화	광 노화
피부두께	↓	↑
각질층두께	↓	↑
표피두께	↓	↑
탄력소	↓	↑↑
교원질	↓	↓↓
Glycosaminoglycan	↓	↑↑
혈관	↓	확장
섬유아세포	↓	↑
염증세포	↓	↑

예방 및 치료

• 장기적인 과다 노출을 피한다.

• 동물실험에 의하면 0.1% 레틴산(retinoic acid) 연고를 16주간 도포

하면 어느 정도의 회복이 가능하다.

(5) 피부암의 발생

280~320 nm 파장의 자외선에 의하여 피부암이 발생할 수 있다. 자외선을 많이 포함하고 있는 태양광선에 노출되는 선원, 임업 종사자, 농부들에게서 흔히 볼 수 있으며 피부암의 90%는 태양광선에 노출되는 신체부위에 발생한다. 피부에 나타나는 발암효과에 대한 이해는 임상적, 역학적 관찰을 근거로 하며 일광에 노출되어 나타나는 기저세포암, 편평상피암, 흑색종은 주로 백인에게서 나타나고 흑인이나 그 외 유색 인종들은 자외선을 흡수하는 멜라닌 색소가 많아서 피부암 발생률이 백인에 비해 상대적으로 매우 낮다.

(6) 피부보호

- 한낮의 햇빛을 피한다.
  - 자외선 조사량은 정오에 가장 많고 오전 10시부터 오후 3시 사이가 하루 조사량의 거의 80%에 이른다.
  - 여름철 정오의 햇빛이 겨울철에 비해 100배 정도 강하므로 여름철 한낮에 피부의 노출을 줄인다.
- 어릴 때부터 햇빛에 노출되는 것을 피하도록 교육한다.
  - 특히 옥외 활동이 많은 사춘기 이전 나이에 햇빛을 조심하면 일생동안 쪼일 햇빛의 70% 이상을 피할 수 있다.
- 일광욕과 썬탠을 하지 말 것
  - 미용을 위한 피부 썬탠은 득보다 실이 많다. 자외선은 피부의 노화를 촉진시키고 암 유발의 위험을 높이며 피부 건강에는 거의 도움을 주지 못한다.
- 광선 차단제를 사용한다.
  - 불가피하게 햇빛을 받을 수밖에 없을 때는 광선 차단제를 사용한다.
  - 일상 생활에서 자외선 차단 지수 8 정도면 충분하다. 옥외활동시에는 15 정도면 92% 정도의 자외선 차단이 가능하다. 한낮의 풀장이나 해수욕장에서는 20 이상의 높은 차단제가 많이 사용된다.
- 의복 등 차양 수단을 활용한다.
  - 긴 팔 옷이나 모자, 양산 등을 이용한다.

3 적외선에 의한 피부반응

적외선은 파장이 700 nm~1 mm이며 열을 방출하는 가장 중요한 파장영역이다. 고열물체가 방출하는 복사선은 대부분이 적외선이고 이러한 적외선의 파장과 에너지는 고열물체의 온도에 따라 다르다. 1,500 nm 이하 파장의 적외선은 1,000℃에서는 전체 적외선의 5%이지만 2,000℃에서는 전체 적외선의 40% 정도로 급격히 증가한다. 적외선은 고열물체의 복사열을 운반하므로 열선이라고 부르기도 한다.

(1) 피부반응

적외선의 열작용은 조사된 국소의 피부를 덥히고 혈류를 통해서 전신을 가온한다. 1,500 nm 이상의 파장을 가진 적외선은 피부와 눈을 투과하지 못하나 750~1,300 nm의 적외선은 피하 1.5~4 cm까지의 조직을 투과하며 국소혈관의 확장, 혈액순환 촉진 및 진통작용을 나타낸다.

적외선에 의하여 피부온도가 45℃까지 오르면 피부는 화상을 입으며 0.1초 동안에 20 W/cm^{2}의 적외선에 노출될 때에는 망막에 화상을 입는다. 0.1~0.4 W/cm^{2}의 출력을 갖는 백열표면의 적외선에 10~15년간 노출되었을 때 생기는 초자공 백내장(glass blowers cataract)은 강한 적외선을 받으며 일하는 초자공, 편자공, 전기기사, 용광로의 화부들에게서 흔히 나타난다.

(2) 적외선 피폭의 예방

적외선 피폭의 허용한계는 적외선의 파장에 따라서 허용조사량을 달리한다. 예를 들어 7,500 Å 이상의 넓은 파장을 가지는 적외선의 경우 그 조사량을 10 mW/cm^2 이하로 유지하면 유해작용은 일어나지 않는다.

강력한 자외선이 발생하는 작업장에서는 발생원과 작업자 사이에 방열장치를 하고 작업자는 방열복, 방열면, 황색계통의 보호안경 등의 위생보호구를 착용하도록 한다.

4 광 과민질환(Photosensitivity disease)

(1) 약제에 의한 광 과민증(Drug induced photosensitivity)

① 종류

약이나 화학물질 등의 화학적 요인과 자외선, 가시광선 등의 물리적 요인이 작용하여 피부반응이 나타나는 것으로 어느 한 가지 요인으로는 피부반응이 나타나지 않고 두 가지 요인이 같이 작용해야만 피부 반응이 나타난다. 나타나는 기전에 따라 광독성 반응과 광알러지성 반응으로 나눈다(표 5-3).

광독성 반응은 이론적으로 충분한 양의 약제와 적당한 파장의 광선이 광량만 충분하면 누구에게나 반응이 나타날 수 있다.

② 광반응을 일으키는 조건

- 약물의 조건
- 광원의 조건
- 피부의 조건

③ 주요 원인약물

광독성 반응

- 콜타르(Coal tar) 유도체
- methylene blue, eosin 등의 색소
- 설파닐아미드(sulfanilamide)
- 비스테로이드성 소염제

▶ 표 5-3 광독성 반응과 광알러지성 반응의 감별

	광독성 반응	광알러지성 반응
빈도	높다	낮다
피부반응을 일으키는 약제농도	높다	낮다
노출 후 발진까지의 시간	수분~수시간	24~48시간
처음 노출시 발생	+	−
임상양상	일광화상	급성, 아급성, 만성 피부염
임상증상	작열감	소양감
발진 후 색소침착	+	−
약물의 교차반응	−	+
작용파장	UVA, UVB, 가시광선	UVA

- 이뇨제
- 화학요법제 등

광알러지성 반응

- 할로겐화 살리실아닐리드(halogenated salicylanilide)
- sulfanilamide
- 향료
- 비스테로이드성 소염제
- 이뇨제 등

④ 증상

광독성 반응

- 얼굴, 귀, 앞가슴 부위, 목 부위, 손등, 전박부, 다리의 앞쪽 등 노출 부위에 처음으로 발진이 나타난다.
- 일광화상과 유사한 홍반, 부종 등이 나타난다.
- 약의 농도가 높고 광선 조사량이 많으면 많은 수포가 발생하여 응급상황이 되기도 한다.
- 작열감, 홍반, 두드러기양 반응 등이 나타나는 즉시형 반응이 나타날 수 있다.
- 주로 하지와 손등, 발등에 홍반성 수포병변이 나타나기도 하다.
- Tetracycline 광독성에서는 태선양 반응이 나타나기도 한다.

광알러지성 반응

- 광독성 반응에 비하면 빈도가 낮고 대개 습진형태로 나타난다. 때로는 구진성 병변이 나타나기도 하며 전신투여제에 의해 알러지성 반응이 나타나기도 한다.

⑤ 응급처치

- 광독성이나 알러지성 반응이 확인되면 의심되는 약제사용을 중단한다.
- 급성 염증반응을 일으키는 경우는 일광화상의 처치기준으로 치료하며 항히스타민제, 비스테로이드성 소염제나 스테로이드의 전신투여를 한다.
- 심한 경우 2차 감염을 예방하고 수액과 전해질의 투여를 한다.
- 만성적일 때는 국소 스테로이드 연고나 피부연화제(emollient) 등을 사용한다.

(2) 광접촉 피부염(Photocontact dermatitis)

① 종류

발생기전에 따라 광독성 접촉피부염과 광알러지성 접촉피부염으로 나누는데 광독성 접촉피부염은 UVA, UVB, 가시광선의 넓은 파장광선에 의해 발생하고 광알러지성 접촉피부염은 UVA의 조사에 의한다.

② 증상

얼굴, 목, 손 등을 비롯하여 머리, 팔, 다리의 노출부에 걸쳐 가벼운 홍반에서 수포, 부종에 이르기까지 다양한 피부 증상이 나타난다.

광독성 접촉피부염

- 홍반, 부종 등이 노출 수 시간 후에 나타나며 수일이나 수주 후에 회복된 후 수개월 내지 수년 지속되는 과색소침착을 남길 수 있다.
- 향수를 뿌린 후 생기는 향수 피부염과 식물성 광 피부염 등이 대표적인 예이다.

광알러지성 접촉피부염

- 대개 습진형태로 나타난다.
- 소양감과 급성일 때는 작열감이 있다.

③ 응급처치

- 의심되는 국소도포용 약제나 화장품의 사용을 피한다.
- 급성일 때는 국소적으로 Burrow액이나 생리식염수 등을 이용한 습포요법을 실시한다.
- 스테로이드 약제, 항히스타민제의 경구투여
- 스테로이드 크림이나 로션의 도포

(3) 다형 일광발진(Polymorphous light eruption, PMLE)

광선노출 후 습진, 구진, 홍반, 수포 등 다양한 형태의 발진이 노출 피부에 나타나는 광과민증 중 비교적 흔한 질환이다. 어린이 뿐 아니라 주로 청년기에 나타나며 원인은 미상이나 광면역학적으로 지연형 면역반응의 일부로 설명하고 있다.

① 증상

일광노출 30분에서 72시간 내에 다양한 형태의 발진형의 병변이 나타나는데 18~48시간 후가 가장 흔하다. 병변은 뺨, 목주위, 손등, 팔 등의 노출 부위에 흔히 나타나며 임상 양상은 구진형(papular), 판상형(plaque), 습진형(eczematous), 다형 홍반형(erythema multiforme), 수포형(vesi-cobullous), 출혈형(hemorrhage) 등으로 조직학적으로 혈관주위 림프구의 침윤이 온다. 햇빛 노출 후 노출부 뿐만 아니라 햇빛에 노출되지 않은 피부 부위에도 발진이 생긴다.

② 응급처치

- 스테로이드 연고나 피부연화제(emollient)를 많이 도포한다.
- 심한 급성의 경우에는 1일 40~60 mg의 스테로이드를 전신 투여한다.
- 클로로퀸(Chloroquine, 항말라리아약) 250 mg/1일, hydroxychloroquine 200 mg/1일, quinacrine 100~200 mg/1일을 사용한다. 이들 약은 망막 독성 부작용이 있으므로 치료 중 매 3개월마다 망막검사, 시야검사 등의 눈 검사를 규칙적으로 해야 한다.
- 피부에 황색조가 띄는 부작용은 있으나 베타카로틴으로 2~3주 정도 치료한다.
- 니코틴아미드(Nicotinamide)를 하루 3 g씩 2주간 경구투여한다.

(4) 광선 양진(Actinic prurigo)

광선 노출부위와 비노출 부위에 지속적인 소양성의 구진이나 결절 등이 나타나는 질환으로 다형 일광발진과 유사한 특징을 보인다. 주로 10세 이전의 소아기 때 나타난다.

① 증상

대개 1년 내내 병변이 지속되며 특히 여름철에 악화된다. 병변의 형태는 소양성의 구진이나 결절을 보이고 습진화, 태선화, 가피 등이 가끔 동반된다.

② 응급처치

- 특이한 치료법은 없지만 진정, 수면을 유도하기 위해 전신투여제로 탈리도마이드(thalidomide)와 항말라리아제, 베타카로틴 등을 사용한다.
  - 임신 37~54일 사이에 복용하면 태아에 해표상(海豹ㄴ狀) 기형아증을 유발할 가능성이 있으므로 임신 중에는 금기이다.

(5) 일광 두드러기(Solar urticaria)

일광 두드러기는 일광 노출 동안이나 직후에 노출 부위에 두드러기가 발생하여 가려움증과 작열감을 느끼는 질환으로 작용파장과 기전에 따라 6가지형으로 분류한다.

① 증상

일광 노출 동안이나 직후 수 분 내에 소양감과 홍반을 동반한 두드러기가 노출 부위에 발생하고 광항원이 생기며, 광항원-항체 반응에 의하여 비만세포의 탈과립이 일어나 히스타민을 위시한 매개물질들이 유출되어 Type I 면역반응이 일어나는 것으로 그 주위로 홍반성 발적이 퍼져 나간다. 두드러기는 수 시간 내에 자연적으로 소실되며 일단 광두드러기가 생기고 나면 12~24시간 동안은 광선을 조사하여도 새로운 두드러기가 잘 생기지 않는다. 피부 주위에 따라 광반응 정도가 달라서 항상 광선에 노출되어있는 얼굴, 손 등은 팔, 다리, 가슴 등의 비노출 부위보다 덜 예민하다.

- 일광 두드러기를 일으키는 파장이 광범위하며 개인마다 다르다.
- 원인 파장이 개개인에게 고정되어 있지 않고 변화될 수 있다.
- 일광 두드러기를 일으키는 파장이 있는 반면 이를 억제하는 억제 스펙트럼이 있다고 알려졌다.

② 응급처치

- 광치료에 대한 내성 유도가 어느 정도 치료효과가 있는데 두드러기를 일으키는 작용 파장을 미리 조사한 후 이 파장의 광량을 한쪽 팔의 일정 부위에만 1시간 간격으로 두드러기가 더 이상 생기지 않을 때까지 조사하면 효과가 있다.

(6) 하계 수포증 및 종두상 수포증(Hydroa estivale and hydroa vacciniforme)

광선 노출 후 구진, 수포 등이 발생하며 소아기에 처음으로 시작하여 성년기가 되면 자연소실되는 광 과민증이다.

① 증상

광선 노출 후 주로 노출부인 얼굴과 손 등에 구진수포성 병변이 나타나고 소양증을 동반한다. 수포는 수일 내에 가피를 남기고 호전되어 가는데 종두상 수포증에서는 치유속도가 하계 수포증 보다 느리며 반흔을 남긴다.

② 응급처치

- 특이한 치료법은 없으나 수포나 홍반 등의 염증성 병변에는 스테로이드 외용제도포 등 대증요법을 시행하다.
- 전신투여제로는 항말라리아제와 베타카로틴을 사용하기도 한다.

• 베타카로틴은 1일 60 mg을 시작으로 1일 180 mg씩 투여하면 호전될 수 있다.

(7) 만성 광선 피부염(Chronic actinic dermatitis)

만성 광선 피부염은 만성적으로 지속되는 특발성의 광 과민증을 나타내며 피부염의 양상을 보이는 질환들을 묶어서 하나의 질환군으로 부르는 이름이다. 이 질환군에 속하는 것들은 지속성 광반응증, 광선 유망상증, 광 과민성 습진 등이 있는데 대개 중년이나 노년층에서 발생하는 광 반응 질환들이다.

① 증상

지속성 광반응증

처음에는 노출 부위에 수포나 종창반응 등의 급성반응으로 오나 점점 계속되는 광 과민증으로 인해 안면, 목, 이마, 손등 등에 소양증을 동반한 태선화된 습진양 병변이 나타나며 소량의 광선 노출에도 악화가 되풀이된다.

광선 유망상증

주로 노인 남자에서 목이나 얼굴, 손등 등의 광선 노출부에 습진성 병변이 나타나 점점 진행되면서 극심한 광 과민증을 보이며 구진, 결절 등과 함께 태선화된 두터운 판들이 나타난다. 소양증이 아주 심하고 전신의 홍피증으로 되기도 한다.

광 과민성 습진

광 과민증이 소양증을 동반한 홍반성 인설반으로 나타나기 시작하며 임상적으로는 지속성 광 반응증과 유사하다.

② 응급처치

• 국소적으로 국소 스테로이드제를 피부 병변의 상태에 따라 사용함으로써 도움을 준다.
• 증상에 따라 항소양증제의 도포나 항히스타민제의 전신 투여를 한다.
• 전신투여제로는 항말라리아제와 베타카로틴을 사용하기도 한다.

(8) 포르피린증(porphyria)

체내에 포르피린이나 포르피린 전구물질의 축적에 의해 피부의 광선과민증과 신경계의 증상을 초래하는 질환으로 heme생산의 조절이상으로 발생한다. 이러한 조절 이상은 효소의결핍에 의하며 과도한 포르피린이나 포르피린 전구물질이 만들어지는 장소에 따라 적혈구 조혈성 포르피린증과 간성 포르피린증으로 나눌 수 있다.

① 증상

급성

홍반, 수포, 부종 등의 급성증상이 동통, 소양증, 작열감을 동반하여 나타나고 소수포는 드물다.

만성

- 서서히 나타나는데 피부가 쉽게 파괴되어 소수포, 수포, 미란 등을 형성하고 동통은 나타나지 않는다.
- 눈 주위에 다모증을 보이며 과색소 침착과 저색소 침착, 반흔과 경피증양 변화가 안면에 나타난다.

선천성 적혈구 조혈성 포르피린증

- 유아기 때 심한 광과민성이 나타나며 광선 노출부위에 소수포와 수포가 나타난다.
- 점점 반흔을 남기며 회복되는데 이런 현상이 반복되어 귀, 코끝, 손가락 끝이 일부 단절된 모양이 된다.
- 빨간 요(red urine)를 배설하고 비장비대, 용혈성 빈혈이 나타난다.
- 얼굴에는 다모증이 나타나고 만성적일 경우 반흔과 함께 경피증양 변화, 과색소 침착, 저색소 침착 등이 나타나기도 한다.
- 붉은 치아(erythrodontia)가 특징적으로 나타난다.
- 각결막염, 눈부심, 안검외반, 검구유착 등이 눈의 소견으로 나타난다.

적혈구 조혈성 프로토포르피린증

- 광 과민성이 주로 5세 이하의 소아에서 나타난다.
- 광선 노출 중이나 직후 또는 수 시간 후에 심한 작열감, 소양감, 동통이 동반된 홍반과 부종이 주로 나타난다.
- 수포 병변은 드물고 반복되는 광 과민성 변화가 오래되면 피부가 두터워지고 밀랍같은 반흔이 코나 뺨, 뼈돌출 부위에 나타난다.
- 다모증이나 붉은 치아 등은 없으며 성장하면서 광과민증이 호전된다.

만발성 피부 포르피린증

- 주로 성인 남자에 많고 간질환, 알코올, estrogen, 철과다 등이 임상증상을 유발할 수 있다.
- 얼굴, 손등, 발등, 팔과 목 등의 광선 노출부에 광과민성으로 수포가 발생하며 수포는 쉽

게 터져 미란과 궤양을 형성한다.
- 국소 부위는 감염이 잘되며 상처회복도 느리고 반흔과 석회침착 등도 동반되고 결국 경피증양 변화를 나타낸다.
- 얼굴, 손, 목 등에 흑갈색의 과색소침착이 잘 오고 뺨에 다모증을 볼 수 있다.
- 머리에 반복적으로 수포형 병변이 생기는 경우 반흔성 탈모가 올 수 있다.
- 간경화, 간염, 간암 등의 간기능 이상이 발생할 수 있다.

간 적혈구성 포르피린증
- 영아기에 시작한다.
- 강과민성이 심하며 임상적으로 선천성 적혈구 조혈성 포르피린증에 가깝다.
- 간기능은 정상이다.
- 적혈구의 포르피린이 증가된다.

급성 간헐성 포르피린증
- 광과민성 같은 피부 증상은 없으며 개인적인 증상차이가 많다.
- 급성복통과 복통, 오심, 구토, 변비, 마비, 경련, 혼수 등의 여러 신경증상이 주로 나타난다.
- 발열, 심계항진, 혈압상승도 있고 급성일 경우에는 사망할 수도 있다.

복합형 포르피린증
- 임상 및 검사소견으로 볼 때 만발성 피부 포르피린증과 급성 간헐성 포르피린 증의 소견이 복합되어 나타난다.
- 보통 10~20대 때 시작한다.
- 전신증상으로 급성복통과 신경증상이 나타나는데 급성간헐성 포르피린증과 동일하다.

② 응급처치

선천성 적혈구 조혈성 포르피린증
- 일광노출을 피하고 일광 차단제를 사용한다.
- 활성탄(activated charcoal)을 1 g/kg에 4배의 물을 가해 잘 흔든 후 먹이거나 콜레스티라민(cholestyramine)을 1포씩 물이나 비탄산음료에 현탁시켜 1일 1~6회 식전 투여로 포르피린을 대변으로 배설시켜 효과를 노린다.
- 베타카로틴, cyclophosphamide를 1일 1회 100 mg을 연일 정주하거나 환자가 잘 견디면 1일 200 mg을 주사한다.

적혈구 조혈성 프로토포르피린증

- 일광노출을 억제하고 베타카로틴을 1일 60~180 mg 투여한다.
- activated charcoal을 1 g/kg에 4배의 물을 가해 잘 흔든 후 먹이거나 콜레스티라민(cholestyramine)을 1포씩 물이나 비탄산음료에 현탁시켜 1일 1~6회 식전 투여로 포르피린을 대변으로 배설시켜 효과를 노린다.

만발성 피부 포르피린증

- 매 2주마다 500 ml의 정맥절개술을 시행하여 소변의 uroporphyrin량을 현저히 감소시킨다. 대개 6~10회의 치료를 한다.
- 소량의 chloroquine을 125 mg을 주당 2회, 10~50주간 투여한다.
- hydroxychloroquine 200 mg을 주당 2회 투여하기도 한다.

급성 간헐성 포르피린증

- 바르비튜레이트(barbiturate)등 병을 악화시키는 요인을 제거한다.
- 경구적으로 탄수화물을 공급한다.
- 심계항진과 고혈압에는 β-차단제를 사용한다.

(9) 광 알러지성 반응(photoallergic reaction)

약이나 화학물질 등의 화학적 요인과 광의 물리학적 요인이 복합으로 작용하여 나타나는 피부반응이다. 즉, 어떤 약물 복용이나 도포 후 자외선에 노출되면 구진이나 홍반, 부종 등 습진형태가 노출부에 나타난다.

- 광 알러지성 반응을 일으키는 약물

chloropromazine, sulfanilamide, chlorothiazide 이뇨제 등

- 기전

Type Ⅳ 면역반응, 즉 세포성 면역반응에 의한다.

- 처치

– 광알러지의 경우에는 특별한 약물을 수개월간 사용해 왔을지라도 약물을 의심해야 한다.
– 발진이 수포성이나 삼출성일 때는 급성피부염과 같이 냉 습포를 실시하고 연고는 도포하지 않는다.
– 전신적인 처치는 아스피린 투여로 포로스타그란딘의 홍반발생 관여에 효과를 볼 수 있고

심한 광과민성 반응에는 급성 접촉피부염에서 사용되는 양의 전신적 스테로이드가 필요하다.

(10) 광 악화성 피부질환(Photoaggravated dermatoses)

① 증상

아토피 피부염(atopic dermatitis)

- 유아기에는 뺨이나 이마에 급성습진성 병변으로 나타나고 소아기 이후에는 주로 오금이나 팔꿈치 부근에 아급성이나 만성의 병변이 나타난다.
- 심하면 피부가 두터워지고 심하게 태선화된 판이 나타난다.
- 어느 경우에나 심한 가려움증을 나타낸다.

다형홍반(erythema multiforme)

- 홍반, 구진, 소수포, 팽진, 수포 등의 다양한 병변이 나타나며 특징적으로 동심원이 여러 개 나타나는 표적모양 또는 홍채모양의 병변이 나타난다.
- 심한 발열증이 있으며 구강점막, 눈, 코 등에도 병변이 올 수 있다.

건선(psoriasis)

- 선홍색의 작은 구진이 초발진으로 점점 커지거나 융합하여 동전 모양이나 판산 형태를 한다.
- 은백색의 인설이 있으며 경계가 명확하다.
- 가려움증은 없으며 호발부위는 무릎, 팔꿈치, 머리, 엉덩이 등이다.

편평태선(lichen planus)

- 작고 다각형이며 표면이 편평하고 매끄러우며 자주색을 띄는 구진이 특징이다.
- 주로 요추부, 성기부, 발목이나 손목 등에 발생하며 가려움증이 심하다.

천포창(pemphigus)

- 이완성 대수포가 전신에 발생하고 수포가 터져 미란을 형성하며 점점 가피로 덮히게 된다.
- 가피와 인설이 많이 나타나고 처음에는 구강점막에 생기고 점점 확산한다.

단순포진(herpes simplex)

- 군집된 소수포가 피부와 점막에 나타나며 작열감과 가려움증을 동반한다.
- 제1형은 주로 입주위에 생기며 제2형은 성기 부위에 생긴다.

• 1주일이면 소실되나 만성적으로 자주 재발한다.

여드름(acne vulgaris)

• 기본병변은 검은 색을 띄는 면포이고 염증이 진행되면 홍반, 구진, 농포, 결절 등이 형성된다.

• 오래되면 후유증으로 색소침착과 반흔을 남긴다.

펠라그라(pellagra)

• 설사(diarrhea), 치매(dementia), 피부염(dermatitis)으로 첫 글자를 따서 3D라고도 한다.

• 피부염은 입 주위, 항문 주위, 음낭이나 외음부 주위에 생기며 손, 목, 얼굴 등에 경계가 명확한 홍반이 대칭적으로 나타난다.

• 가렵고 작열감이 있으며 진행되면서 피부는 두터워지며 건조하고 거칠어진다.

• 인설과 가피로 덮히고 색소침착이 온다.

• 특히 목의 하부와 가슴상부의 V-area에 피부염이 뚜렷이 나타나는데 이를 Casal's necklace라고 한다.

② 응급처치

아토피 피부염(atopic dermatitis)

• 피부의 건조를 억제하고 자극을 피하도록 한다.

• 스트레스를 줄이고 항히스타민제의 내복과 스테로이드제의 도포나 내복요법을 시행한다.

다형홍반(erythema multiforme)

• 국소적으로 습포법이나 스테로이드 크림을 도포하고 전신치료제로 항생제를 사용하기도 한다.

• 심하면 수액제를 사용하며 스테로이드 전신 투여를 하기도 한다.

건선(psoriasis)

• Anthralin이나 스테로이드 크림, tar, calcipotriol연고 등을 도포한다.

• retinoid, cyclosporine의 경우 1일 3~5 mg/kg을 내복으로 투여한다.

편평태선(lichen planus)

• 스테로이드 크림을 도포하고 국소주사를 시행한다.

• 항히스타민제나 정온제를 전신 투여한다.

천포창(pemphigus)

- 스테로이드 크림을 도포하고 수액제를 투여한다.

단순포진(herpes simplex)

- 항바이러스제인 acyclovir를 5 mg/kg 용량으로 8시간마다 1시간 이상에 걸쳐 점적주사로 보통 5일간 투여하고 재발성인 경우에는 10일간 투여하여 질병 경과를 단축할 수 있다.
- acyclovir의 정제 투여는 성인의 경우 1회 1정씩 1일 5회 4시간마다 5일간 투여하고 면역기능이 저하된 단순포진 감염증인 경우에는 1회 4정 1일 5회 7일간 투여한다. 2세 미만의 소아 경우는 성인의 1/2 정도, 2세 이상은 성인에 준해 투여한다.

여드름(acne vulgaris)

- 과산화벤조일(benzoyl peroxide) 등의 국소항생제 1.5~10%용액을 취침 전에 1일 1회 환부에 도포하거나 레티노이드(retinoid) 등을 국소적으로 도포한다.

펠라그라(pellagra)

- Nicotinamide를 투여하며 영양실조를 교정해 준다.

5 광 보호와 치료

(1) 광 보호

피부의 광 과민성은 일광노출에 의하므로 태양을 피하는 것이 광 손상을 피하는 가장 좋은 방법이다. 그렇지만 태양환경에 노출된 생활양상으로 볼 때 태양을 피해서 살아간다는 것은 에너지를 얻지 않고 살아간다는 것과 같다. 이에 구조단백질, 특히 케라틴과 멜라닌으로 이루어진 피부가 자연적으로 광 보호작용을 하는데 멜라닌 양과 세포내 분포 상태에 따라 광 보호에 차이가 있다.

또 다른 형태의 광 보호는 의복과 일광차단제이다. 색깔과 관계없이 두툼한 의복은 실제로 피부를 보호하고 넓은 창의 모자, 긴 소매와 바지는 직접적인 노출을 피하게 한다. 일광차단제는 화학적인 것과 물리적인 것 두 가지가 있는데 화학적 차단제는 UVB와 UVA에너지를 흡수하는 발색단으로 피부에서 흡수되는 광자를 감소시킨다.

일광 차단제의 효과는 일광 차단지수로 나타내는데 일광 차단지수는 일광 차단제 도포전과 후의 일광 화상 홍반 발생에 필요한 시간의 비율이다. 15 이상의 일광 차단지수는 UVB를 매우 효과적으로 차단하며 UVA차단은 적다.

화학적 차단제

- 파라 아미노 안식향산(para-aminobenzoic acid, PABA)
- 에스테르(esters)
- 벤조페논(benzophenones)
- 앤드라닐레이트(anthranilates)
- 시나메이트(cinnamates)
- 살리실레이트(salicylates)

물리적 차단제

- 광선을 통과시키지 않는 혼합물로 빛을 산란시켜 피부의 흡수를 감소시킨다.
- 아연화(zinc oxide)
- 활석(talcum)
- 티타니움 옥사이드(titanium oxide)

광선 흡수에 부가하여 일광차단제의 광 보호효과에서 결정적인 요인은 피부에 남아있는 능력, 실질능(substantivity)이다. 일반적으로 PABA ester는 보습기제를 사용하여 가장 큰 실질능을 갖는다.

18세까지가 개개인의 평생 일광노출 시간중 반을 차지하므로 일광 유해에 대한 교육을 시키는 것도 좋다. 정오 일광 노출을 피하는 것은 실제적으로 UVB노출을 감소시킬 수 있다.

(2) 광 치료 및 광화학 치료

태양광선에 의한 피부 손상이 매우 중요하지만 같은 에너지를 일부 피부질환에서 치료에 이용할 수 있다. UVB단독 또는 crude coal tar가 함유되거나 함유되지 않은 연화제 같은 화합물 국소투여에 병용하여 두꺼운 인설과 홍반을 가지며 표피세포 재생기간이 매우 빠른 염증성 질환인 건선을 완화시킬 수 있다.

국소 또는 전신 심상성백반(psoralen)을 투여하면서 UVA를 조사하는 광화학 치료(PUVA)는 건선, 초기피부 T세포 림파종, 백납치료에 효과적이다. 광치료와 PUVA광화학 치료의 주요 부작용은 흡수된 광자의 축적효과 때문이며 피부건조, 광선 각화증, 비흑색종 피부암의 위험이 증가한다.

제 06 장

방사선 장애

Radiation Disorder

1. 방사선의 유형
2. 방사성 동위원소의 순환
3. 방사선 노출의 제한
4. 세포에 대한 방사선의 영향
5. 태아에 대한 방사선의 영향
6. 방사선의 발암기전
7. 외부 방사선 방어의 기본원칙
8. 오염관리 및 제거
9. 방사선에 의한 질병, 부상, 중독
10. 방사선 사고시의 의료대책
11. 응급구조사를 위한 보호방안
12. 응급처치

학습목표

- 방사선의 유형을 구분하고 동위원소를 이해할 수 있다.
- 태아와 세포에 미치는 방사선의 영향을 안다.
- 방사선 오염관리와 방어요령을 안다.
- 방사선에 의한 질병, 중독의 유형을 알고 처치를 할 수 있다.

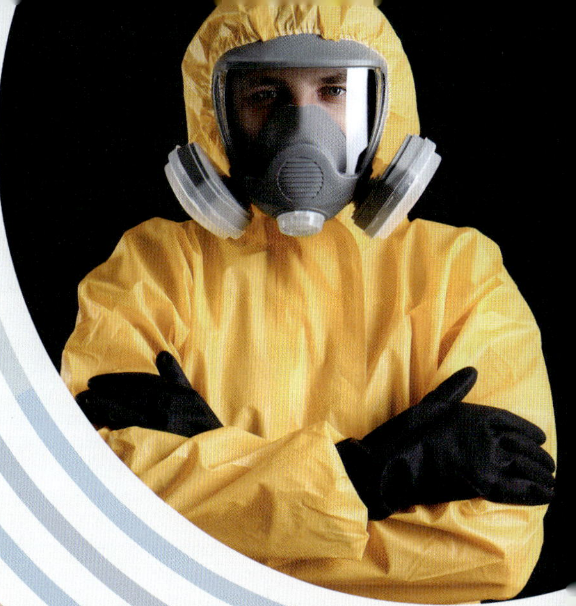

방사선의 최초 발견은 1895년 독일의 과학자 뢴트겐(Wilhelm C. Roentgen)이 음극선을 연구하던 중 불투명체를 투과하는 빛을 발견하여 이를 X선이라고 하였다.
지구에는 우주에서 오는 우주선, 지각의 주성분인 라디움(radium), 토리움(thorium), 우라늄(uranium) 등의 방사능 물질들에서 방출되는 지구방사선 및 살아있는 세포에서 방출되는 칼륨-40, 탄소-14와 같은 체내 방사선 등의 자연방사선과 핵반응로와 가속기를 이용하여 만든 인위적 방사선이 있다.
인체는 태양광과 자연적으로 발생하는 방사능 물질을 통해서 항상 일정량의 방사선에 노출되어 있다. 방사선은 에너지 전달의 한 유형인데 이 에너지를 막고 방사선의 파장을 정지시키는 물질은 그 파장으로부터 에너지를 흡수하는 것이다. 이때 인체가 에너지를 흡수하게 되면 세포는 많은 손상을 받게 된다. 특히 이온화된 소량의 에너지는 세포내 변화를 일으키고 인체에 해롭게 작용한다.

1 방사선의 유형

방사선은 조직에서의 흡수정도와 에너지의 전이 정도에 따라 전리방사선(ionizing radiation)과 비전리방사선(nonionizing radiation)으로 분류된다. 전리방사선은 전자방사선(electromagnetic radiation)과 입자방사선(particulate radiation)으로 구분되며 조사시에는 물질과 충돌하거나 물질을 통과할 때 진행로 상의 원자 및 분자와 충돌하여 그것들을 붕괴시킴으로써 이온(ion)과 유리기(free radical)를 생성하므로 전리방사선이라고 한다.

(1) α선

α입자는 핵에서 방출되는 입자로 두 개의 양자와 두 개의 중성자로 구성되어 있고 느리게 움직이고 파장이 극도로 짧으며 저에너지 입자이므로 침투성이 매우 약해 옷이나 종이 등에 의해 차단할 수 있다. 물질의 이동거리는 매우 짧아 공기 중 약 10 cm 정도 밖에 되지 않는다. 피부에 닿으면 단지 몇몇 세포만 투과할 수 있으며 위험도는 극히 낮다.

α입자를 방출하는 물질은 인체에 해로운 물질로 우리 몸의 긴뼈에 축적되어 α입자를 배출함으로써 조직에 손상을 주거나 신장, 간장, 폐, 비장 등에 축적된다.

(2) β선

핵에서 방출되고 음전하를 운반하는 원소입자들로 구성되며 입자는 α선 보다 작으나 에너지는 더 높다. 투과력은 X선이나 γ선 보다 약해 1.3 cm 정도의 알루미늄판이나 실내벽에 의해 차단 될 수 있으며 목재는 약 4 cm, 인체는 0.2~1.3 cm 정도만 투과하여 과도한 노출시에는 피부화상을 일으킨다. α입자보다 국소손상이 적지만 흡입했거나 섭취시는 매우 위험하다.

(3) γ선

질량이나 무게가 없는 순수한 에너지의 극초단 전자파로 α나 β입자보다 에너지와 투과력이 강하다. 파장은 X선과 유사하여 두꺼운 차단물을 통과할 수 있는 고차원 에너지를 갖는다. 피부가 노출되면 광범위한 세포의 손상을 야기하며 내부조직에 α와 β입자를 방출하게 하여 간접 손상을 일으킨다. 납으로 된 차단물로 보호를 해야 한다[그림 6-1].

(4) 중성자

하전되어 있지 않으며 방사선의 다른 유형들보다 더 투과력이 있고 고속중성자는 더 투과력이 있다. α와 β입자의 섭취와 관련된 내적 위험은 덜하다. 인체 조직 내에서 약 0.6 cm~수 cm 정도를 에너지 정도에 따라 흡수한다. 주로 중심반응로 근처에서 피폭이 일어나는데 중성자에 노출되는 경우는 직접적인 조직손상이 일어난다.

(5) X선

X선 기계에 의해 생성되는 파장 10~0.001 nm의 전자파이다. X선의 에너지는 파장에 역비례하며 에너지가 클수록 파장은 짧아진다. X선의 투과력은 파장과 조사된 물질의 성질에 의해 좌우된다.

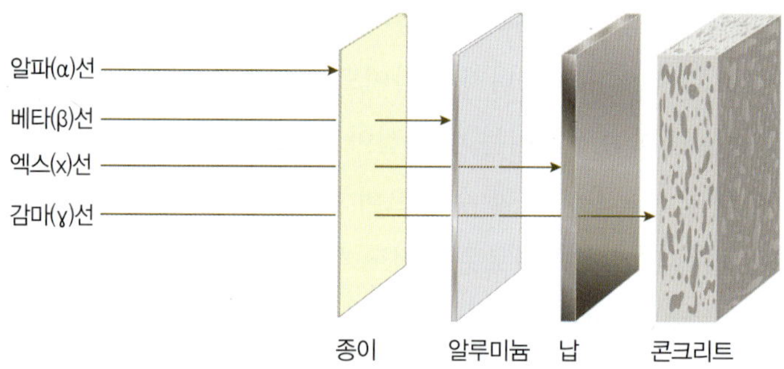

▶ 그림 6-1 방사선 종류별 투과력

※ 방사선의 단위

현재 사용하고 있는 방사선의 단위는 국제방사선 단위 측정위원회(ICRU)에 의해 제정된 뢴트겐(R), 라드(Rad), 렘(Rem), 쿨롱/킬로그램(C/㎏), 그레이(Gy), 시버트(Sv) 등이 있다.

일반적으로 다음과 같은 질문에 단위를 사용한다.

① 방사선이 어느 정도 나오고 있는가? → 뢴트겐(R)

② 방사선이 어느 정도 흡수되는가? → 라드(Rad)

③ 방사선이 동식물이나 인체에 미치는 영향이 어느 정도인가? → 렘(Rem)

- 렘(Rem)보다 작은 단위로 「밀리렘」이 있는데 이것은 1,000분의 1「Rem」에 해당하고,

④ 방사능의 단위로써 방사선의 발생 정도(세기)가 얼마인가? → 큐리(Ci)

* 1큐리(Ci): 라듐(Ra-226) 1 g이 방출하는 방사능의 강도를 말하며 또한 1초당 개의 원자핵이 붕괴되면서 방출하는 방사성물질의 양을 나타낸다.

* 1렌트겐(R) = 1 esu/㎤(공기) = 88.7 erg/g(공기)@STP

표준상태(STP)의 건조 공기 1 cc(0.001293 g)속에 만들어지는 이온쌍의 어느 한쪽 전하에 의해 1 esu의 전기량을 생성하는 엑스선 또는 감마선의 양

* 1라드(Rad) = 100 erg/g

어떤 물질 1 g에 100 erg의 에너지가 흡수되었을 때 1 Rad라고 한다.

* 1렘(Rem)

1렌트겐(R)의 엑스(X)선 또는 감마(γ)선을 흡수하였을 때와 생물학적으로 동일한 효과를 나타내는 방사선량이다.

* 1렘(Rem) = 1000밀리렘(mRem) 즉 1밀리렘(mRem) = 1/1000렘(Rem)
* 렘(Rem) = 라드(Rad)

2 ⁘ 방사성 동위원소의 순환

방사성 물질은 오랫동안 대기 중에 부유하면서 순환하는 과정에 동물의 체내에 축적되어지는데 축적되는 부위는 동위원소에 따라 다르다.

예를 들어 대기로부터 낙진한 세슘(CS-137)의 경우 화학적으로 칼륨과 유사하며 이끼에 부착되어 있다가 이를 순록이 먹었을 때 순록의 근육에 축적이 되지만 스트론튬(Sr-90)의 경우는 화학적으로 칼슘과 유사하여 순록의 뼈와 치아에 축적이 된다. 결국 순록을 잡아먹는 에스키모인은 순록의 근육만 먹기 때문에 근육에 축적되어진 CS-137만이 에스키모인의 몸에 순환되어 들어오게 되는 것이다.

3 ⁘ 방사선 노출의 제한

방사선은 시간, 거리, 차단물에 의해 노출이 제한될 수 있다. 예를 들어, 초기 조사량이 시간당 300 R로 20분 동안 노출되었다면 이것은 현장에서 시간당 100 R로 한 시간 동안 일하는 것과 같은 양이다. 방사선량은 노출장소로부터 떨어지거나 오염원을 제거하면 급격히 감소한다. 전리방사선 물질과의 거리는 조사량의 역제곱 관계이기 때문에 방사선물질과의 거리가 2배 떨어지면 조사량은 1/4로 감소하는 것이다. 반대로 방사선 물질과의 거리가 반으로 줄어들면 조사량은 4배로 증가한다.

4 세포에 대한 방사선의 영향

방사선에 의한 물질의 이온화에 관여하는 분자학적 변화는 두 가지 기전이 있는데 하나는 직접 또는 표적효과(target effect)로 세포 안에 있는 모든 분자 특히 DNA가 주된 표적으로 방사선에 의해 한 가닥이나 두 가닥의 염색체가 파손되면 돌연변이 유발물질로 작용할 수 있고 또 하나는 간접효과로 세포의 구성성분인 물에서 프리레디칼(free radical)이 만들어져 세포에 중요한 유기분자나 DNA 등과 작용하여 화학적인 변형에 의해 염색체를 구성하고 있는 복잡한 분자를 파괴할 수도 있다[그림 6-2].

(1) 증식기 사망과 세포분열 간기 사망

증식기 사망은 세포가 2,000~3,000라드(rad: 전리방사선의 흡수량을 표시하는 단위로 조직을 포함한 어떤 흡수물체 1 g당에 100 erg의 에너지가 전달되는 선량에 해당된다. 1 rad의 생물학적 효과는 조직에 쬐이는 방사선의 종류에 따라 다르다) 이하의 선량을 조사 받았을 때 일어나는 세포사망이다. 증식기 사망은 세포가 조사된 후 몇 회 분열하고 나서 증식기능을 잃

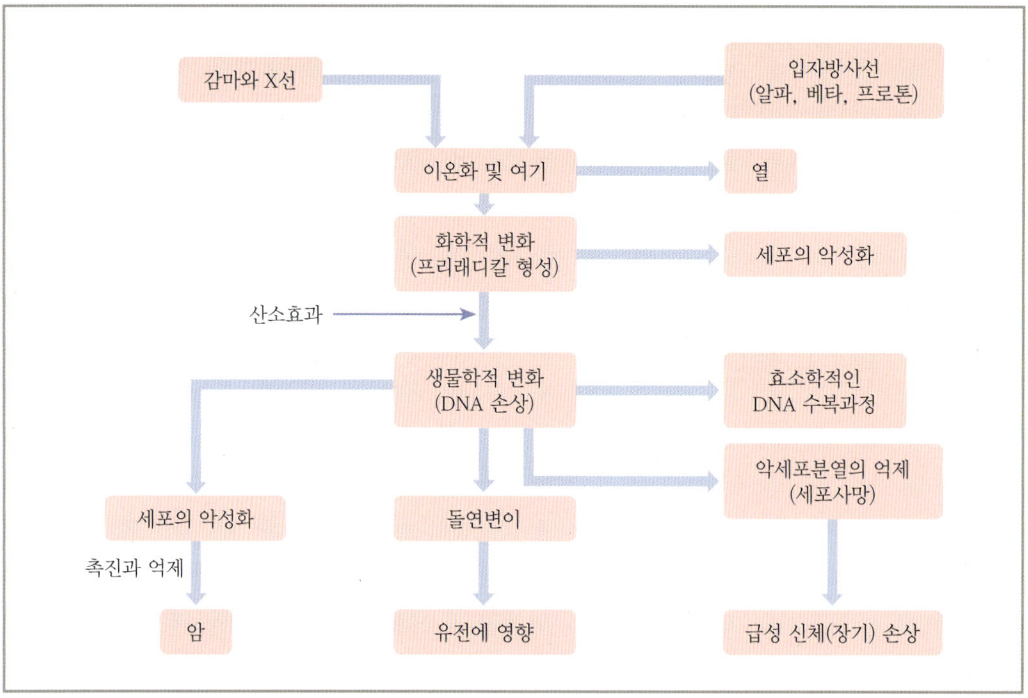

▶ 그림 6-2 방사선에 의한 세포손상

고 죽는 것이다. 세포분열 간기 사망은 세포가 방사선을 쪼이는 중 다음 분열에 들어가지 못하고 세포사망에 이르는 것으로 다음과 같은 3가지형이 있다.

- 소림프구나 흉선세포처럼 분열능력이 제한된 세포에는 작은 선량을 조사해도 일어난다.
- 성인의 신경세포나 근육세포같은 비분열계의 세포에 수십~수백Gy(10 Gy=1,000 rad)의 많은 선량을 조사했을 때 일어난다.
- 분열을 가끔 하는 증식성 세포는 많은 선량을 조사한 경우에 일어난다.

이러한 세포분열간기사망의 기전은 아데노신3인산(ATP)의 합성장해, 형질막의 투과성 장해, 핵 및 리보솜 구조의 파괴 등인 경우로 생각된다.

(2) 염색체에 미치는 영향

염색체 이상

염색체의 변화는 세포주기의 어떤 시기에서도 일어날 수 있으나 염색체의 방사선감수성은 분열기에 높고 분열간기에 낮다. 염색체 이상은 수적 이상과 구조적 이상으로 크게 나눌 수 있다.

수적 이상은 2배성(2n)이 3배성(3n)이나 4배성(4n)으로 염색체가 배가되는 배수성과 염색체 기본수의 증감이 있는 이수성이 있다. 구조적 이상은 염색체의 절단과 교환이 일어나는 염색체형의 이상과 세포주기의 S 및 G기에 나타나는 염색분체형 이상이 있다. 이때 염색체의 부분적인 절단이나 염색체의 불연속성, DNA의 손실 등이 나타난다.

돌연변이

방사선에 의한 돌연변이는 눈에 보이는 변화가 나타나는 경우, 눈에 보이지 않는 기능 저하를 일으키는 경우, 치사작용을 일으키는 경우 등이 있는데 이중 눈에 보이지 않는 기능 저하를 일으키는 경우가 가장 많다.

분열지연

방사선 조사를 받은 세포는 분열지연을 일으키는데 그 지연 시간은 방사선량이나 세포의 종류, 세포 주변의 조건 등에 따라 다르며 방사선의 선질에 의해서도 달라진다. 분열 지연의 기전으로는 염색체 농축의 이상, 핵막손상, 단백함유 감수성물질의 형성 등이 있다.

거대세포 형성

방사선 조사를 받은 세포에서 증식능을 잃은 세포도 어느 정도 대사기능을 유지하는데 이중

▶ 표 6-1 괴사(necrosis)와 고사(apoptosis)의 차이

	괴사(necrosis)	고사(apoptosis)
DNA전기 영동상	문지른 모양	사다리 모양
transglutaminase활성	불변	증가
세포 가장자리	확실치 않음	잘 보존되어 있음
세포질	호산구성	호산구성 또는 염색 안됨
세포핵	응축된 염색질	쪼개진 염색질
미토콘드리아	부풀어 오름	수축
세포크기	불변 또는 부품	수축
주변세포의 염증	있음	없음
분포	세포군락	단일세포

에는 세포융합을 일으켜 거대세포를 형성하는 것도 있다. 거대세포를 만드는 경향은 방사선 조사 후 얼마 동안은 증가하다가 그 후 감소한다.

(3) 세포사망

증식기 사망이나 세포분열 간기 사망이나 세포 사망의 기전은 괴사(necrosis) 또는 고사(apoptosis)이다. 방사선 조사에 의해 고사를 잘 일으키는 세포는 임파구, 흉선세포, 장선와세포(intestinal crypt cell), 암세포 등이다. 고사를 일으키는 세포는 대개 세포 분열 간기에 사망하나 2차적인 괴사를 일으킬 수 도 있다. 괴사와 고사의 차이는 (표 6-1)과 같다.

5 태아에 대한 방사선의 영향

태아는 방사선에 매우 민감하여 진료목적 상 일상적으로 사용하는 소량의 방사선으로도 여러 가지 손상을 받을 수 있다. (표 6-2)는 태아에 대한 방사선의 영향을 보인 것으로 악성종양의 발생률이 높아진 것을 알 수 있다. 임신 초기에 방사선 조사를 받았던 소아에서는 소뇌증

▶ 표 6-2 태아에 대한 방사선의 영향

태아의 시기	태아에의 선량	이상의 종류	빈도
출생직전	1 rad 이하	백혈병	100만 명당 50~135명 증가
임신전반기	200~250 rad	악성종양	비 대조군의 약 9배
임신후반기	방사선 진단	악성종양	비 대조군의 약 2배
임신30주 이전	골반계측	남녀비의 변화	남자가 많음
불특정 시기	방사선 진단	악성종양	대조군과 유의한 차이

및 기타 선천적 이상이 나타나므로 임산부에게 방사선 동위원소를 사용하는 것은 가능한 피해야 한다.

6 방사선의 발암기전

방사선의 복사에너지가 발암성을 갖고 있다는 것은 명백하지만 어떤 기전으로 종양성 형질전환이 일어나는지는 확실하지 않다. 복사에너지는 DNA를 손상시키고 단백질을 변화시키며 효소를 활성화시키는데 이는 아마도 특정 시스테인 잔기(residue)와 수소분자간의 결합을 파괴시키기 때문으로 생각한다. 복사 에너지가 DNA손상을 초래하는 기전으로 두 가지의 이론이 거론되고 있는데 첫째는 방사선이 직접 세포의 고분자를 이온화한다는 것이며 두 번째는 물이나 분자상의 산소와 먼저 반응하여 유리기(free radical)를 형성한 뒤 세포손상을 일으킨다는 간접이론으로 이들 모두 DNA에 손상을 입히고 체세포는 돌연변이가 일어난다. 이온화 방사선에 의한 다른 발암 이론에는 방사선이 잠복된 종양원성 바이러스를 활성화시킨다는 이론과 종양성 형질전환은 세포 사망 후 재생성 복제에 의한다는 이론이다.

이온화 방사선의 발암성은 결국 돌연변이성과 깊은 관계가 있을 것으로 보이며 돌연변이성은 방사선의 질, 방사선의 투여량, 방사선의 투여율, DNA의 복구, 각종 숙주인자 등 몇 가지 인자에 의해 좌우된다. 중성자나 alpha입자와 같이 높은 선상에너지 전달(linear energy transfer, LET)을 가진 입자방사선은 X선이나 가장 낮은 LET값의 방사선보다 발암성이 높다.

태아나 영아, 아동은 성인보다 방사선에 무력하다. 어릴 때 두경부에 방사선을 조사받은 사람에서 갑상선암의 발생률이 높은 반면 성인기에 방사선의 조사를 받은 사람에서는 아주 낮다. 또 면역기능, 호르몬의 영향 및 세포의 종류에 따라 방사선의 발암성에 차이가 있다. 사람에 있어 방사선에 의한 암의 발생은 가장 흔한 것이 만성 림프성 백혈병을 제외한 각종 백혈병이다. 다음은 소아기에 방사선을 조사한 뒤 성인이 되어 발생하는 갑상선암이다. 그 다음이 유방, 폐, 타액선에 발생하는 암들이다. 반대로 소화관 점막세포는 방사선의 세포치사효과에 민감하고 피부는 모든 외부 조사의 경로가 됨에도 불구하고 피부, 골, 소화관 및 림프조직을 포함한 그 밖의 장기는 방사선에 의한 종양발생에 비교적 저항력이 강하다.

7 외부 방사선 방어의 기본원칙

외부 방사선 방어의 3대 원칙은 시간(방사선 피폭시간의 단축), 거리(방사선원으로부터 충분한 거리유지), 차폐(방사선원을 충분한 차폐물질로 차단)이다.

시간

방사선 피폭 시간이 길어질수록 선량은 축적되고 피폭시간이 짧아지면 총선량은 낮아진다. 방사성 핵종의 반감기와 관련지었을 때 반감기가 짧은 핵종의 축적선량이 적다방사능의 원천에 가까이 있다면 즉시 그 장소에서 나와야 한다[그림 6-3].

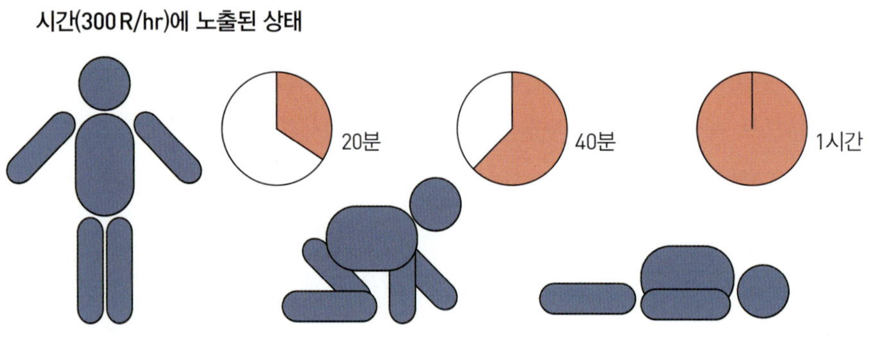

▶ 그림 6-3 방사선과 시간과의 관계

거리

방사선이 이동할 수 있는 거리는 한정된다. 방사능의 종류에 따라서 몇 미터만 물러서도 위험이 없을 수 있다. 예를 들면 알파 방사선은 몇 인치밖에 이동하지 못한다. 핵이나 방사능 관련 사건에 출동할 때는 응급구조사들은 사건장소에서 충분히 떨어진 곳에서 활동을 한다. 외부선원으로부터 방사선 피폭은 선원과의 거리가 멀어질수록 낮아진다[그림 6-4].

차폐

밀도와 원자번호가 증가함에 따라 감쇠효과가 증가하므로 납과 같은 물질이 차폐효과가 크다. 예를 들어, 어떤 물질의 선량률을 반으로 줄이는데 철의 경우는 납의 5배, 물과 프라스틱은 납의 30배 정도의 두께가 필요하다.

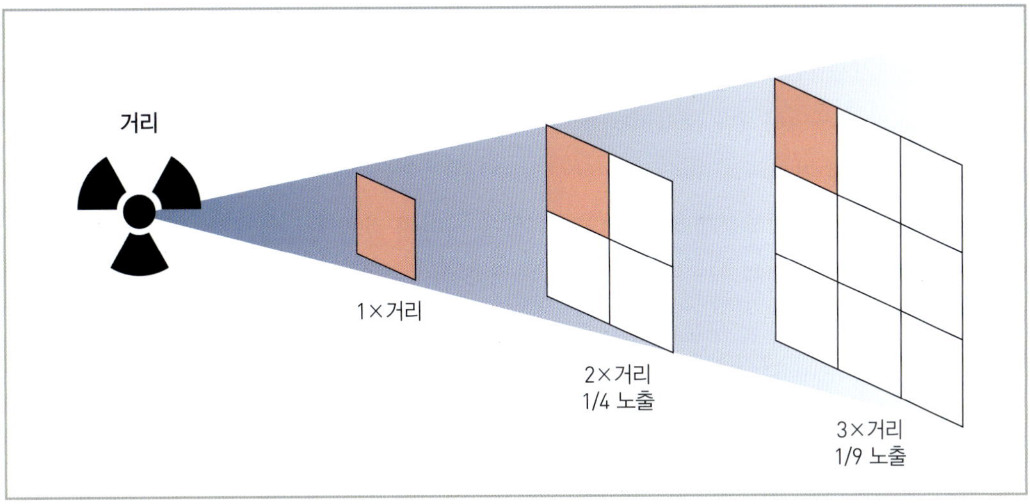

▶ 그림 6-4 방사선과 거리와의 관계

8 오염관리 및 제거

방호안경이나 안면차폐는 방사능 물질이 얼굴에 뿌려질 가능성이 있을 때 사용한다. 작업장 표면은 오염시 벗겨낼 수 있도록 비닐이 뒷 대어진 흡수 종이로 씌운다. 방호복은 피부오염을 방지하므로 작업시는 1회용 비닐장갑과 실험복을 입어야하고 장갑은 자주 갈아 끼운다.

방사능 물질이 엎질러져 오염된 곳은 다른 곳으로 퍼지지 않도록 잘 파악해 놓아야 한다. 제염은 방호복, 신발 등을 착용하고 시행하며 방사능이 높을 경우 엎질러진 곳에 흡수제를 써서 제거하도록 한다. 세제나 강력한 제염용액을 쓰기도 하고 피부오염은 비누를 묻혀 솔질과 함께 여러 번 씻어낸다.

오염제거는 사상자를 막기 위한 가장 손쉽고 유일한 방법으로 다음과 같이 시행하는 것이 효과적이다.

- 부드러운 표면상에 젖은 상태로 오염된 경우
  - 오염물이 건조해지기 전에 문지르고 닦아낸 다음 물과 세제로 씻는다.
- 분진형태로 오염된 경우
  - 부러쉬로 문지르면서 진공청소기를 사용한다.
- 기름 묻은 표면에 오염된 경우
  - 드라이 크리닝 세제로 기름물질을 제거한다.

- 깊게 흡수된 경우
  - 표면제거를 하고 더 이상의 오염이 없도록 차단한다. 부식성 페인트 제거제를 사용하고 표면을 샌딩하거나 그라인딩 한다.
- 완전히 고착된 경우
  - 적합한 두께의 밀봉물질로 덮거나 오염물을 지하에 깊게 묻는다.
- 오염을 제거하기 위해서는 먼저 의복을 벗겨야 한다. 의복과 기타 소지품은 플라스틱 백에 넣어서 밀봉하고 잘 구분해 두어야 한다.
- 샤워는 외부 오염을 제거해 주는데 이 때 머리카락과 신체 전 부분을 잘 씻어야 한다. 욕조보다 씻어 내는 샤워가 바람직하다.
- 모든 앰뷸런스 장비와 린넨, 침대 등의 고정물도 오염을 제거하고 재사용전에 모든 분진을 제거해야 한다.

인체에 미치는 영향

핵분열 원자로에서는 에너지가 생성되고 200여 종 이상의 동위원소가 만들어진다. 이들 대부분은 방사성 원소이고 그 일부는 원자력발전소로부터 폐기되어진다. 방출되는 방사선을 측정하는 데는 Geiger계수가 이용되는데 시간당 뢴트겐(R/hr)이나 밀리뢴트겐(mR/hr)으로 측정된다. 국소조직의 에너지 침전단위는 방사선 흡수량(RAD)이라 한다(표 6-3).

▶ 표 6-3 전리방사선의 노출량과 인체에 나타나는 영향

전신 노출량(RAD)	영향
5~25	무증상, 혈액검사상 정상
50~75	무증상, 몇몇 피폭자에게서 백혈구와 혈소판의 경미한 억제
75~125	식욕부진, 오심, 구토, 피로가 피폭자의 10~20%에서 나타남
125~200	오심, 구토, 설사, 불안, 빈맥이 나타나고 5% 미만의 사망률
200~600	몇 시간 내에 오심, 구토, 설사, 허약, 피로가 나타나고 6주 내에 50% 정도의 사망
600~1,000	몇 시간 내에 심한 오심, 구토, 설사가 나타나고 2주 내에 100%의 사망
1,000 이상	수 분 내에 작열감, 10분 이내에 오심, 구토, 1시간 내에 혼조, 운동 실조, 심한 설사, 단시간내 100% 사망
국소 노출량(RAD)	**영향**
50	무증상
500	무증상, 노출부위의 기능장애 위험
1,500	위축, 혈관 병변과 피부색 변화
5,000	만성궤양, 발암 위험
50,000	피폭된 조직의 영구 파괴

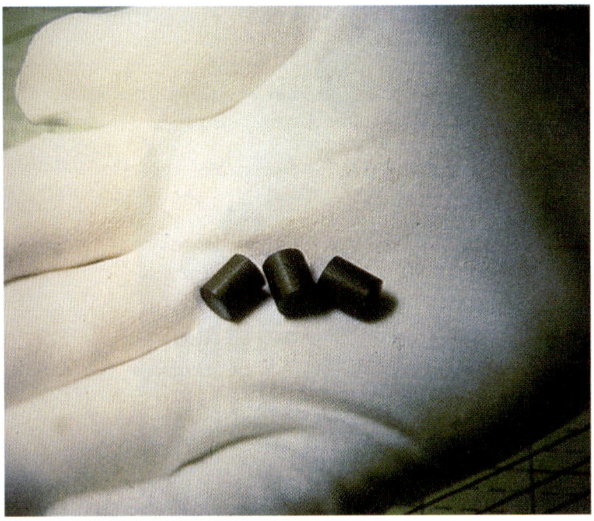

▶ 그림 6-5 우라늄과 라듐을 함유하고 있는 역청 우라늄광

방사성 동위원소를 사용하는 무기시험소, 병원, 연구소 등에서 방사성 폐기물이 방출되는데 인체에 노출되었을 때는 구조대원 쪽으로 이동시키고 위험물질이 묻어있으면 인체를 평가하거나 진단하기 전에 반드시 비누와 물로 깨끗이 닦는다.

방사선에 노출되면 백혈병이나 피부암 등이 유발되며 방사선은 염색체를 파괴하여 염색체의 역위, 전좌, 결손, 중복 등 변형을 일으키게 한다. 이러한 염색체 변이는 자손에서 돌연변이를 발생하게 하며 지적 상해를 일으키게 한다.

백혈구의 수는 처음 이틀 동안은 증가하지만 그 이후 정상적인 수준 이하로 감소하고 혈소판의 수는 감소하며 뇌출혈의 가능성이 더욱 커진다.

인체는 매일같이 우주선과 U-238[그림 6-5], Th-232 및 Po-40과 같은 지각내의 방사성 동위원소에서 자연적으로 발생하는 기초선량을 받고 있지만 분열에 의해 발생하는 I-131, Sr-90, Cs-137 등의 β선 방사체는 비교적 낮은 투과력을 가지고 있어 체내에 들어오면 심한 국부적 손상을 일으킬 수가 있다.

전리방사선 노출 시 인체에 나타나는 영향은 다음과 같다.

① 경미한 오심, 구토, 전신쇠약감 등이 나타날 수 있다.

② 장시간 노출되었을 때는 드물게 화상을 입는 수 있다.

③ 인체에 특별한 이상이 없어 보이더라도 대량의 방사선 노출은 치명적이다.

④ 고용량의 전리방사선에 노출되면 피부의 반흔, 위축과 모세혈관 확장, 백내장, 안구건조

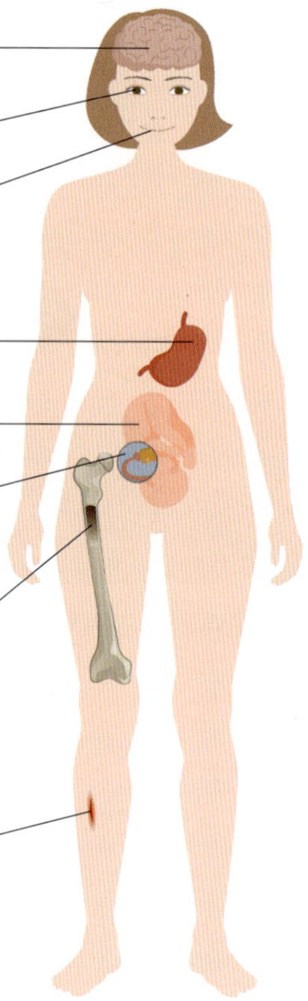

▶ 그림 6-6 고용량 방사선에 노출된 인체의 손상

증후군, 망막병증, 신경병증, 수막병증, 대뇌손상, 폐색성 동맥내막염, 관상동맥 질환, 심낭염, 갑상선 기능저하증, 폐 섬유화증, 간염, 장 협착증, 신염 등이 발생할 수 있다.

⑤ 과도한 방사선에 노출된 사람은 백혈병 같은 종양의 발생이 증가한다.

⑥ 과용량의 라돈에 노출되면 폐암 발생의 위험이 커진다[그림 6-6].

9 방사선에 의한 질병, 부상, 중독

질병

방사선 질병은 멀미, 구토, 설사, 불안감, 혼수상태, 질병과 전염병에 대한 인체의 저항력

감소와 심하면 사망하는 외부 감마선의 과다 침투로 일어난다.

부상

일반적으로 침투력이 약한 β선에 과다하게 노출되거나 접촉되었을 때 주로 손에서 나타나는 국부적인 손상이다. 이는 화상, 머리카락의 빠짐, 피부상처 등을 유발한다.

특히 유전자의 손상은 영구적인 부상으로 볼 수 있다.

중독

다량의 방사선 물질이 인체 내로 유입될 때 발생하며 암 등을 유발하는 치명적인 결과를 초래할 수 있다.

10 방사선 사고시의 의료대책

방사선 사고란 방사선 또는 방사성물질에 비의도적으로 노출된 경우인데 다음과 같이 각 기관에 대해 정해진 용량을 초과한 경우를 방사선사고에 있어 중대사고로 정의한다.

- 전신, 골수, 생식기, 조혈기관 > 6,000 mSv
- 기타 조직 및 장기 > 750 mSv
- 내부피폭 > 1/2 MPBB(Maximal Permissible Body Burden, 기관별 최대허용 신체부하량)

유럽국가들은 원전과련 방사선 사고에 대한 응급대책시 50 rad 이상의 방사선에 노출 우려가 있는 사람들을 모두 대피시키는 것을 원칙으로 한다.

미국의 경우는 사고시 방사능 구름에 의한 직접영향 지역을 10마일(약 16 Km), 간접영향 지역을 50마일(약 80 Km)로 설정하여 관리하고 있으며 우리나라의 경우는 방사능 구름에 의한 직접영향 지역만 원자로를 중심으로 반경 8~10 km 범위까지 설정하고 있다.

방사선 사고시 주 손상은 외상, 화상, 전격상, 열사병, 심근경색증, 방사선 조사 및 오염으로 나눌 수 있다. 이러한 사고시 효율적인 구조와 구급을 위한 대책으로 의사, 응급구조사, 간호사, 보건 물리학자, 조정자 및 필요한 전문인력으로 방사선 응급구조팀을 구성하고 효과적인 응급처치를 할 수 있도록 오염된 환자와 오염된 물질을 격리시키며 방사선 동위원소의 오염이 다른 사람이나 시설물로 퍼져 나가는 위험 가능성을 극소화할 수 있도록 하여야 한다.

11 응급구조사를 위한 보호방안

우리나라의 응급구조사 경우 방사능으로 몸을 완전히 보호하는 슈트(suit)나 장비가 없다. 방사능노출위험도가 높은 직종에 근무하는 사람들은 특정 보호장비(납땜 수트)를 입지만, 응급구조사는 이런 장비가 없기 때문에, 방사능으로부터 자신의 몸을 보호하기에 가장 좋은 방법으로는 시간, 거리, 그리고 원천으로부터 C단계 방어를 확보하는 것이다.

시간

방사능의 영향은 인체에 누적된다.

노출시간이 줄어들면 영향도 적어진다. 방사능의 원천에 가까이 있다면 즉시 그 장소에서 나와야 한다.

거리

방사능이 이동할 수 있는 거리는 한정된다.

방사능의 종류에 따라서 몇 미터만 물러서도 위험이 없을 수 있다. 핵이나 방사능 관련 사건에 출동할 때는 대응자들이 사건장소에서 충분히 떨어진 곳에서 활동한다.

방어

어떤 방사능이 유출, 어떤 방향에서 누출되는지도 알 수가 없다. 항상 가장 강한 방사능이 누출된다고 가정하고 사건현장과 당신 사이에 콘크리트 방어막(건물이나 벽)을 둔다.

12 응급처치

- 국소 방사선물질의 작용에 대한 치료시 성공여부는 손상된 조직의 범위, 정도와 부위에 달려 있다.
- 오염을 최소화하기 위해 바람을 등지고 현장에 접근한다.
- 방사선 노출의 징후를 조사하고 방사선물질의 포장은 선명하게 인식할 수 있도록 색깔로

표지를 붙인다.

- 방사능 정도를 측정할 수 있는 휴대용 기구를 사용한다.
- 응급환자의 경우 기도유지, 호흡, 순환, shock처치, 외상처치 등을 실시한다.
- 방사선에 피폭된 것보다는 손상에 대한 일반적인 처치를 한다.
- 인공호흡이 필요하면 백벨브 마스크나 수요벨브를 이용한다.
- 방사능 입자를 흡인한 경우는 비강을 면봉으로 닦고 면봉은 보관한다.
- 외적으로 피폭된 환자는 오염을 제거하고 오염된 상처가 있는 경우에는 일반적인 응급처치를 실시한다.
- 방사성 요드(I)나 제논(xenon-133)과 같은 가스의 경우에는 5%요드(I)와 10%요드화칼륨(KI)을 함유하고 있는 루골용액(Lugol's solution)을 1일 0.3 ml씩 경구투여 하여 갑상선에 방사성요드 섭취를 막을 수 있고 요드화 칼륨(KI)130 mg을 피폭전이나 피폭시에 먹이면 90% 이상 방사성요드의 갑상선 피폭을 막을 수 있다.
- 오심이나 구토에는 온단세트론(ondansetron) 8 mg을 1일 2회 또는 3회 경구투여하고 필요하면 클로로프로마진(chlorpromazine) 25~50 mg을 4~6시간마다 근육 심부에 주사하거나 10~25 mg을 4~6시간마다 경구로 투여한다.
- 방사선 조사량이 위장관의 점막이나 골수 또는 다른 중요조직에 손상을 줄 정도가 되면 수혈과 혈소판 투여, 골수이식, 항생제 투여, 수액과 전해질 등의 공급을 한다.

제 07 장

익수사고

Near Drowning

학습목표

- 익사의 병태 생리학적 기전을 이해한다.
- 익사과정을 알고 익사체의 소견을 제시할 수 있다.
- 익수자의 응급처치를 할 수 있다.
- 익수자를 구조할 수 있다.

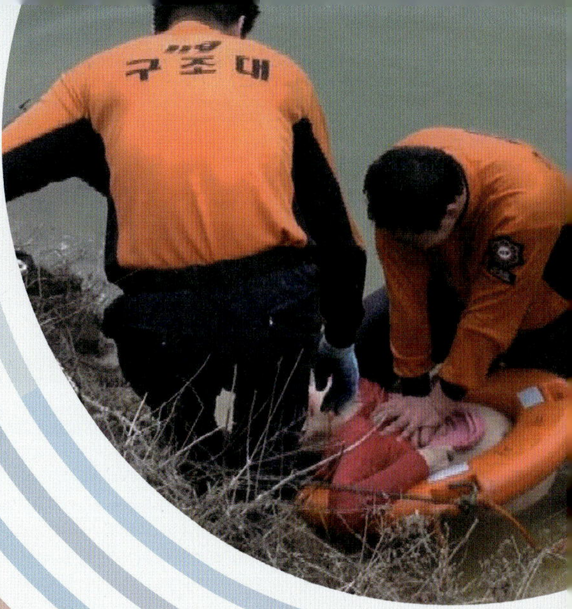

익수는 침수 후 일시적이라도 환자가 생존한 경우(Near drowning)이며 익사(drowning)는 익수에 의해 사망한 것으로 물이나 다른 액체에 침수하여 질식사하는 것은 물론 흡입하지 않고 물과의 접촉만으로 사망하는 것이다. 전자를 전형적 익사(typical drowning), 후자를 비전형적 익사(atypical drowning)라고 한다.

익사는 전신 또는 신체의 대부분이 수중에 잠기는 것이 보통이나 욕조에서 사망하는 것과 마찬가지의 이유로 얕은 도랑이나 물이 조금 고여 있는 웅덩이, 심지어는 세면대 같은 곳에 머리와 어깨, 얼굴만 파묻혀도 시간만 충분히 경과하면 죽을 수 있는데 이것도 익사에 해당한다.

수중 시체(body in water)는 단지 물에서 발견된 시체로 그 사인이 반드시 익사라고 볼 수는 없다. 즉, 살해 후 시체를 처리하기 위해 물에 집어넣는 경우가 있는 것이다. 이러한 익사사고자의 대부분은 소아나 청년층이며 약 80%는 남자인 것으로 보고 되고 있다. 특히 여름철에 각종 보트놀이나 수상, 수중 스포츠의 보급으로 사고 발생빈도가 높아지고 있다.

1 병태 생리학적 기전

건성익사와 습성익사

익수사고의 경우 가장 중요한 문제는 저산소혈증이다. 저산소혈증의 정도나 기간은 침수시간과 액체가 얼마나 흡인되었는가에 따라 달라진다.

사고자의 10~20%는 후두경련과 성문폐쇄에 의해 물을 전혀 흡인하지 않게 되는데 이를 건성익사(dry drowning)라 하고 물을 흡인한 경우에는 습성익사(wet drowning)라 한다.

건성익사의 경우에는 PO_2가 급속히 감소하여 사망할 수 있지만 비가역적인 뇌손상이 오기 전에 인공소생술을 시행하면 신속하고 완전한 회복이 가능하다.

습성익사의 경우에는 저산소혈증이 보다 심하게 되는데 그 정도는 흡인된 물의 양이나 종류에 따라 많이 달라지게 된다. 이 경우에 저산소혈증의 발생에 관여하는 기전은 반사성 후두경련, 기관지 경련, 흡인된 고형성분에 의한 기도폐쇄, 지속적인 저산소혈증에 수반하는 폐부종 등을 들 수 있다.

해수익사와 담수익사

해수의 염도는 대개 3.0% 이상이므로 해수가 흡인된 경우에는 해수가 혈액보다 고장성이고 폐포 모세혈관벽에 손상을 일으키기 때문에 혈장단백과 체액이 혈관 내에서 폐포 내로 급속히 이동하여 폐부종을 일으키며 결국 환기가 안되는 폐포로 혈액이 관류됨으로써 발생하는 폐내 단락(intrapulmonary right-to-left shunt)효과가 저산소혈증의 발생을 유발시킨다.

해수익사는 담수익사보다 경과가 비교적 더 오래 걸리며 사망하지 않았을 때는 소생술에 더 잘 반응한다.

담수나 반염수(염도 약 0.5%)가 흡인된 경우에는 흡인된 물이 저장성이므로 빠른 속도로 혈액내로 흡수되어 혈액량이 급격히 증가되어 용혈과 희석이 일어난다. 결국 심장의 부담은 커지고 폐부종이 발생하며 폐포 모세혈관벽의 손상이 심하여 표면활성제(surfactant)의 변성을 초래하게 되어 폐포가 찌그러져 환기-관류비 불균등으로 인해 저산소혈증이 발생한다.

냉수욕 사

냉수와 갑자기 접촉하면 정맥압 및 동맥압이 급격히 상승하여 심부전을 일으켜 사망하는 경우가 있다.

찬물에서의 다이빙 반사

차가운 물에서 30분간 익수 되었다가 뇌의 손상이나 다른 심각한 부작용 없이 소생되는 경우가 많이 있다.

대개 4~5분 정도가 뇌가 산소 없이 견딜 수 있는 한계시간이지만 찬물에 익수되었을 때 소생할 수 있도록 하는 자연적인 방어에는 두 가지가 있다.

한가지 중요한 방어는 20℃ 이하의 차가운 물이 체온을 낮추는 것이다. 이는 혈액의 흐름을 느리게 하여 뇌의 산소 소모를 최대한으로 줄이는 것이다.

또 다른 방어는 포유동물의 다이빙 반사(mammalian diving reflex)로 심박동을 느리게 하여 근육, 피부, 내부기관과 같은 조직은 보다 적은 혈액을 공급하고 심장이나 산소를 많이 필요로 하는 기관으로 많은 산소를 공급하는 것이다. 다이빙 반사는 물이 차가울수록, 어린이나 젊은 사람일수록 더욱 효과적으로 나타난다.

산증(Acidosis)

익수사고자에서 산증은 흔히 관찰되는데 무호흡이나 저환기에 의해 PCO_2가 급속히 상승하므로 호흡성 산증이 발생하며 저산소혈증에 의해 유산이 과도하게 생성됨으로써 대사성 산증이 발생한다. 사고자가 인공호흡 후 자기호흡을 하거나 인공호흡에 의해 환기가 정상 화되면 PCO_2는 곧 정상화되지만 대사성 산증은 상당기간 지속되는 경우가 많다.

폐부종

75% 정도로 폐부종도 흔히 관찰되는데 해수흡인의 경우 흡인된 용액의 고장성으로 인해 수분이나 혈장이 혈중에서 폐포 내로 빠져나오기 때문이며 담수흡인의 경우에는 폐포모세혈관벽의 손상과 표면활성제의 변성으로 고단백성 혈장의 삼출이 일어나기 때문에 폐부종이 발생하는 것으로 본다.

혈청전해질의 변화

상당량의 물을 흡인 한 경우 혈청전해질의 커다란 변화를 일으킬 수 있지만 이러한 변화는 대부분 사고자가 침수 후 소생이 안되기 때문이다.

해수 흡인의 경우 체액이 혈중에서 폐포로 나가 저혈량증이 오는 경우가 많고 때로는 쇼크를 일으킬 수도 있다. 담수 흡인의 경우에는 반대로 체액이 폐포에서 혈중으로 신속히 이동하기 때문에 일시적으로 과혈량증이 올 수 있지만 곧 체액이 폐를 포함한 다른 장기로 재분포됨으로써 오히려 저혈량증이 일어날 수 있다.

심장장애

익수에서 저산소혈증, 혈량이나 혈청전해질의 변화 및 산증으로 인해 심장기능의 장애가 나타날 수 있다. 주로 심실상성 부정맥이 많은데 흔히 나타나는 부정맥은 심방세동이나 기외 심실수축이며 심실세동이 오는 경우에는 침수 후 곧 사망하게 된다.

혈액장애

침수 후 최초 24~48시간 동안 백혈구 증가증은 흔히 나타나지만 혈구용적이나 혈색소치의 변화는 흔하지 않다. 때로 용혈이 나타나기도 하는데 특히 담수흡인의 경우에 잘 나타난다. 담수 흡인의 경우 파종성혈관내응고증(Disseminated intravascular coagulation, DIC)도 나타날 수 있는데 이는 광범위한 폐손상으로 폐에서 조직인자와 플라스미노겐 활성체가 유리되기 때문인 것으로 알려져 있다.

중추신경계 손상

초기 신경계 증상으로 경련이나 의식변화가 올 수 있으며 언어장애, 운동장애, 시각장애 등을 나타내기도 하며 뇌의 저산소증으로 신경결손이 올 수 있다. 이러한 중추신경계의 손상은 저산소혈증의 기간에 비례하지만 5~20%는 영구적인 신경계 후유증을 남기게 되는데 침수시 동반되는 저온증(hypothermia)은 뇌의 산소요구량을 감소시켜 뇌손상을 줄이는 효과가 있다.

주의를 요하는 것은 침수시 두부외상이나 경막하 혈종, 경추손상 등으로 나타날 수 있는 신경계 손상들이다.

2 전형적 익사의 과정

익수된 사고자는 다음과 같은 과정을 거치면서 익사 되어진다.

⇒ 침수 후 의식이 있다면 3분 이상 완전 무호흡기를 겪으며 머리를 물위로 떠 올리려는 불수의적인 반사가 일어난다.

⇒ 이 시기에 혈액은 심장과 뇌로 모이고 원시적인 다이빙 반사가 나타난다.

⇒ 무호흡상태가 진행되므로 혈액내 산소는 저하되고 이산화탄소의 양이 많아진다.

⇒ 이때 거친 호흡과 연하노력이 나타난다.

⇒ 이에 따라 다량의 물이 입과 후두로 유입된다.

⇒ 후두의 경련과 기관경련이 발생한다.

⇒ 경련으로 인해 물이 폐로 유입되지 않는 경우는 건성익사로 이어지며 경련이 없어 물이 폐로 유입되면 습성익사를 하게 된다.

⇒ 후두 경련이나 물 흡입으로 인한 기도 폐쇄로 질식을 하게 되고 저 산소증이 유발되어 결국 사망하게 된다.

여기서 다이빙 반사(diving reflex)란 얼굴, 코가 물에 잠기면서 나타나는 복잡한 심맥관계 반사로 대뇌를 제외한 모든 곳의 혈관이 수축된다. 호흡억제, 심박동수는 서맥상태이고 혈관 수축으로 질식에 대한 저항현상이 나타난다. 뇌와 심장 혈류만 유지되고 꼭 필요한 곳으로만 산소가 공급된다. 물이 차가울수록 더 많은 산소가 심장과 뇌로 공급된다.

3 시체소견

(1) 외부소견

체온하강

수중시체의 체온 하강속도는 공기 중에 비해 매우 빠르며 같은 수중이라도 정지되어 있는 물보다 흐르는 물에서 빠르다.

선홍색 시반

수심이 낮아 자세가 고정되어 있으면 정상과 같은 정도의 시반을 보이나 시체가 물을 따라 흐를 때는 자세가 계속적으로 바뀌기 때문에 시반은 미약하거나 없다. 나타나는 시반은 한냉과 수중의 산소가 피하에 침투하여 O_2Hb가 형성되기 때문에 선홍색이거나 담적색을 띈다.

아피 형성

수온이 기온보다 낮기 때문에 입모근이 수축되어 아피(=닭살)를 형성한다.

안면울혈

두부는 무거우므로 수중에서 밑으로 가라앉아 두부, 안면부, 경부에 사후 변화의 하나로 강한 울혈을 보일 수가 있다.

일혈점

전형적인 기계적 질식과는 달리 안검결막이나 안면 등에서 일혈점을 보지 못하는 경우가 더 많다.

포말괴

미세한 포말로 구성된 백색의 포말괴가 비강 및 구강에서 마치 버섯 모양으로 유출된다[그림 7-1]. 이것은 익사과정에서 폐내 압력의 증가로 인해 폐포가 파열되어 나타나는 것으로 찐득찐득하며 닦아내면 또다시 나타날 수도 있다. 물에서 처음 건져냈을 때는 뚜렷하지 않을 수 있으나 외부심장 맛사지와 같이 직접 흉복부에 압박을 가하거나 시체를 엎어놓으면 한층 더 잘 나타난다.

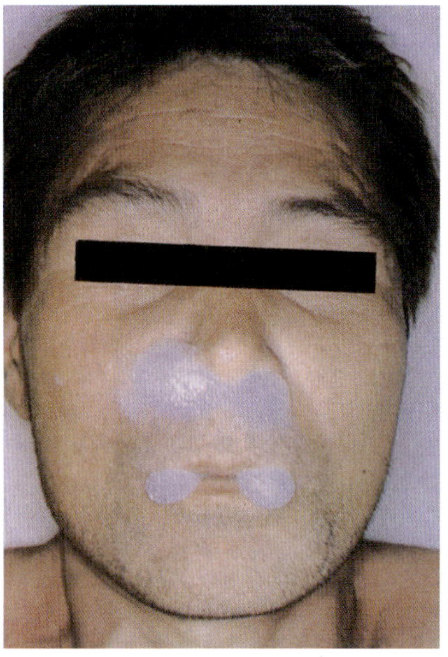

▶ 그림 7-1 백색 포말괴

이것은 호흡운동이 있는 상태에서 액체가 흡입되면 기도점막을 자극하여 점액의 분비가 항진되며 점액은 물과 혼합되고 여기에 이미 존재한 공기가 경련성 호흡운동에 의해 또다시 혼합됨으로써 형성된다. 따라서 포말괴는 의심할 여지없이 생전에 물에 들어갔다는 증거가 된다.

포말괴의 지속기간은 여름철에는 대개 2~3일 정도이며 길면 5일까지, 겨울철에는 2~5일 정도이며 길면 8일까지도 남는다.

표모피

물속에서 일정시간 동안 경과되면 팔다리의 표피 특히 손발을 비롯하여 무릎과 팔굽의 각질층이 물에 부풀어 희어지고 주름이 잡힌다. 이는 침연현상(maceration)으로 그 모양이 손을 물에 오래 담그고 빨래하는 여자의 손과 같다해서 표모피(washerwoman's skin)라고 한다.

손가락 끝이 맨 먼저 하얗게 되고 손바닥, 손가락, 손등 순으로 퍼져나가며 여름철에는 5~8시간, 겨울철에는 3~5일이 걸린다[그림 7-2].

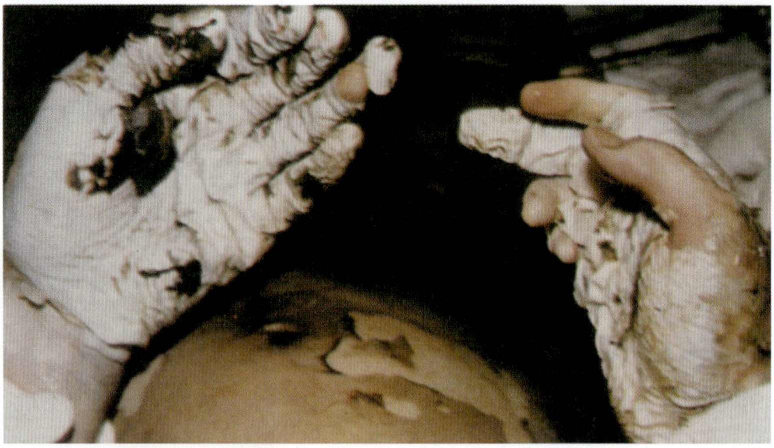

▶ 그림 7-2 손에 형성된 표모피

이물장악

익사의 위험에 처하면 본능적으로 물위로 떠오르려고 안간힘을 쓰는데 이때 주위에 있는 물체를 붙들게 된다. 나무의 가지나 뿌리, 잡초, 지푸라기, 모래 등을 많이 본다.

(2) 내부소견

기도내 포말

외부에서 보는 포말괴와 같은 기전에 의해 기도내에서도 점액성 포말을 볼 수 있다. 기도 전체를 완전히 채울 수도 있고 한 부위에 국한될 수도 있다.

익사폐

익수가 유입되면 폐 내의 공기가 변연부로 밀려 변연부는 기종상을 보이는데 이를 수성 폐기종(aqueous emphysema)이라 하고 변연부 이외는 흡인된 물에 의하여 수종상을 보이는데 이를 수성 폐부종(aqueous edema)이라고 한다.

폐는 외견상 수성 폐기종으로 인해 창백하게 보이지만 군데군데 경계가 불분명하고 담적색을 띄는 용혈반이 있는데 이를 익사반(paltauf's patch)이라 한다.

흉강내 혈성액

익사에서 보는 사후 변화의 하나로 폐와 소화관을 통해 들어온 익수는 사후 수일에 걸쳐 흉복강 내로 삼출하여 혈성액으로 저류된다. 따라서 팽대되었던 폐는 위축되고 삼출액은 시간이 경과함에 따라 체외로 빠져나가 사후 약 10일 전후에는 체강 내에서 거의 볼 수 없다.

4 ·:· 응급처치

일반적 처치

처치의 일차적인 목표는 저산소혈증과 산증을 가능한 빨리 교정하는데 있으나 다음과 같은 응급처치를 병원에 이송할 때까지 실시한다.

- 침수현장에서는 우선 가능한 한 즉시 입대입 인공호흡(mouth-to-mouth breathing)을 실시한다.
- 심정지가 발생한 경우는 즉시 심폐소생술을 실시한다.
- 척추에 부상이 의심될 때는 가능한 한 익수자를 물 밖으로 구조하기 전에 등을 받쳐 지지해 주어야 한다.
- 폐에서 흡인된 물을 빼내기 위해 시간을 허비해서는 결코 안되지만 구강이나 상기도의 흡입은 꼭 필요하다.
- 가능한 한 100% 산소를 흡입시킨다.

병원처치

- 응급실에 도착하면 100% 산소를 흡입시키고 혈압, 맥박수, 호흡수, 체온 등의 생체징후를 측정한다.
- 사고자가 자가호흡이 없거나 경동맥 맥박이 촉지되지 않으면 즉시 인공 심폐소생술을 실시하다.
- 동맥혈 가스분석 및 pH측정, 흉부 X선 검사, 혈액검사, 혈청전해질 등의 응급검사를 실시한다.
- 사고자의 의식이 명료하고 정상 흉부 X선 소견을 보이며 저산소혈증이나 산증이 없으면 더 이상의 처치는 필요하지 않다.
- 사고자가 자가호흡을 계속 못하거나 PCO_2가 50 mmHg 이상이거나 100% 산소흡입에도 PO_2가 50 mmHg 이하인 경우에는 즉시 기관삽관술을 실시하고 환기보조장치를 사용하여야 한다.
- 기관지 경련이 발생하면 isoproterenol을 분무 흡입시키거나 aminophylline을 성인의 경우 1회 250 mg을 1일 1~2회 생리식염수나 당액에 희석하여 5~10분 동안 서서히 정맥주사 한다. 투여간격은 8시간 이상이며 1일 최고 용량 12 mg/kg까지 투여한다.
- 대사성 산증이 심한 경우에는, 즉 pH＜7.20인 경우에는 bicarbonate를 1 mEg/kg 투

여한다.

- 폐부종은 대부분 안정, 산소흡입 및 이뇨제 사용으로 호전되며 저혈량증이 수반된 경우에는 이뇨제의 효과는 별로 기대할 수 없다.
- 폐부종이 심한 경우에는 양압호흡법(positive pressure breathing)과 기도삽관 후 기계적 인공호흡을 이용한 호기말 양압호흡(PEEP)을 사용한다.
- 폐부종과 쇼크가 같이 있는 경우에는 일반적으로 알부민이나 혈장같은 콜로이드 용액이 유용하나 폐포 모세혈관벽의 손상이 심한 경우에는 조심해야 한다.
- 사고자가 경련을 일으키거나 몹시 불안해하는 경우에는 보통 저산소혈증으로 교정되지만 그렇지 않으면 diazepam을 5~10 mg 정맥주사하면 효과가 있다.
- 뇌압 상승으로 인한 허혈성 뇌손상이 나타나면 PEEP를 최소한으로 감소시키고 과환기를 하여 PCO_2가 25~30 mmHg이 되도록 하며 Dexamethasone이나 mannitol을 투여한다. Dexamethasone은 처음에 10~20 mg을 정맥주사하고 그 후 매 6시간마다 4~6 mg을 정맥주사하며 mannitol은 1.5 mg/kg을 30~60분에 걸쳐 정맥주사 한다.
- 이러한 조치로도 뇌압이 상승하면 barbiturates(pentobarbital 3 mg/kg, 매 1시간 투여로 혈청농도를 2.5~4 mg/dl)도 고려한다.

5 구조

익수자가 위험에 처하는 단계는 다음의 다섯 가지 요인에 의해 결정된다.

- 구조의 속도
- 신속한 기도의 확보
- 즉각적인 인공호흡과 심폐소생술
- 익수자가 빠진 물의 종류
- 익수자 스스로의 회복능력

(1) 수면 구조

수면에서 도움을 요청할 때는 수영에 익숙하지 않아도 된다. 물가에 있는 사람은 로프나 막대기를 던져줄 수 있고 빈 연료통, 프라스틱 병 등 뜨는 물건을 던져 주는 것이 좋다.

로프를 던질 때는 줄을 올바로 감고 끝을 꼬이지 않게 하기 위해서 침착하게 여유 있는 동작을 하는 것이 좋다. 거리가 너무 멀어 던지기 어렵거나 다른 조치를 취하기 힘들 때는 보트, 통나무, 패들 보드, 부풀린 튜브 등의 뜰 수 있는 물건을 가지고 익수자에게 접근하는 것이 좋다.

(2) 다이빙 사고의 구조

얕은 물에서 다이빙을 하거나 머리를 수중물체에 부딪치고 난폭하거나 잘못된 각도로 입수하는 경우에는 경추나 척추를 다칠 수 있다. 머리의 충격이 심한 경우에는 머리를 아래로 숙이고 오랫동안 떠 있을 수가 있는데 이러한 경우의 올바른 처치는 신속히 머리를 들어주고 호흡을 점검하며 호흡이 멈춰 있으면 즉시 인공호흡을 실시하지만 기본적인 구조는 다음과 같다.

- 부상자를 물에서 꺼내지 않는다.
- 익수자를 눕혀서 물에 뜨게 한다. 물은 훌륭한 지지대이며 부상자는 최소한의 지지를 받고도 고정될 수 있으며 목은 몸과 평행으로 놓이게 된다.
- 익수자가 호흡이 없으면 즉시 인공호흡을 실시한다.
- 항상 등을 받쳐서 머리와 목의 위치를 일치시킨다.
- 물위에 떠 있을 때 부목을 대어 가능한 골절부가 움직이지 않게 한다.

수면 위로 띄우기

수면으로 떠오르는 목 부상자는 얼굴을 위로 하거나 물에 잠겨서 떠오른다. 보통 부상자는 척추와 머리의 충격에 따라 팔과 다리를 움직이지 못한다. 만일 얼굴을 아래로 하고 떠오르면 다음과 같은 순서로 부상자를 신속히 눕히고 물속으로 잠기지 않도록 한다.

- 구조자는 부상자의 머리 쪽으로 접근하고 손바닥을 부상자의 양쪽 견갑 사이의 등에 놓아 구조자의 상박이 부상자의 머리 끝에 부드럽게 의지될 수 있도록 한다.
- 다른 손바닥은 부상자의 어깨에 놓는다. 다음에 구조자는 부상자를 서서히 돌린다.
- 부상자가 돌아가면 등과 머리위에 있던 손과 팔은 지지대 역할을 하도록 유지하고 있어야 한다. 이러한 동작으로 머리를 포함한 몸이 전체적으로 돌아가게 한다.
- 이때 머리의 움직임은 없다.
- 부상자가 돌려지면 구조자는 옆으로 가서 한쪽 팔을 부상자의 어깨로부터 내려 허리의 잘

록한 부분까지 간다. 이 동작은 가능하면 허리 높이의 물에서 실시하는데 이때는 구조자가 서 있을 수 있고 물 밖으로 구조가 될 때까지 부상자를 물에 띄울 수 있기 때문이다.

6 익사 방지 훈련법

대부분의 익사자들은 수영을 할 줄 알지만 수영솜씨나 체력이 감당할 수 없는 상황에 빠졌던 경우가 많다. 다음의 요령에 의해 몸을 유지하면 구조될 때까지 몇 시간 동안 생존할 수 있다. 처음에는 어깨 높이의 깊은 물에서 3~5초 동안 머리를 물 속에 넣고 자신이 생기면 좀 더 깊은 곳에서 물 속에 머무는 시간을 연장시키는 훈련을 한다[그림 7–3].

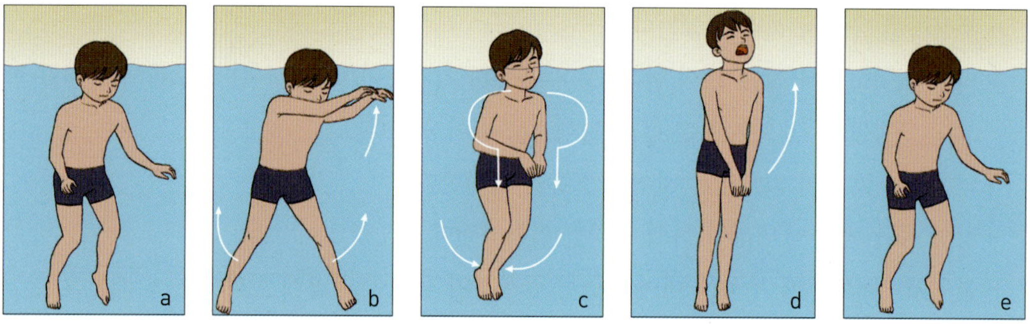

▶ 그림 7–3 익사 방지 훈련 기본동작

a. 숨을 깊이 들이마신 다음 호흡을 멈춘다. 얼굴을 물속에 넣는다. 몸을 세우고 팔과 다리를 자연스럽게 뜨게 한 상태에서 편안한 자세를 취한다.
b. 숨을 한번 들어 마시기 위해 팔을 앞쪽으로 곧게 뻗는다. 동시에 한쪽 다리를 앞으로 뻗어 가위질하듯 찬다.
c. 입이 수면 위로 나올 때까지 고개를 든다. 두 손을 회전시켜 물을 아래쪽으로 밀어 내린다. 두 다리는 가지런히 모은다.
d. 턱이 수면 위로 나오면 코로 숨을 내쉰다. 그렇게 한 다음 입으로 공기를 깊이들이 마신다.
e. 다시 쉬는 자세로 되돌아간다. 몸이 너무 깊게 가라앉을 경우 손을 아래쪽으로 젓는다. 물을 발로 차도 몸이 떠오른다.

제 08 장

압력장애

Atmospheric Disorder

1. 저기압에 의한 생체의 변화
2. 저기압 환경에 의한 장애
3. 고기압 환경에 의한 장애

학습목표

- 저기압에 의한 생체 변화를 이해한다.
- 저기압 환경에서 나타나는 장애를 알고 처치를 할 수 있다.
- 고기압 환경에서 나타나는 장애를 알고 처치를 할 수 있다.

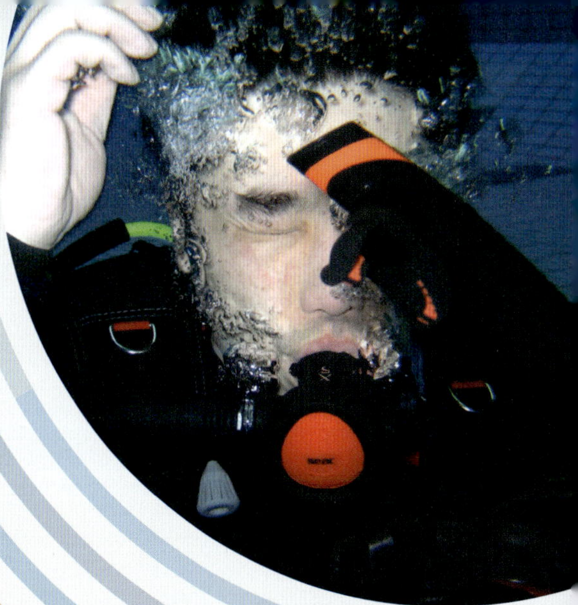

지구 주위의 대기량은 약 5,000조 ton으로 지구 무게의 약 1/100만에 해당하므로 압력효과를 갖는다. 대기를 구성하는 공기입자는 지구 인력의 영향으로 고공으로 올라갈수록 입자수가 줄고 압력도 떨어진다. 위도 45도 지역인 수평면에서 0℃ 때의 공기 압력은 평균 1 kg/cm^{2}인데 이를 1기압(atmosphere absolute, ATA)라고 하며 수은주로는 760 mmHg이다. 기압은 고도 105 m당 약 10 mmHg 정도가 감소하는 경향이 있으나 고도에 따른 기압의 감소율은 일정하지 않다. 대체로 기압은 고도 5,500 m에서 1/2, 8,200 m에서 1/3, 10,000 m에서 1/4로 감소한다. 인간이 생활할 수 있는 한계고도는 5,100 m 정도이므로 이 이상의 고도에서는 산소분압의 감소로 산소호흡기를 착용하지 않고는 생활하기가 어렵다. 고도에 따라 기압이 달라지기 때문에 대기압의 공기를 주입한 풍선을 물 속에 넣으면 수압에 의해 들어갈수록 작게 조여지지만 이 풍선을 수면 위로 떠 올리게 되면 원상태로 돌아오게 된다. 반대로 물 속 30 m 아래에서 풍선에 압축공기를 넣어 수면 위로 떠올리면 풍선은 4배로 확대가 된다. 이러한 압력과 부피의 물리적인 변화는 수중에서는 다이버들이나 해녀들에게 생리적인 손상을 가하게 되며 고공에서는 항공 조종사들에게 손상을 가하게 되는데 이의 대표적인 경우가 저기압 환경에서는 저산소증, 급성 고산병, 고지대 폐부종, 고지대 뇌부종, 만성 고산병, 저기압성 감압병 등이 유발되고 고기압 환경에서는 질소마취, 산소독성, 고압신경 증후군, 압력손상, 감압병(잠함병), 이압성 골괴사, 폐의 과도확장, 기종격동, 공기색전, 항공성 중이염, 고공치통, 고산병 등이다.

1 저기압에 의한 생체의 변화

저기압 하에서 생기는 생체변화의 주 자극원은 저산소분압이다. 산소분압의 저하는 경동맥 소체의 화학수용체를 자극하여 호흡촉진이 일어나 호흡성 알칼리증이 초래되며 심장박동, 심장박출량이 늘고 적혈구와 혈색소는 고지도착 2시간 후부터 증가하기 시작하여 혈장량이 감소한다. 조직에서는 미토콘드리아, 호흡효소, 마이오글로빈 등이 증가하여 조직세포의 산소 이용률이 증가하고 주요 장기나 조직에 모세혈관수가 증가하여 산소공급을 유리하게 한다. 한편 호흡성 알칼리증을 보정하기 위하여 자발성 알칼리 이뇨(spontaneous alkaline diuresis)가 일어난다.

2 저기압 환경에 의한 장애

(1) 저산소증(hypoxia)

고도에 따른 압력의 저하는 공기 중의 산소분압도 저하시켜 폐포 내의 산소분압이 낮아지게 되고 폐포와 폐포 모세관 혈액이 충분한 산소를 공급받지 못하면 각 조직과 세포는 물질대사에 필요한 산소를 공급받지 못하게 된다. 고도 6,100 m를 저기압성 저산소증의 임계고도라하고 순화되지 않은 사람에게는 고도 5,000~7,000 m에서부터 심한 저산소증이 발생한다.

증상

산소결핍시에는 심박동 속도가 빨라지고 혈압이 증가하며 자극에 대한 반응이 느려지고 권태감, 우울증, 현기증, 초조감, 혼돈, 알코올 효과와 유사한 바보스런 행동이 나타난다. 입술, 손톱, 피부 등에 현저한 청색증이 나타나며 결국 의식소실과 호흡마비가 일어난다.

처치

- 즉시 100% 산소를 공급하고 인공호흡을 실시하여 폐포 내 산소분압이 60~100 mmHg을 유지하도록 한다.

(2) 급성 고산병(acute mountain sickness)

해발 2,000 m 이상의 고지대에서 나타나기 시작하여 3,000 m에서는 가벼운 증상을 일으키나 고도가 높아지고 등반속도가 빨라질수록 급성적인 증상이 수 시간 내에 나타나 2~3일째에 절정에 달한다. 원인은 저산소증으로 인한 호흡성 알칼리증이 보상되지 못하기 때문이며 정도는 고도, 등산속도와 관계가 있다.

증상

초기에는 매우 심하고 지속되는 두통, 혼미, 졸림, 오한, 오심과 구토, 안면 창백, 호흡곤란, 청색증 등이 나타난다. 불면증, 불안, 식욕부진, 호흡촉진, 심계항진 등의 증상이 나타나며 심각한 합병증으로 폐부종(pulmonary edema)과 뇌부종(cerebral edema)이 발생한다.

시간이 경과하면 안면 홍조, 초조, 집중력 저하, 현기증, 이명, 시력장애, 청각장애, 무력증, 대뇌 부종으로 인한 심한 두통, 빈맥, 체인 스트로크(Cheyne-Strokes) 호흡, 체중감소 등이 나타난다.

응급처치

- 2,400~3,000 m의 중간 고도에서 휴식을 취하게 한다.
- 호흡성 알칼리증을 예방하기 위해 아세타졸 아마이드(acetazolamide(Diamox))를 투여한다.
- 자발적이며 규칙적인 과호흡은 이러한 증상들을 완화시킬 수 있다.
- 대부분 증상들은 24~48시간 이내에 회복되지만 만일 증상들이 현저하게 지속되거나 심하면 환자를 저지대로 옮긴다.
- 의식저하, 운동 실조, 폐부종 등이 나타나면 즉시 하강하는 것이 확실한 치료법이다.
- 분당 2~3 ℓ의 산소공급은 급성기 증상들을 완화시킨다.
- 증상이 지속되면 아세타졸 아마이드(acetazolamide)를 8시간마다 250 ㎍씩 투여하거나 덱사메타존(dexamethazone)을 처음에는 8 mg, 다음에는 6시간마다 4 mg씩 투여한다.
- 예방책으로 출발전에 250 mg의 아세타졸 아마이드(acetazolamide)를 복용시키고 이후 8~12시간 간격으로 투여하기 시작하여 48~72시간 지속적으로 복용시키거나 2~4 mg의 덱사메타존을 6시간 간격으로 3일간 복용시킨 후 5일 이상에 걸쳐 감량하는 방법도 좋다.

(3) 고지대 폐부종(high altitude pulmonary edema)

급성 고지대 폐부종은 고산병의 심각한 합병증으로 대개 3,000 m 이상의 고도에서 발생한다.

증상

초기증상은 고도에 오른 뒤 6~36시간 내에 나타나는데 건조, 계속적인 기침, 숨가쁨, 두통, 운동력 저하, 피로, 휴식시에 호흡곤란, 흉골하 압박 등의 증상이 나타난다.

시간이 지나면 천명음, 기립성 저혈압, 객혈 등이 나타난다.

이학적 검사상으로는 수포음(rale), 빈맥, 미열, 빈호흡, 청색증, 긴호흡, 그리고 수포음과 통음(rhonchi) 등을 들을 수 있다. 환자는 혼돈이나 혼수상태에 빠질 수 있으며 전체적인 임상양상은 심한 폐렴과 비슷하다. 백혈구 수는 약간 상승되어 있지만 혈액침 강속도는 대체로 정상이다.

심전도에서는 일시적이고 비특이적인 변화가 나타나는데 때로는 우심실성 긴장소견을 보일 수도 있다. 폐동맥압은 상승하지만 폐동맥 쐐기압은 정상이다.

응급처치

- 산소호흡을 시키며 하산하는 것이 가장 좋다.
- 초기증상을 발견하면 심한 폐부종이 나타나기 전에 환자를 내려오게 하고 과도한 힘을 쓰는 것은 피한다.
- 초기에는 500~1,000 m만 내려와도 증상이 호전된다.
- 응급처치는 현장에서 실시하는데 머리를 높이고 반 정도 누운 자세로 안정시키면서 산소 마스크를 통해 100% 산소를 분당 6~8 ℓ를 15~30분간 투여하고 즉시 하산시킨다.
- 폐부종이 지속되고 있는 일부 환자에 대해서는 PaO_2를 60 mmHg 이상 유지하도록 급성 호흡곤란 증후군과 같은 처치를 한다.
- 니페디핀(nifedipine) 10 mg을 설하투여하고 즉시 경구로 20 mg을 서서히 준 후 6시간마다 20 mg을 경구투여하면 증상이 완화된다.
- 중추신경계 증상이 있으면 덱사메타존(dexamethazone) 4 mg을 6시간마다 투여한다.
- 급성 고산병이 의심되면 아세타졸 아마이드(acetazolamide) 250 mg을 8시간마다 투여하고 세균성 폐렴이 있을 때는 적절한 항생제 치료를 병행한다.
- 예방책으로 심각한 폐부종의 가능성이 있는 사람은 출발 전 최적의 신체상태가 되도록 점진적으로 등반하며 고지에 도착한 후 일정시간 휴식을 취하도록 한다.

(4) 고지대 뇌부종(high altitude cerebral edema)

뇌 저산소증과 뇌빈혈에 기인하는데 두통, 구토, 오심, 착란, 혼미, 시야혼탁, 이명, 지각이상, 마비 등이 일어나고 환자의 약 50%에서 유두부종(papilledema)이 나타난다.

(5) 만성 고산병(chronic mountain sickness)

Monge's disease라고도 한다. 해발 4,000 m 이상의 고지대에 상주하고 있거나 순화된 사람에게서 발생하며 청색증, 극심한 적혈구과다증(erythrocytosis), 매우 낮은 수준의 동맥혈 내 산소 포화도, 폐고혈압 및 우측 심장비대 등이 특징적으로 나타난다.

(6) 저기압성 감압병(hypobaric decompression sickness)

고도 6,000 m 이상에서 발생할 수 있으나 고지대 등반에서는 급격한 압력 차이를 초래하지 않기 때문에 항공분야에서만 제한적으로 나타난다.

3 고기압 환경에 의한 장애

(1) 질소마취(nitrogen narcosis)

압축공기 잠수의 대표적인 단점인 질소 마취현상은 30 m보다 깊게 잠수할 때 나타난다. 30~60 m 수심에서는 황홀감, 60~90 m에서는 판단력 감퇴, 반사기능 감퇴, 자만감 등이 나타나고 90~120 m에서는 환청, 환시, 조울증, 기억력 감퇴 등이 나타나고 120 m 이상에서는 의식을 상실한다. 질소 마취에 의한 현상을 심해의 황홀감(rapture of depth)이라고도 표현하며 수심이 깊어짐에 따라 증상이 심해진다.

질소마취는 대기압 조건으로 복귀시 아무런 후유증 없이 회복되는 가역적 현상이다.

응급처치

- 즉시 대기압 조건으로 이동시킨다.
- 예방법으로 마취현상이 적은 헬륨과 같은 불활성 기체를 산소와 혼합하여 호흡기체로 사용한다.

(2) 산소독성(oxygen toxicity)

수중의 잠수자는 폐압착증(lung squeeze)을 예방하기 위하여 수압과 같은 압력의 압축기체를 호흡하는데 그 결과 산소분압이 증가하여 중추신경계 및 폐에 독성을 일으킨다. 중추신경계의 산소독성을 폴 베르(Paul bert)효과라고 하는데 산소유리기, 기타 효소계 비활성화, 조직 내의 이산화탄소 축적 등이 그 원인인 것으로 추측한다.

증상

2절대기압(ATA) 이상의 산소분압 조건에서 발생하며 시야가 좁아지는 현상, 이명, 구토, 입술이나 눈 주위의 근육연축(muscular twitching), 정신적 긴장도 증가, 현기증 등이 전구증상으로 나타나고 전구증상 없이 간질의 대발작(grand mal seizure)같은 경련성 발작을 일으키기도 한다.

폐산소 독성(pulmonary oxygen toxicity)은 비교적 저농도인 0.5 ATA 이상 산소분압 조건에서 장기간 노출되었을 때 발생하는데 기관지염의 제증상과 호흡곤란, 비충혈, 지각이상, 현기증 등을 호소하고 폐활량이 감소하며 폐조직의 탄성과 기체 확산능력이 저하한다.

응급처치

- 농도를 낮춘 잠수용 산소를 이용한다.
- 간헐적으로 5~10분간 공기를 호흡하는 air-break방법이 유용하다.
- 경련 발생시에는 100% 산소 호흡용 마스크를 신속히 벗기고 일반공기를 호흡하도록 한다.

(3) 고압신경 증후군(high pressure nervous syndrome)

고압신경 증후군은 포화잠수 때 진전(tremor)을 주 증상으로 경련, 졸림, 현기증, 구토 등이 나타나는 현상이다. 불활성 기체의 지용성과 가스용적의 변화로 인한 것 같으며 15기압 전후부터 나타나서 압력이 높아질수록 심해진다.

응급처치

- 가압속도를 빠르지 않게 조절하고 N2를 적절히 혼합한 기체호흡을 실시한다.

(4) 압력손상(barotrauma)

흔히 압착증(squeeze)이라고 하는데 신체나 사용하고 있는 잠수장비 중 기체를 함유하고 있는 공간의 압력이 주위 압력과 60 mmHg 이상의 차이가 있을 때 기체 용적이 변함에 따라 발생하고 가압과정에서 더 흔하다. 다음과 같은 여러 가지 압착증이 나타난다[그림 8-1].

- 외이 압착증(external ear squeeze)
  - 귀마개를 사용하거나 두부를 보호하기 위한 hood가 외이를 완전히 덮었을 때 외이도

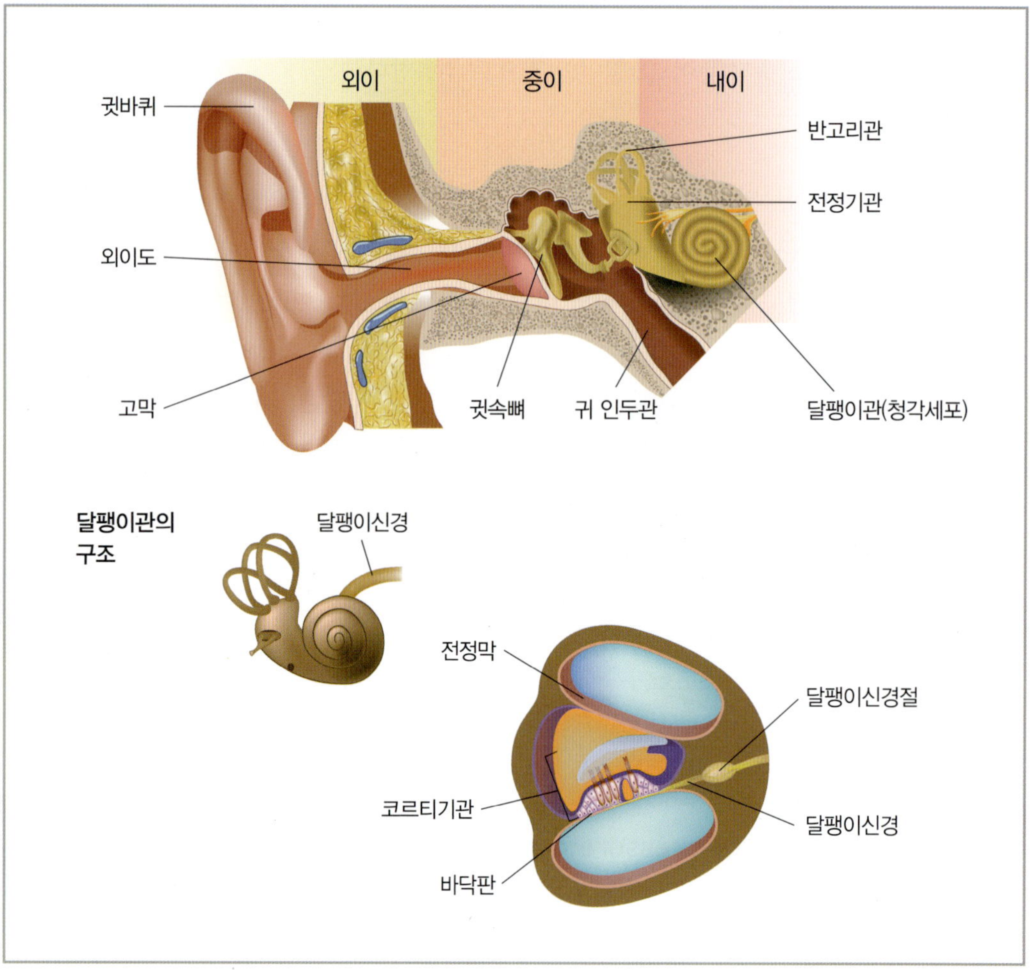

▶ 그림 8-1 귀의 구조(달팽이관의 구조)

에 공기가 갇힘으로써 발생한다. 고막이 외측으로 밀려나와 통증과 함께 귓속에 충만감이 느껴진다.

- 중이 압착증(middle ear squeeze)
  - 가장 흔한 압력손상으로 외부 수압에 의하여 고막이 중이 쪽으로 밀려들어가면서 통증이 유발되는데 압력차이가 100 mmHg 이상이 되면 고막파열이 일어나면서 현기증이 발생한다.
- 내이 압착증(inner ear squeeze)
  - 중이 압착증을 예방하기 위해 지나치게 발살바(valsalva) 조작(코를 막고 코 쪽으로 공기를 내뿜어 비강내 공기를 유스타키오관을 통하여 중이로 보내 중이 압력을 평형시켜

주는 조작)을 하여 난원창이나 정원창이 파괴되어 이때 생긴 외림프의 누공 때문에 발생한다. 이명, 어지러움, 난청, 지남력 상실 등이 나타난다.

- 부비동 압착증(sinus squeeze)
  - 주로 상악 및 전두부비동(frontal sinus)에서 발생하는데 상기도 염증, 비염, 부비동염과 같이 병적인 이유로 부비동 개구부가 막힌 경우에 잘 나타난다. 눈 주위나 눈 뒷쪽에서 날카로운 통증을 느끼며 수면으로 복귀한 후 코로부터 혈성 분비물(bloody discharge)이 나오기도 한다[그림 8-2].

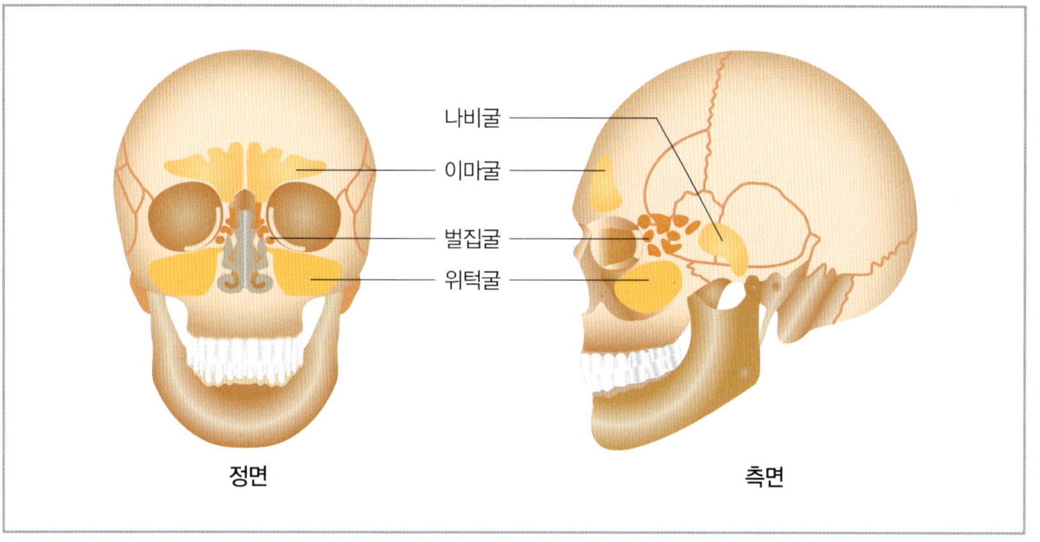

▶ 그림 8-2 부비동 구조

- 폐 압착증(lung squeeze)
  - 깊은 수심까지 호흡정지 잠수를 시도할 때 발생하며 외부 수압이 높아짐에 따라 폐는 잔류 폐용적까지 큰 무리없이 압축된다. 그러나 보다 깊게 잠수하면 폐 내부에서는 주위 압력에 대한 상대적 음압상태를 보상하기 위해 폐혈관의 확장, 삼출액의 분비 등이 초래되고 압력 차이가 더 커지면 늑골과 흉곽이 파괴된다.

(5) 감압병(잠함병)(dysbarism)

발생기전

정상 호흡시에 폐의 모세혈관을 통해 들어가는 혈액은 폐포를 통해 공기를 흡수한다. 폐포공기의 주된 기체는 분압에 비례하여 혈액 플라스마에 용해되는데 이는 폐포공기의 기체 농도

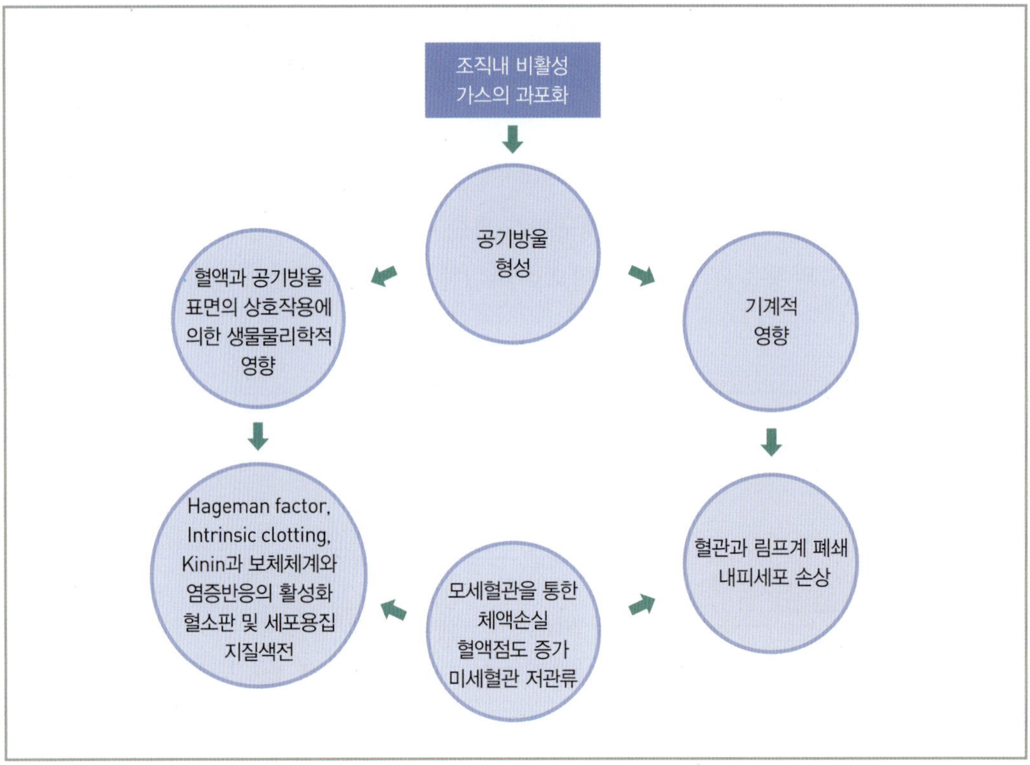

▶ 그림 8-3 감압병의 원인

와 공기 압력에 따라 달라진다. 잠수병에서 중요한 것은 혈액 플라스마에서 질소의 용해이다.

다이버가 하강하고 호흡하는 기압이 2기압으로 상승하면 질소의 분압은 1기압을 가진 수면에서의 압력의 2배가 된다. 따라서 2배의 질소는 혈액 중으로 녹게 된다. 용해된 질소의 일부는 지방조직, 특히 뇌와 지방의 특수형태를 많이 함유하고 있는 척추의 지방조직으로 들어간다. 다이버가 하강함에 따라 폐포 공기안의 질소분압이 증가하면 지방에 용해된 질소와 다른 조직에 용해된 질소가 역시 증가한다[그림 8-3].

조직속의 질소량은 수심, 다이빙 시간, 다이버의 노력 여하에 달려있다. 다이버가 충분한 시간동안 질소 분압이 2배인 공기를 호흡한다면 조직속의 총 질소량은 2배가 될 것이다.

수면으로 상승하는 동안 수압이 점점 감소함에 따라 신체 각 부의 조직은 잉여질소를 유지할 수 없게 되며 결과적으로 혈액 안으로 들어간 후 폐를 통해 호흡되어 나간다. 그러나 더 높은 질소 분압이 얼마간 유지되거나 갑자기 감소한다면 질소는 폐에서 혈액에 의해 운반될 수 있는 것보다 빨리 용액으로부터 나올 것이고 결국 조직과 혈액 내에 기포를 형성하게 될 것이다.

예를 들어, 이산화탄소가 용해된 음료수를 서서히 열면 가스는 압력을 받아서 액체를 교란

시키지 않고 새어 나가지만 빨리 열게 되면 즉시 기포를 형성하면서 기체가 방출되는 것과 같은 것이다. 다이버가 수압하에 있는 이상 혈액은 마개가 닫힌 탄산음료수와 같다. 빠른 속도로 수면 위로 부상하게 되면 질소를 빠르게 방출시키면서 혈액은 갑자기 마개를 연 탄산수처럼 기포를 내고 거품을 이룰 것이다.

이렇게 형성된 질소기포는 지방조직과 관절 주위의 윤활액막으로 스며들어 심한 통증을 유발하고 정상적인 신체의 동작을 방해한다. 척추로 방출된 기포는 더욱 심한 것으로 마비증상을 일으키기도 하고 뇌에 방출되어 잠수병을 일으키기도 한다. 더 심한 경우에는 심방에 기포가 형성되어 심장마비를 일으켜 사망하기도 한다.

발생요인

- 냉수에 잠수할 경우
- 험난한 물에서 잠수할 경우
- 격렬한 잠수상황의 경우
- 감압 잠수 사고의 병력이 있을 경우
- 잠수 수심에서 오래 지체하고 있을 경우
- 24 m나 그 이상에서 잠수(12 m 이하의 잠수는 단계적인 잠수가 이루어져야 한다)할 경우
- 수면 위로의 급격한 부상(분당 18~20 m 이상의 속도로 상승하면 안 된다)을 할 경우
- 잠수 전후에 근육통이 일어날 정도의 심한 운동을 할 경우
- 잠수 후 비행(24시간 지난 후 해야 함)을 할 경우
- 잠수 후 고도에서 운전(항공 이송시에는 낮은 고도로 비행해야 한다)을 할 경우
- 비만인 경우
- 노령인 경우
- 피로한 경우
- 알코올 섭취를 한 경우
- 내과적인 병력을 가진 경우

증상과 징후

- 주된 징후는 상승 직후나 다이빙 후 6시간 이내에 발생한다.
- 대부분의 경우는 무릎이나 발목 같은 하체 관절부에 국소적인 통증이 있고 때로는 어깨나 팔꿈치에서도 나타난다.
- 현기증, 마비, 호흡곤란, 가려움증, 찰과상과 부어오름, 경련, 불편감, 감각이상, 두통,

청각장애, 전정의 장애, 각혈, 흉통, 언어곤란, 지속 발기증, 하복통, 거품 섞인 붉은 가래 등 다양한 증상이 나타난다.

- 수면 부상 후 36시간 이후에 나타나는 증상과 징후는 안전하다고 볼 수 있으며 감압병을 일으키지는 않는다.

응급처치

- ABC를 유도한다.
- 필요시 CPR을 실시한다.
- 수면 부상 후 12시간 이내에 처치를 시행한다.
- 비재호흡 마스크로 100% 산소투여를 실시한다.
- 재가압(2차적인 가압은 심각한 합병증을 유발할 수 있으니 주의한다)을 실시한다.
- 환자의 체위는 앙와위 체위(supine position)를 유지한다.
  - 트렌델렌버그 체위(Trendelenbrug's position)나 Durant 체위는 불확실한 이점이 있을 뿐이다.
  - 뇌부종을 일으키거나 악화시킬 우려와 호흡곤란이 더 심하기 때문에 더 이상 권장하지 않는다.
- 과열한 열, 한냉, 습도나 유독한 냄새로부터 환자를 보호한다.
- 의식이 있으면 경구용 등장성 수액을 빠른 속도로 주어야 한다.
- 무의식 상태일 때는 정맥로를 확보하고 락테이트드 링거스 용액, 생리식염수, 5% 포도당 생리식염수 등의 전해질 용액을 주입한다.
- 5% 포도당 용액은 사용하지 않는다.
- 중추신경계 손상이 우려되면 덱사메타손(dexamethasone), 헤파린(heparin), 덱스트란(dextran), 바륨(valium) 등을 의사의 지시에 의해 투여한다.
- 공기배출이 이루어지면 환자를 기압이 낮은 곳에 두지 않는다.

(6) 이압성 골괴사(dysbaric osteonecrosis)

이상기압에 노출된 사람에게 발생하는 만성적 장애로서 일종의 무균성 골괴사(aseptic osteonecrosis)이다. 가스기포가 혈관을 직접 막거나 지방성 혈전이 순환장애를 일으킬 때 나타나는 것 같다. 대개 30 m 이상의 깊은 수심에서 상당기간 동안 직업적으로 잠수하는 사람에게서 호발하는데 단 한번의 고압노출 이후에도 발생할 수 있다.

증상

가장 많은 장애를 받는 뼈는 상완골, 대퇴골, 경골이며 견관절, 고관절, 슬관절 부근에서도 많은 장애를 받는다. 잠수자 보다는 잠함자에게, 작업시 수심이 깊을수록, 잠수횟수가 많을수록 빈발한다.

관절면에 생긴 병소는 관절의 함몰, 근육 및 관절경직, 운동 장애 등이 나타나고 골관절염으로 발전하기도 한다.

(7) 폐의 과도확장(hyperdistention)

압력의 급격한 상승으로 발생하는 폐의 과도확장은 많은 응급상황을 유발하는 가장 흔한 원인이다. 폐 내에 생기는 압력은 폐를 손상하게 하고 공기색전증을 일으켜 공기가 순환기내로 유입되게 한다. 수면 부상시 공기의 팽창은 폐포막을 파열시키며 결국 출혈을 일으키고 산소와 이산화탄소의 이송을 감소시킨다. 공기는 폐에서 가까운 다른 조직으로 들어가 기흉과 긴장성 기흉, 피하기종, 기종격동 등을 일으킨다[그림 8-4].

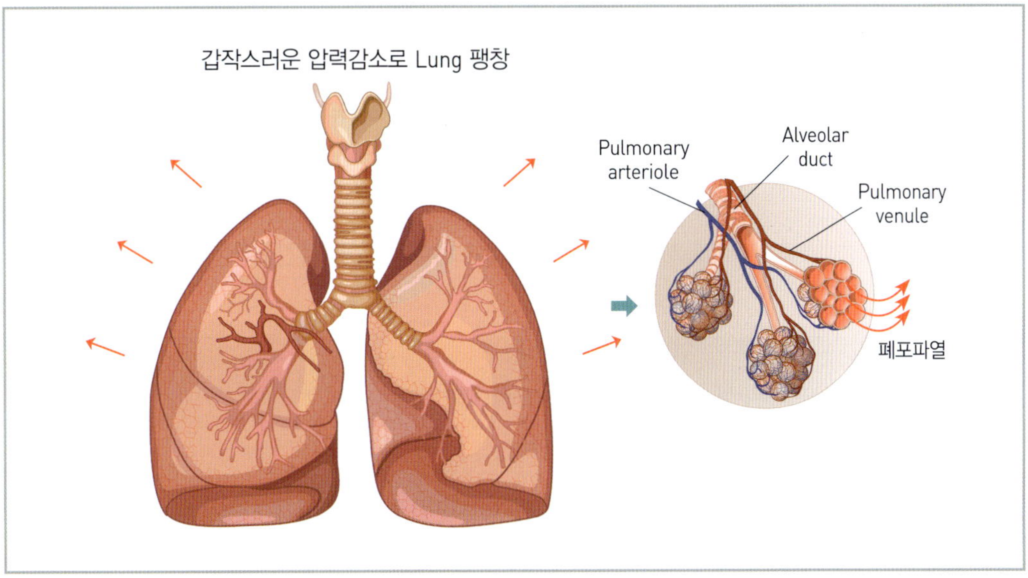

▶ 그림 8-4 폐과도팽창(증후군)

① 공기가 파열된 혈관으로 유입되어 공기색전증

② 공기가 순환되면서 근육, 뇌 또는 위장관 장애에 조직 괴사를 유발

③ 공기가 흉막강이나 세포칸으로 유출(피하기종, 기종격동, 폐 허탈, 기흉)

(8) 기종격동(pneumomediastinum)

기종격동은 공기가 장측 늑막을 통해 종격동과 심외막 주머니로 흘러 들어간 것이다. 기종격동의 증상과 징후들은 흉골하 흉통, 불규칙한 맥박, 목소리의 변화 등이다. 청색증은 나타날 수도 있고 없을 수도 있으며 응급처치는 다음과 같다.

처치

- 비재호흡 안면마스크로 고농도의 산소를 투여한다.
- 의사의 지시에 따라 락테이티드 링거 용액이나 생리식염수로 정맥로를 확보한다.
- 환자의 폐 과압 징후를 24시간 동안 관찰한다.

(9) 공기색전(aeroembolism)

색전증은 다이빙에서 가장 심각하고 생리적으로 쉽게 발생하는 합병증 중의 하나로 상대적인 폐의 기압과다가 주원인이다. 어떤 이유에서든 호흡을 멈춘 상태로 수면 상승을 하게 되면 폐의 공기는 외부 수압의 감소로 인해 팽창하게 되는데 공기가 입과 코를 통해 나가지 못하므로 폐포가 파열되고 폐포벽을 통해 모세혈관으로 공기가 이동하게 된다.

공기는 작은 기포상태로 심장을 통과하고 뇌, 척추 등에 분포된 미세 모세혈관을 막게 된다. 보다 심한 경우에는 더 큰 기포가 심장에서 심박동을 저해하기도 하여 혈액순환이 멈추기도 하므로 수면 위로 부상할 때는 호흡을 멈춰서는 안 된다.

처치

- ABC를 평가한다.
- 비재호흡 마스크로 100% 산소를 투여한다.
- 환자의 체위는 앙와위 체위(supine position)를 한다.
- 정맥로를 개방할 정도로만 수액을 주입한다.
- 의사의 지시에 따라 코피코스테로이드(corpicosteroid)제재를 투여한다.
- 가능한 빨리 재가압실로 옮긴다.
- 항공 이송시는 가능한 저공으로 이송한다.

(10) 항공성 중이염(aerotitus)

기압차이로 인해 고막과 중이에서 유스타키오관(eustachian tube)의 막힘으로 발생하는데 귀의 심한 통증, 고막의 충혈과 부종, 중이와 고막의 출혈 등이 나타난다. 고막의 파열은 고막 외부의 출혈과 장시간 지속되는 미지근한 통증을 일으킨다.

수중에서의 경우는 수면 부상시 귀의 압력을 적절히 조절하면 예방할 수 있는데 고막이 파열되면 파열된 고막을 통해 중이와 외이로 물이 들어간다. 물이 차게 되면 균형을 잡기 어려우며 현기증을 일으키고 균형감각을 완전히 상실하게 된다.

(11) 고공치통(aerodontalgia)

이(teeth)에 압력이 가해져 나타나는 심한 치통으로 잘못된 충전제, 인레이 또는 치아 캡에서의 공기가 증가된 압력과 통증에 예민하게 반응을 보이게 된다[그림 8-5].

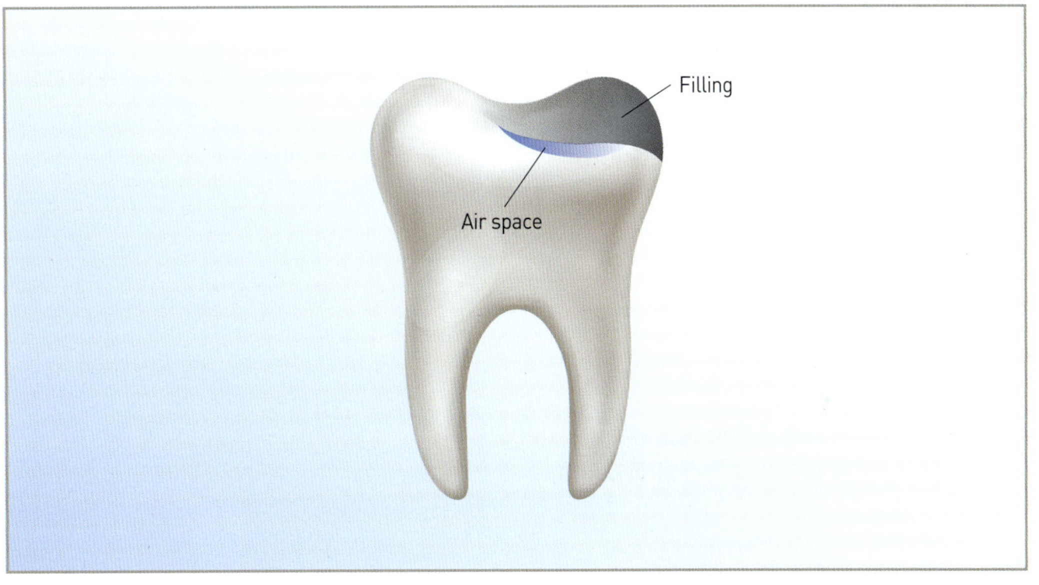

▶ 그림 8-5 고공치통

제09장

농약중독

Intoxication of Agricultural Chemicals

1. 침투경로
2. 농약의 종류
3. 농약중독의 피해 증상과 응급처치
4. 합성 화학물질의 피해 증상과 응급처치

학습목표

- 농약의 침투경로를 알 수 있다.
- 농약의 종류별 중독형태를 구분하고 처치를 할 수 있다.
- 합성 화학물질의 피해유형을 구분하고 처치를 할 수 있다.

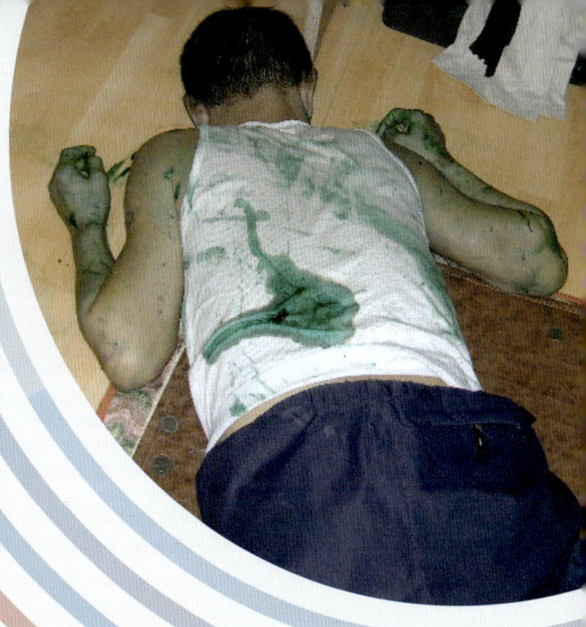

농약(pesticides)은 불가피한 경제독(economic poison)으로 매년 그 종류와 생산량 및 소비량이 증가하고 있으며 20세기 초의 무기물 농약과는 달리 최근에는 독성이 강한 인공 합성 유기물농약이 주류를 이루고 있어 사고나 실수 등에 의한 급성 중독과 소량씩 장기간에 걸쳐 폭로되었을 때 만성 중독을 일으키며 농약을 직접적으로 사용하지 않아도 농산물이나 골프장의 제초제 살포 등으로 토양에 잔류하여 축산물을 오염시키는 등 생태계의 사슬을 통한 체내 축적(bioaccumulation)이 문제시되고 있다. 농약은 주로 농업, 공중보건, 임업, 산업, 정원관리 및 감염병의 예방목적으로 널리 사용되고 있으며 1985년에는 전 세계적으로 무려 60억 파운드 이상의 농약이 살포되어 공중보건학적 의의는 점점 증대되고 있다.

응급구조사는 이러한 농약을 흡입하였을 때는 실제 먹었는지의 유무, 농약의 종류, 농약 취급에 소요된 시간 또는 섭취 후 경과시간과 농도 등을 잘 파악하고 농약제거, 활성탄 주입, 염류하제 준비, 생체징후(vital signs)유지, 산소 공급 준비 등을 서둘러야 한다.

1 ∴ 침투경로

화학물질은 환경매체 즉 공기, 물, 토양, 음식물속에 다양하게 존재하며 주로 호흡기, 소화기, 피부 등을 통하여 체내로 침입되고 체내에서 표적장기, 조직, 세포 등에 도달한 후 운반체와 결합, 대사성 활동, 조직내 저장 등에 의해 끊임없이 변화된다[그림 9-1].

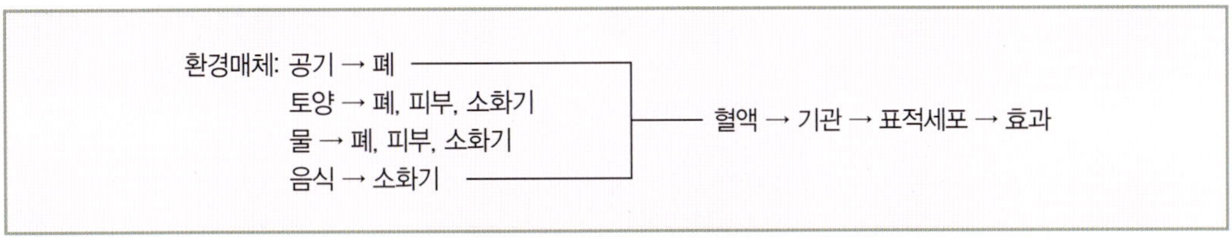

▶ 그림 9-1 화학물질의 체내 침입경로 및 대사과정

환경 속의 대부분의 화학물질은 한 가지만의 경로를 통해서 침입되는 것이 아니고 다양한 경로로 침입된다. 예로 납(Pb)의 경우 공기 중에 오염된 납은 폐를 통해 흡입되고 음용수와 식품에 포함된 납은 위장관을 통하여 섭취되며 4에틸납은 모낭, 피지, 한선 등을 통하여 체내로 흡수된다. 또한 화학물질은 침입경로에 따라서 인체의 독성도 다양하게 나타난다. 금속 수은의 경우에 호흡기를 통한 침입은 인체에 독성을 야기하거나, 소화기를 통한 칩입의 경우 인체에는 독성이 거의 없다. 즉, 금속 수은의 침입이 호흡기를 통하는 것이 소화기와 피부를 통한 침입보다 인체에는 훨씬 유해하다. 반면, 제초제의 일종인 파라콰트(paraquat)는 흡입, 경구, 경피 등의 침입에 관계없이 동일한 폐독성을 나타낸다. 따라서 화학물질의 침입경로는 인체의 독성을 평가하는데 중요한 자료가 된다.

(1) 피부

건강한 피부는 대부분 화학물질의 침입에 대하여 장벽의 역할을 하지만 이황화탄소, 4에틸납, 니트로벤젠 등은 피부를 통하여 체내에 흡수된다. 이들은 주로 모낭, 피지선, 한선 등에서 흡수되나 직접 표피나 진피를 통과하는 물질도 많다. 특히 피부손상이나 염증 등으로 표피가 탈락된 경우에 흡수는 더욱 용이하게 이루어진다. 따라서 피부의 손상이 있는 경우 유해물질을 취급할 때는 반드시 보호의, 보호크림 등을 이용해야 한다[그림 9-2].

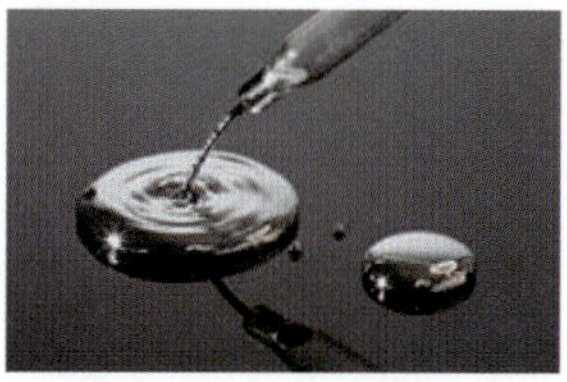

4-에틸납

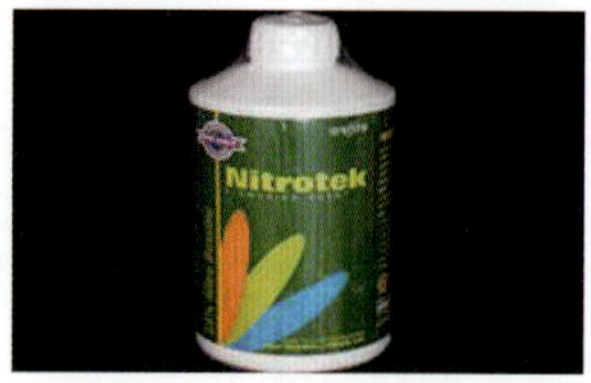

니트로벤젠

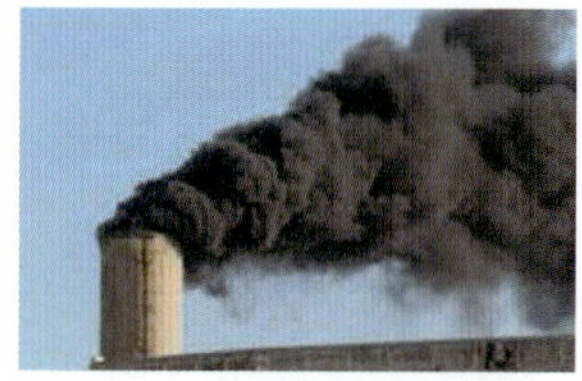

이황화탄소

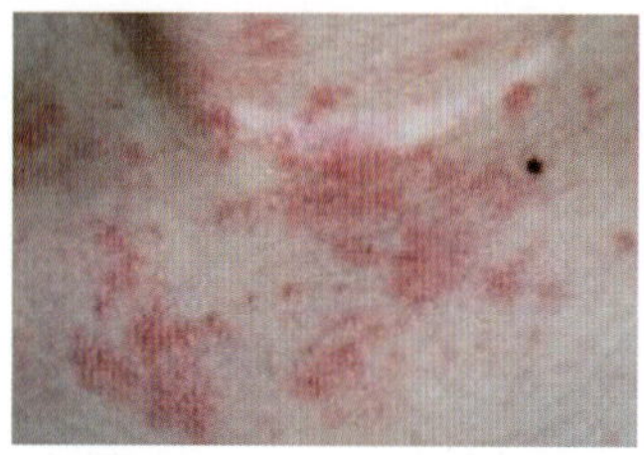

▶ 그림 9-2 4-에틸납, 니트로벤젠, 이황화탄소 등은 피부를 통하여 체내 흡수

(2) 소화기관

유해 화학물질은 음용수 및 식품과 함께 소화기를 통하여 체내에 침입한다. 그러나 자살을 목적으로 과다한 섭취의 경우를 제외하면 소화기를 통한 흡수는 제한된다. 호흡기를 통해 침입한 화학물질이 기관지를 통해 나온 가래 등을 삼킴으로써 소화기 침입이 일어날 수도 있다.

경구로 섭취된 물질은 분해력이 강한 소화액 즉 타액, 위액, 십이지장액에 의하여 분해되기 쉬우며 위장 내에 있는 음식물 등에 흡착되어 흡수가 제한되기도 한다. 또한 섭취된 화학물질이 이온화 형태가 되어 수소이온 농도에서는 그들의 급성 때문에 위장관으로부터의 흡수가 제한되기도 하며 위장관 벽을 통하여 흡수된 물질은 간문맥을 거쳐 간장에서 해독되기도 한다. 일반적으로 소화기를 통한 침입은 인체에 독성이 약하나 미량의 위해물질은 장기간 섭취하는 경우에는 일정한 장기에 축적되어 중독을 일으키는 경우도 많다.

(3) 호흡기관

화학물질은 공기 중에서 오염되어 호흡기를 통하여 생체내로 침입하는 경우가 가장 많다. 인간은 하루에 10~15 kg의 공기를 흡입하여 생활하고 있으며 더구나 혈액 순환이 왕성한 폐포막의 총면적은 140 m^2에 이르고 있어 폐포를 통하여 침입한 화학물질은 혈관을 통하여 신속히 전신으로 확산된다. 호흡기를 통한 화학물질의 침입은 그 물질의 크기와 성질에 따라서 침입성이 결정된다. 흡입된 분진의 크기가 5 ㎛ 이상은 상기도 점막에 부착되어 섬모운동에 의하여 외부로 배출되고 0.5 ㎛ 이하의 크기는 폐포에 도달한 후 호기시 다시 밖으로 배출된다. 따라서 크기가 0.5~5 ㎛인 물질이 주로 폐포를 통하여 체내에 침입하여 독성을 나타낸다.

암모니아와 아황산가스의 경우에는 물에 대한 용해도가 아주 높으므로 흡입된 대부분의 가스는 상기도 점막에 흡수되어 즉각적인 자극증상을 주로 유발하고 염소와 포스겐 등은 물에 대한 따라서 호흡기를 통한 체내 침입의 경우에는 침입물질의 크기와 용해도가 중요하다.

2 농약의 종류

농약은 식량 생산에 불가피하게 사용되는 이른바 경제적 독약으로써 무절제한 사용으로 인해 인체로 흡수되는 경우가 많으며 자살을 목적으로 마시거나 사용 중 흡입되어 응급상황이 발생하기도 한다.

농약은 용도에 따라 살충제(insecticide), 살균제(fungicides), 제초제(herbicides) 등이 있으며 대부분의 살충제는 탄소, 수소, 염소, 비소, 황, 인 중의 한두 가지의 원소로 합성되는 복잡한 화합물이다. 가장 빈번히 사용되는 강력한 살충제로 DDT가 있으며 말라티온(malathion)과 파라티온(parathion) 같은 유기인산 화합물도 많이 사용되고 있다.

살균제로는 곰팡이, 박테리아 등의 미생물을 죽이는 농약으로 보통 수은이나 비소 화합물을 포함하고 있다.

제초제는 2,4-D와 2,4,5-T가 있는데 잡초 등을 제거하는데 이용되지만 인체에 농축되면 출산장애를 일으킨다. 이들 농약과 생리적 활성과의 관계는 다음과 같다.

- 살충제: 동물의 신경계에 장애를 초래한다.
- 살균제: 균체를 구성하는 물질의 합성을 저해하는 것과 그 합성에 필요한 에너지원인 ATP의 생성을 억제하는 호흡저해제이다.
- 제초제: 광합성, 단백합성, 세포분열을 억제하거나 호르몬 작용을 저해한다.

3 농약중독의 피해 증상과 응급처치

농약은 농경지의 토양소독, 병충해로부터의 농작물 보호, 수확한 농산물을 저장운반할 때 농산물의 손실방지 목적으로 사용되는 살충제, 살균제, 제초제 등을 말한다. 이러한 농약이 과다 사용되거나 사용 중 인체에 오염되어 인명피해를 입을 수 있으며 때로는 자해의 목적으로 흡입되어 인체에 치명적인 결과를 초래하는 경우가 많다.

우리가 흔히 사용하는 농약은 주성분에 따라 유기염소제, 유기인제, 카바메이트제 농약으로 구분되는데 이중 유기인제와 카바메이트제 농약은 화학적으로 불안정하므로 분해가 빨라 인체에 미치는 영향이 적으나 유기염소제 농약은 대부분 안정한 화합물이므로 잔류성이 길어서 환경 중에 오래 남아 인체에 유해를 끼칠 우려가 크다.

유기염소제는 DDT(Dichloro-diphenyl-trichloro-ethane), BHC(Benzene hexa-chloride), 알드린, 엔드린(endrin), 델드린, PCP(Pentachlorophenol), 2,4-D, 2,4,5-T 등이 있는데 DDT, BHC, 알드린, 엔드린, 델드린은 과수와 야채의 살충제로 쓰이고 PCP, 2,4-D, 2,4,5-T 등은 제초제로 쓰인다.

유기인제는 일반적으로 곤충의 신경계에 작용하는 살충제로 쓰이며 파라티온, EPN(Ethyl para-nitro-phenyl), 스미티온, 말라티온, TEPP(Tetraethyl pyrophos-phate) 등이 있는데 벼의 이화명충 방지제로 쓰이며 야채, 과수 등에도 널리 이용되어 인체에 쉽게 오염된다.

(1) 살충제

① 유기인계 살충제(organophosphate insecticides)

작용기전

살충제로 사용되고 있는 유기인제에는 항콜린에스테라제 작용이 있어 동물의 신경 기능을 마비시키지만 살균제나 제초제로 이용되는 유기인제 중에는 이런 작용이 없거나 있어도 중독으로 문제가 되지는 않는다.

유기인계 살충제는 사고 또는 자살 시도에 의하여 급성 혹은 만성 중독을 유발하며 초기에는 콜린성 접합부에서 자극증상이 나타나며 골격근은 지속적인 탈분극으로 인해 곧 탈진상태에 빠지게 된다. 중추신경계도 초기에는 흥분되었다가 결국 의식상태가 저하된다.

증상 및 징후

피부를 통한 중독은 수 시간 후에 나타나지만 급성인 경우는 보통 1~2시간 내에 나타난다.

임상적 증상은 무스카린성(muscarinic), 니코틴성(nicotinic), 중추신경계에 대한 작용 등 3가지로 분류된다.

– 무스카린성(muscarinic)
 구토, 설사, 복통, 기관지경련, 축동, 서맥, 발한, 타액 및 기관지분비물 증가 등이 나타난다.

– 니코틴성(nicotinic)
 근연축, 진전, 근력약화 등이 나타나고 대개 호흡근 마비에 의해 사망하게 된다. 혈압과 맥박수는 니코틴성 작용에 의해 증가될 수도 있고 무스카린성 작용에 의해 감소될 수도 있는데 니코틴성인 경우가 더 흔하다.

– 중추신경계성
 초조, 경련, 혼수 등이 나타나고 영구적인 말초성 신경병증을 초래하는 경우도 있다.

응급처치

- 활성탄과 하제를 투여하는데 환자가 이미 설사를 했으면 하제는 불필요하다.
- 대량 섭취 후 시간이 많이 경과하지 않았으면 위세척을 시행한다.
- 해독제로는 무스카린성 길항제인 아트로핀을 초기에 0.5~2 mg 정주하거나 효소 재활성제인 pralidoxime(2-PAM, 팜)을 투여한다.
- 프랄리독심(pralidoxime)은 근력약화와 근연축 및 의식변화를 완화시키기 위해 즉시 투여되어져야 한다. 초기에 환투여량(bolus dose)으로 1~2 g(소아에서는 20~40 mg/kg)을 5~10분에 걸쳐 정주하고 이어서 지속적인 주입을 하다. 급히 주입하면 빈맥, 후두경련, 근육경직, 일시적인 신경-근 차단현상이 나타날 수 있다.

② 카바메이트계(carbamate insecticides)

작용기전

임상적인 작용은 유기인계와 유사하지만 독성은 상대적으로 약하다. 다양한 농업용 살충제에 함유되어 있으며 가정용 스프레이 살충제에도 카바메이트가 함유된 것이 있다.

독성의 기전은 유기인계와 마찬가지로 아세틸콜린에스테라제(acetylcholinesterase)를 억제하여 무스카린성, 니코틴성 부위 및 중추신경계에서 아세틸콜린이 과도하게 축적되게 하는 것이다.

증상 및 징후

임상양상으로 콜린성 자극의 증상과 징후가 30분 이내에 나타나는 것이 보통이지만 1~2시간이 지나서도 나타나지 않을 수 있다. 증상의 지속시간이 6시간 이내로 짧고 자기 한정적이다.

응급처치

- 활성탄을 투여한다.
- 갑작스런 경련, 혼수, 호흡억제의 위험이 있으므로 구토를 유발시키지 않는다.
- 해독제는 서맥, 기관지 분비물과다, 천명음 등의 무스카린성 독성이 사라질 때까지 아트로핀 0.5~2 mg(0.01~0.04 mg/kg)을 15분마다 정주 또는 근주 한다.

③ 피레스린계(pyrethrins and pyrethroids)

작용기전

피레스린(pyrethrins)은 천연 살충제이며 피레스로이드(pyrethroids)는 합성된 화합물이다. 이들 살충제는 곤충의 기문이나 피부를 통해 유입되며 신경축삭의 세포막에서 이온전달체계를 와해시켜 신경계를 마비시킴으로써 곤충을 사망하게 한다. 또한 소디움(sodium) 유입을 지연시켜 억제성 경로를 차단하기도 한다.

증상 및 징후

포유동물에서의 경구 독성용량은 100~1,000 mg/kg 이상이고 잠재적인 경구치사량은 10~100 g이다. 인체에서의 독성은 기관지경련, 구인두 부종, 쇼크 등이 나타난다. 천식환자가 이들 화합물을 흡입하면 천명이 유발될 수 있다. 피부에 노출되면 작열감, 손발저림, 무감각, 홍반을 일으킬 수 있다. 눈에 노출되면 각막염이나 상피박리 등의 각막손상을 일으킬 수 있다. 농축된 용액 200~500 ml를 섭취하게 되면 중추신경계의 영향으로 경련, 혼수, 호흡정지가 유발될 수 있다.

응급처치

- 노출된 장소에서 환자를 대피시키고 산소를 투여한다.
- 피부에 노출되었을 때는 충분한 양의 물과 비누로 씻는다.
- 비타민 E를 함유한 식물성 기름을 국소적으로 도포하면 감각이상이 완화된다.
- 눈에 들어갔을 때는 충분히 씻는다.
- 섭취시는 활성탄과 하제를 투여한다.

(2) 제초제

우리나라에서 많이 사용되고 있는 제초제는 성장호르몬의 억제작용을 하는 2,4-D와 2,4,5-

T 등이다. 이들의 유독작용으로는 흡입시 피부자극증상과 눈, 코, 인두, 호흡기 자극증상이 있으며 음용시는 소화기에 자극증상이 있고 심하면 혈압 상승, 발한, 경련과 혼수에 빠진다.

① 파라콰트(paraquat)

작용기전

시판되는 상품이 24.5% 정도의 고농도이기 때문에 자살목적으로 오용되는 경우가 많은 제초제이다. 수용액에서 강력한 양이온 상태로 존재하며 20~24%의 고농도 제제가 섭취되거나 피부에 접촉되면 부식성 손상을 유발할 수 있다.

체내에 흡수되면 폐포의 상피세포에 농축되고 지질 과산화로 인해 세포괴사 및 섬유조직 증식을 일으켜 폐섬유화가 초래된다[그림 9-3].

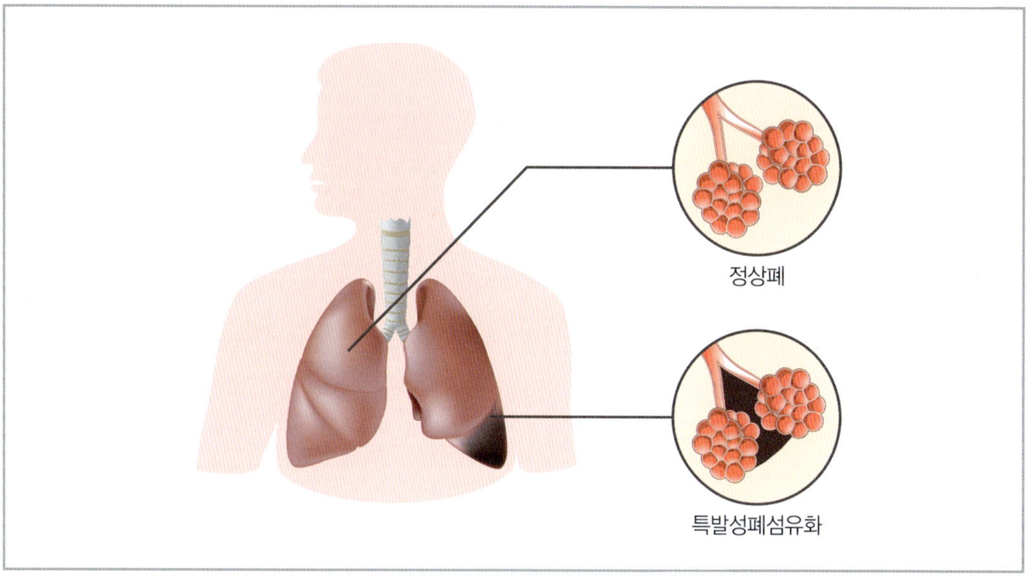

▶ 그림 9-3 파라콰트(paraquat)의 폐섬유화

증상 및 징후

파라콰트는 2~4 g 혹은 20%용액 10~20 ml 정도의 양만 섭취하여도 사망할 수 있다. 농축액을 섭취하면 구강과 인후부에 작열통이 발생하고 부종과 궤양이 생긴다. 토제(emetics)가 함유되어 있기 때문에 섭취 후 수분이 지나면 구토가 유발된다.

신부전이 3~5일에 걸쳐 일어날 수 있으며 진행성 폐섬유화 및 비가역적 폐섬유화로 인한 사망은 10~15일에 발생되는 것이 보통이다. 농축용액을 60 ml 이상 섭취하면 중증의 위장관염, 부식성 식도손상, 폐부종, 심장성 쇼크가 발생될 수 있다(표 9-1).

▶ 표 9-1 파라콰트 중독의 증상 및 징후과정

제1기	1~5일	국소적 부식손상(인후통, 점막의 궤양, 각혈)
제2기	2~8일	신, 간손상(핍뇨, 무뇨, 황달, 발열, 혈중 빌리루빈치 상승)
제3기	3~14일	폐섬유화(호흡곤란, 빈호흡, 청색증, 폐부종, 폐확장부전증, 흉막삼출, 동맥혈 산소분압 감소, 호흡부전)

응급처치

- 좌측 옆누움 자세로 위세척을 실시하고 활성탄과 하제를 투여한다.
- 산소투여는 폐포에서 지질과산화를 악화시킬 수 있으므로 피해야 한다.
- 현저한 저산소증에서는 동맥혈 산소분압을 60 mmHg으로 유지하기에 필요한 최소한의 농도만을 사용한다.
- 조직으로부터 폐로 이송되는 것을 차단하기 위해 반복적이고 지속적인 혈액관류를 매일 8시간 정도 시행한다.

② 유기인계

작용기전

유기인계 살충제와는 작용기전이 다르다. 글루포시네이트(glufosinate)는 글루타민 합성효소에 대한 길항작용에 의해 독작용을 나타낸다. 암모니아를 고정하는 글루타민산을 합성하는 과정이 장애를 받기 때문에 고등식물에서 암모니아가 축적되어 식물이 죽는다.

증상 및 징후

인체에서는 안진, 의식장해, 호흡수의 감소, 무호흡 발작, 간대성 경련이 나타날 수 있다.

응급처치

- 경련이 발생하면 다이아제팜 정제의 경우 1회 2~10 mg, 1일 2~4회 투여하거나 1회 1~2.5 mg씩 1일 3~4회 정주한다.
- 무호흡발작 등의 증상이 지연되어 나타나는 경우가 있으므로 주의한다.

③ 카바메이트계

작용기전

카바메이트계 살충제와는 달리 항콜린에스테라제 작용이 없거나 약하다.

증상 및 징후

오심, 구토, 설사, 복통, 발열, 무력감, 결막염 등의 증상이 나타난다. 어떤 종류에서는 급성 중독보다 광과민성 피부염과 알러지성 피부염이 나타나기도 한다.

응급처치

- 활성탄과 하제를 투여한다(표 9-2).

4 합성 화학물질의 피해 증상과 응급처치

지구상에는 약 1,000만 여종의 화학물질이 존재하며 그중 8만 여종 이상이 상업적으로 생산 판매되고 매년 2,000~3,000여 종이 새로 합성되고 있다. 대부분의 화학물질은 생활을 풍요롭고 편리하게 해 주었으나 일부 화학물질은 생산, 사용, 폐기과정에서 심각한 오염을 일으켜 인체에 매우 유해하게 작용한다.

(1) 피시비(Polychlorinated biphenyls, PCBs)

열에 안정하고 전기절연성이 우수하여 화재가 발생하기 쉬운 전기관련 제품에 사용되어 왔으며 특히 변압기의 절연제로 많이 사용된다.

농약은 아니지만 구조상으로나 여러 가지 효과가 DDT와 유사하고 산이나 염기 및 산화에 저항력이 있고 물에는 서서히 용해된다.

피시비는 염소의 결합숫자에 따라 성상이 달라지는데 염소수가 적은 화합물은 액상이며 염소수가 증가함에 따라 물엿 같은 상태에서 수지상(樹脂狀)으로 된다.

인체에 미치는 영향

인체에 섭취되었을 경우 분해가 잘되지 않기 때문에 체외로 배설되지 않고 축적되므로 여러 가지 질병을 일으킨다. 만성 중독의 경우 간장애, 성장지연, 성욕감퇴, 내분비장애, 말초신경장애를 일으키며 얼굴, 가슴, 등, 관절부위에 여드름과 같은 피부병이 발생되고 피부점막의 색소침착이 일어난다. 신생아의 경우 전신 피부가 까맣게 변하기도 한다.

전신증상으로는 식욕부진, 신경통, 빈혈, 백혈구 증가, 황달 및 체중감소 현상이 일어난다.

(2) 다환 방향족 탄화수소(Polyaromatic hydrocarbons, PAHs)

다환 방향족 탄화수소는 2개 이상의 벤젠핵이 결합한 벌집모양의 복잡한 분자구조로 된 화합물로 독특한 향기가 나는 방향족 화학물질의 일종이므로 어린아이들이 쉽게 입으로 가져가는 수가 있다. 가정에서 흔히 옷을 보관할 때 좀을 방지하기 위해 방충제로 사용하는 나프탈렌도 여기에 속하는 물질이다.

대기 중에 방출되는 다환 방향족 탄화수소는 거의 유기물질의 불완전연소에 의한 것으로 연소온도가 낮은 경우보다는 500℃ 이상의 높은 온도에서 더 잘 발생되는 것으로 알려져 있다.

인체에 미치는 영향

인체에 흡입되면 폐에 존재하거나 다른 여러 조직내에 흩어져 분포된다. 체내에 분포된 다환 방향족 탄화수소는 물질대사과정에서 거의 산화되지만 물질대사 과정에서 발생하는 대사중간물질이 높은 발암성을 갖는다는데 문제가 있다.

다환 방향족 탄화수소는 물에 잘 녹지 않아 세포 내에서 단백질, 유전자 등과는 반응을 일으키지 않으므로 그 자체로는 발암성을 갖지 않는다. 그러나 고농도의 경우에는 원형질 막에 부착하여 세포의 기능을 방해하게 되고 세포기능에 손상을 끼치게 된다.

다환 방향족 탄화수소의 대사중간물질은 대체로 식도, 위장, 피부 등에 종양이나 암을 일으킬 가능이 있고 기형아의 원인이 될 수도 있다.

(3) 벤젠류

옷에 묻어있는 기름이나 때를 닦는데 주로 사용하는 방향족 탄화수소의 가장 기본이 되는 용제가 벤젠이다. 벤젠에 지방족 탄화수소가 결합된 것을 알킬벤젠이라 하는데 대표적인 것이 톨루엔이다.

벤젠과 톨루엔은 원유의 정제나 석유화학제품을 제조할 때 주로 생산되는데 공업용 원료, 공업용 용제, 휘발유 첨가물 등에 주로 쓰인다.

인체에 미치는 영향

다량의 벤젠을 흡입하면 중추신경계가 영향을 받아 마취가 되며 5,000 ppm 정도에서는 폐 손상이 일어나고 22,000 ppm에서는 목숨을 잃게 된다.

급성중독 증상은 현기증, 권태, 두통, 구토, 흉부압박감 등이 나타나고 심하면 마취, 경련,

실신을 초래한다.

액체상태의 벤젠은 빠른 반응으로 인하여 피부나 눈에 손상이 오며 저농도의 벤젠이라도 장시간 노출되면 빈혈, 백혈구 감소증 등을 초래한다.

톨루엔도 고농도에서 중추신경계에 영향을 주어 마취효과를 나타내나 액상 톨루엔에 의한 피부의 손상은 없다. 톨루엔은 벤젠보다 독성이 낮다.

응급처치

- 흡입시에는 환자를 즉시 신선한 공기가 있는 곳으로 옮기고 산소를 투여한다.
- 오염된 옷은 벗기고 피부를 물로 씻는다.
- 노출된 눈은 흐르는 물에 충분히 씻고 식염수로 세척한다.
- 섭취시에는 활성탄과 하제를 투여한다.
- 많은 량을 섭취하고 30분 이상이 경과되지 않았으면 위세척을 고려한다.

(4) 유기염소계 용제

유기염소계 화학물질은 무수히 많으며 이들 중 휘발성이 강한 물질은 금속공업부품의 탈지, 세정, 섬유제품의 정련가공, 드라이크리닝, 그리고 각종 화공약품을 제조할 때 원료물질을 녹이는 용매로 널리 사용되고 있다.

물, 식품, 대기 중에 오염되어 인체로 유입되는 경우가 많으며 사염화탄소(carbon tetra-chloride), 이염화에탄(1,2-dichloroethane), 삼염화에탄(1,1,1-trichloroethane), 염화비닐(vinyl chloride), 이염화에틸렌(1,1-dichloroethylene), 삼염화에틸렌(trichloroeth-ylene), 사염화에틸렌(tetrachloroethylene) 등이 있다.

인체에 미치는 영향

- 사염화탄소(carbon tetrachloride)-간장, 신장 및 폐부위에 가장 예민하게 나타나며 임파종이나 임파성 백혈병이 발생하였다는 보고가 있다.
- 이염화에탄(1,2-dichloroethane)-중추신경계 기능이 저하되며 혼수와 의식 불명상태가 된다. 급성 독 작용으로 두통, 현기증, 구토, 혈액 및 담즙의 생산저하, 동공확대, 심장의 통증을 수반하는 압박감, 설사, 의식불명 등이 나타난다.
- 삼염화에탄(1,1,1-trichloroethane)-급성폐충혈 상태나 수종상태에 빠지며 간장에서는 지방성 공기주머니가 발견된다.

- 염화비닐(vinyl chloride) – 간장 혈관 육종 뿐 아니라 뇌, 폐기관, 혈액과 임파구 조직의 종양 발생증가를 가져온다.
- 이염화에틸렌(1,1-dichloroethylene) – 고농도 흡입시 단시간 내에 신경쇠약이 일어나고 폭로가 계속되면 의식을 잃는다. 간기능 장애, 두통, 시각장애, 쇠약, 피로 및 지각신경 장애가 발생한다.
- 삼염화에틸렌(trichloroethylene) – 구토, 복통을 유발하고 과다 흡입시 의식불명 상태가 된다.
- 사염화에틸렌(tetrachloroethylene) – 간, 신장, 중추신경계에 피해가 나타난다.

(5) 크실렌(Xylene)

세정력이 뛰어나며 쉽게 휘발하므로 대부분 공기 중으로 배출되어 일시에 광범위하게 오염되어 중독증상을 일으킨다. 금속가공 공장에서 마무리 공정과정의 기름때를 닦을 때 많이 사용하며 염료, 유기안료, 향료, 가소제 등의 일반용제로도 사용한다. 자연계에서 분해속도가 빨라 식품의 오염은 거의 없다고 본다.

인체에 미치는 영향

흡입시 기관지 손상이 나타나고 중추신경계가 억압을 받아 마취가 일어나며 피부에 접촉되면 경피 흡수되어 전신성 중독을 일으킨다.
급성중독 증상으로는 현기증, 권태, 두통, 구토, 흉부압박감 등이 나타나고 심하면 경련, 실신을 하며 만성의 경우는 골수 조혈기능에 장애를 가져온다.

▶ 표 9-2 농약중독시 응급처치의 algorithm

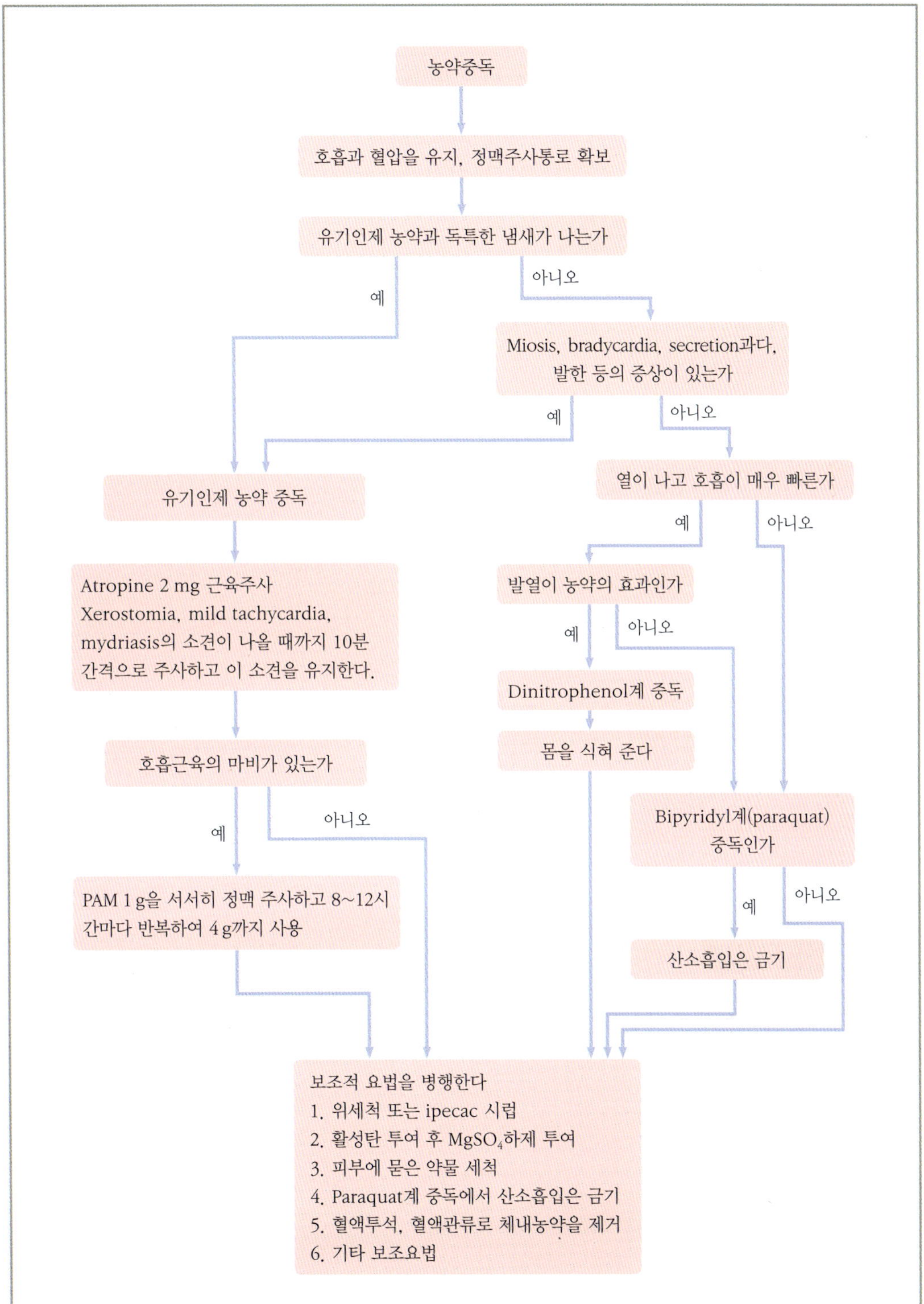

제 10 장

약물중독

Drug Poisoning

1. 남용약물 중독
2. 약물 중독환자의 단계별 응급처치

학습목표

- 남용약물의 종류를 알고 중독증상을 안다.
- 약물 중독환자의 응급처치를 할 수 있다.

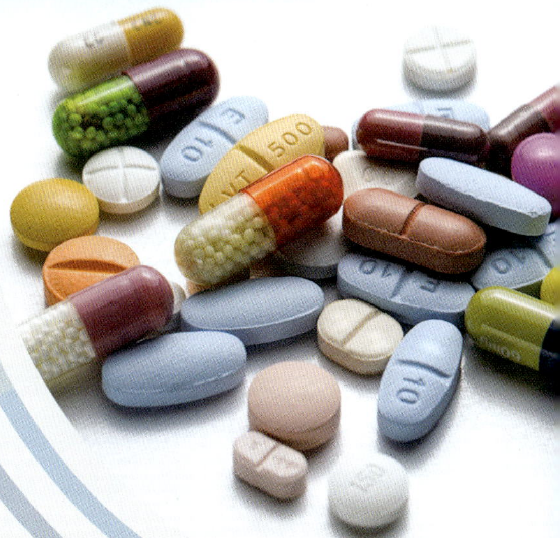

약물중독은 남용이나 과용, 오용에 의해 일어나는 생체의 기능장애이며 이러한 장애는 일시적일 수도 있고 영구적일 수도 있다. 약물 중독에 의해 생명을 잃은 경우를 중독사(death due to poisoning)이라고 한다. 인체에 대한 약물의 영향은 같은 약물이라도 그 물리적 성상과 섭취경로에 따라 차이가 있지만 대체로 농도, 섭취량, 개체의 감수성 등에 따라 달라진다. 약물의 양이 많을수록 독 작용은 빠르고 강하게 나타나며 순도와 농도가 높을수록 독작용이 강한 것은 재론의 여지가 없다. 또한 기체상, 액상, 반 유동상, 분말상, 고형상의 순으로 독작용이 빠르다. 약물의 형성, 용해성 및 상태와 보관조건 등이 독작용에 영향을 미치기도 한다. 예를 들어 비소는 독작용이 없지만 아비산으로 화합물을 형성하면 맹독성이 된다. 중독증상을 나타내는 최소량을 중독량(toxic dose)이라 하고 죽음을 초래하는 최소량을 치사량(lethal dose)이라고 한다. 치사량은 반수가 사망하는 50% 치사량, 즉 LD50(lethal dose 50)으로 많이 표기된다. 응급구조사는 기도가 토물에 의하여 막혀 있지 않은가, 호흡상태, 순환상태, 의식여부, 동반된 외상, 중독 약물명과 추정 중독시기, 원인미상의 약물인 경우 감별진단에 도움이 될만한 이학적 소견이나 검사소견, 중독약물을 제거하기 위한 응급조치의 금기사항 등을 확인하여야 한다.

1 ·:· 남용약물 중독

(1) 알코올(Alcohol)

알코올은 수산(-OH)기를 가지는 화합물로서 주정, 목정, 에틸렌글리콜(ethylene glycol), 이소프로필 알코올(isopropyl alcohol), 디에틸렌글리콜(diethylene glycol), 프로필렌알코올(propylene alcohol) 등을 포함한다. 그러나 일반적으로 알코올 하면 주정, 즉 에틸알코올(ethyl alcohol)을 의미한다.

알코올 의존은 건강을 헤치거나 적절한 사회생활을 방해하고 갑자기 음주를 중단하면 금단증상이 나타나는 질환이다. 알코올 의존은 만성적이고 진행적이며 호전, 재발, 치유로 특징지워지는 잠재적으로 치명적인 질병이다. 알코올 의존의 발생은 다음과 같이 크게 4단계로 나눌 수 있다. 이들 단계의 시간적 구성은 5년 내지 25년 정도이지만 평균적으로 약 10년이다.

- 첫 번째 단계에서는 과량을 소비하는 사람에게서 약물에 대한 내성이 생겨 그 악영향을 경험하기 전에 더 많은 양을 소비하게 된다.
- 두 번째 단계에 들어서면 음주자는 음주 도중에 일어났던 일들에 대해 기억소실을 경험한다.
- 세 번째 단계는 알코올 섭취를 억제하는 능력이 상실되는 것으로 특징 지워진다.
- 마지막 단계는 장기간의 폭음으로 인해 정신적, 신체적 합병증의 발생이 시작된다.

작용기전

섭취된 알코올의 80~90%는 30분 이내에 위와 소장에서 신속히 흡수되고 약 3~5%는 폐와 신장을 통해 변화되지 않은 채 배설된다. 거의 간에서 대사 되어 이산화탄소와 물이 되는데 알코올이 대사 되는 실제적인 속도는 개인차가 심하며 일반적으로 농도에 관계없이 시간당 약 20 mg/dl 정도로 일정하게 대사 된다[그림 10-1].

알코올을 섭취하여 일어나는 인체의 일시적인 반응을 명정이라 하며 일시에 대량의 알코올을 섭취하여 정신적 및 육체적인 장애가 초래된 상태를 급성 알코올 중독이라고 한다. 혈중 알코올 농도에 의해 명정의 정도를 측정해보면 다음과 같다.

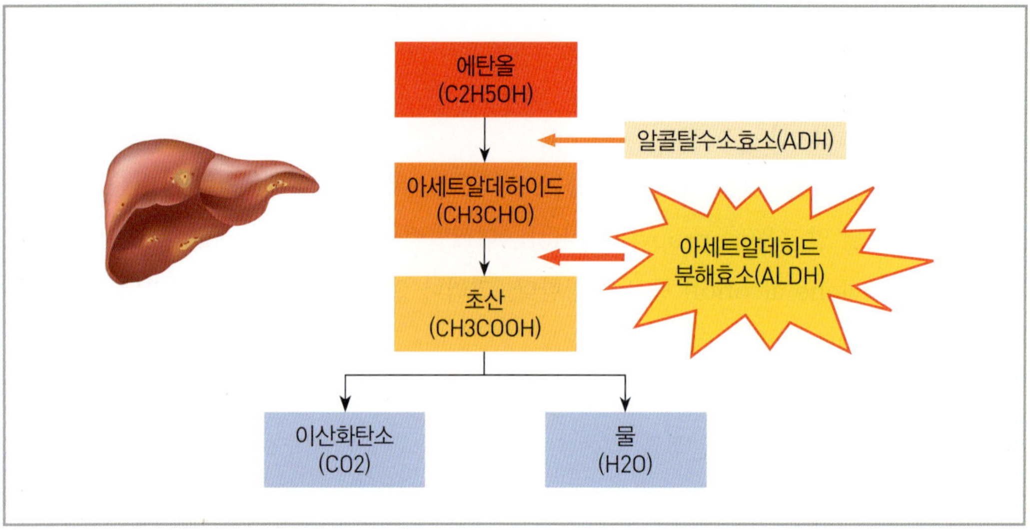

▶ 그림 10-1 알코올 대사경로

- 약도명정

– 0.05% 이하에서는 알코올에 의한 증상을 거의 보이지 않는다. 기분이 좋아지고 혈압이 약간 상승하는 정도이다.

- 경도명정

– 0.10~0.15% 정도이며 피부, 특히 얼굴에 홍조를 띄고 말이 많아지며 기분이 좋아지고 자신감이 생긴다. 주의력은 감퇴하고 보행은 정상이나 경한 실조가 온다.

- 중등도명정

– 0.15~0.25% 정도로 안면이 창백해지는 사람이 많다. 사고력이 떨어지며 주의력이 산만해지고 판단능력이 저하된다. 말은 불명확해지고 피부감각이 둔해지고 운동 실조가 온다.

- 고도명정

– 0.25~0.35% 정도로 운동 실조가 뚜렷하여 보행이 곤란해진다. 말은 완전히 불명료해지고 신체의 반사기능이 저하된다. 감각은 마비되고 의식이 혼탁해지며 혼수상태에 빠질 수도 있다.

- 중증명정

– 0.35~0.45% 정도로 사망할 우려가 있으며 체온은 떨어지고 호흡이 깊고 느리며 반사와 의식이 소실되어 혼수에 빠진다. 0.45% 이상이면 치명적이다.

증상 및 징후

• 신경학적 영향

– 중추신경 억제제로 작용하며 불안, 긴장을 감소시켜주고 편안함과 자신감을 느끼게 한다.

– 초기의 편안함 뒤에는 판단력과 분별력 장애, 반사지연, 운동부조화와 졸림이 뒤따르고 혼미, 혼수로 진행되어 진다.

– 만성인 경우에는 단기 기억장애, 집중력과 추상력 장애 등이 나타난다.

• 영양결핍

– 식사량 감소와 흡수장애로 비타민과 미네랄 결핍이 초래되며 결국 면역력 저하, 식욕소실, 심부정맥, 혼수, 지남력 상실, 근육경련, 감각이상, 상처치유 지연, 진전과 운동 실조와 같은 임상적 증상이 나타나게 된다.

• 베르니케-코르사코프 증후군(Wernicke-Korsakoff syndrome)

– 알코올로 인한 치아민(thiamine)의 장내흡수와 대사 감소로 발생하는데 중추와 말초 신경 기능을 와해시킴으로써 뇌와 신경계에 영향을 미친다.

– 베르니케뇌증은 보통 운동 실조, 안구진탕, 언어와 보행장애, 감각이상, 반사장해, 혼미, 혼수 등의 임상적 표현과 함께 갑자기 발생한다.

– 코르사코프 정신증은 냉담, 기억력 장애, 역행성 기억상실, 작화증(기억이 상실된 부분을 보충하기 위해 이야기를 만들어 내는 것), 치매 등이다.

• 수액 및 전해질 불균형

– 항이뇨호르몬 분비의 억제로 탈수와 전해질 불균형을 일으킨다.

• 위장관 출혈

– 위염, 식도파열, 정맥류 출혈 등으로 위장관 출혈이 나타난다.

– 위염은 에탄올의 위점막에 대한 독작용 때문에 발생하고 산재성이나 국소적인 미란을 일으킨다.

– 심한 지속적인 구토로 인해 위식도 경계부, 위, 식도의 파열을 일으킨다.

– 정맥류는 간경화에 의해 발생하는 문맥압 항진으로 인해 초래되며 얇은 벽의 어느 곳이나 출혈이 쉽게 일어난다.

• 간경화

– 염증과 괴사를 동반한 간세포의 만성적인 손상으로 인하는데 진행 중에 섬유조직이 형성

되고 간의 정상구조가 파괴된다.

- 급만성 췌장염

– 췌장 전효소의 활성화, 췌관 폐색, 효소분비 자극 등의 원인으로 발생하며 만성 췌장염의 통증은 수 시간에서 수일간 지속되고 저칼슘혈증과 같은 전해질 불균형 등을 일으킨다.

- 면역억제

– 장기간의 알코올 남용은 골수에서의 백혈구 생성을 억제시켜 면역계의 기능을 떨어뜨린다.

알코올 금단 증후군

과도한 알코올 섭취로 인해 중추신경계의 과도한 흥분, 호흡성 알칼로시스, 저마그네슘 혈증 같은 생화학적 변화가 발생하는 것으로 다음과 같은 4가지 부류로 나눌 수 있다.

- 경증반응

– 알코올 섭취를 줄이거나 끊은 뒤 6~8시간 후부터 시작된다. 이 증상은 24~36시간 내에 최고에 달하며 10~14일간 지속된다.

– 갑작스럽고 예기치 못한 발작, 안면홍조와 발한, 식욕결핍, 오심과 구토, 불면증, 전신 근력약화, 지남력 상실, 진전, 빈맥, 과반사 등의 증상이 나타난다.

- 환각

– 금주 후 24~36시간에 나타난다.

– 지각이상이 흔하고 경도의 환청 및 환시로부터 흥분, 공포, 공황을 유발하는 명백한 환각까지 다양하다.

– 자살이나 살인의 경향을 보이기도 한다.

- 알코올 금단성 경련

– 보통 금주 7~48시간 후에 발생하며 13~24시간에 가장 많이 발생한다.

– 경련은 단독으로 나타날 수도 있지만 2~6개 그룹으로 나타날 수도 있다. 간질 지속 상태는 드물고 가장 흔한 것은 짧게 끝나는 대발작이다.

- 진전섬망

– 진전섬망은 알코올 금단 증후군에서 가장 중증인 유형이다. 보통 금주 후 72~96시간에 나타나며 14일까지 지연될 수 있다.

– 정신운동 장애, 언어장애, 자율신경 기능항진, 심각한 정신착란, 지남력 상실, 망상, 생

생한 환각, 진전, 안절부절, 불면증 등의 증세를 보인다.

– 한번의 발작은 1~3일간 지속되고 여러 번 재발할 수 있으며 한 달까지 지속될 수도 있다.

응급처치

- 척추손상에 유의하고 병력을 청취하며 기도, 환기, 순환상태를 평가한다.
- 저혈당의 가능이 있거나 확인되면 포도당 정맥주사를 실시한다.
- 환자의 기도를 지속적으로 감시하고 환기 및 순환보조를 실시한다.
- 알코올 금단증후군의 응급처치는 일차적으로 보존적이다. 환자의 기도, 환기, 순환상태가 주의깊게 감시되어야 한다.
- 정맥주사는 수액 보충을 위해 식염수 용액으로 시작되어야 하고 의식변화, 부정맥, 경련이 있을 때는 약물요법을 실시한다.
- 디설피람(disulfiram, tetraethylthiuram disulfide)은 술 끊는 것을 도와주기 위해 알코올 의존성 환자에게 처방되는 약으로 500 mg씩 2~3주 경구투여하고 다음 1일은 125~500 mg씩 경구투여 한다. 이 약의 반응은 알코올 섭취 후 15~30분 후에 시작되며 1~2시간 지속된다.

(2) 니코틴(Nicotine)

니코틴은 여러 형태로 급성중독의 원인이 되는데 생후 12개월 미만의 지적발달이 늦거나 정신장애가 있는 어린이들이 우발적으로 입에 넣음으로써 사고가 발생하며 생후 8개월에서 가장 많은 사고가 발생한다. 니코틴은 신경절에서 자극제와 억제제로 모두 작용할 수 있는 유독한 알칼로이드이며 담배 1개비에 포함되어있는 니코틴의 양은 15~20 mg으로 유아에서는 치사량의 2배에 해당된다. 성인의 치사량은 50 mg 정도이다.

흡연에 있어 가장 잘 알려진 발암물질은 다핵 휘발성 탄화수소, 다핵성 아민, 니트로사민이다. 흡연은 수태를 늦추며 임신 시 흡연은 태아의 체중을 감소시키며 자연유산, 태아사망, 신생아 사망, 신생아 돌연사 증후군의 위험을 증가시킨다.

작용기전

니코틴은 중추신경, 자율신경절, 신경–근 접합부에 작용한다. 연수의 구토중추와 시상하부를 자극한다. 교감신경절이 자극되면 부신수질과 교감신경 말단에서 카테콜아민이 분비된다.

피부, 폐, 위에서 흡수되는데 폐를 통한 흡수보다는 비점막을 통한 흡수가 빠르다.

증상 및 징후

소량으로도 자극을 받고 대량에서는 마비가 일어난다. 중추신경에서는 소량으로도 진전과 경련을 보이고 호흡도 자극된다. 구토, 설사, 무뇨증, 기관지분비물 증가 등을 보이고 심혈관계에 작용하여 이완기 및 확장기 혈압의 증가와 심박수 증가, 심근 수축력 강화, 심근 산소 소모량의 증가, 관상동맥 혈류량의 증가, 심근 흥분도 증가, 말초 혈관 수축 등을 일으키고 사지 말초가 차고 창백해지며 발한이 나타난다. 중증에서는 혈압이 떨어지고 서맥, 심방세동과 방실차단 등의 부정맥이 발생하기도 한다.

응급처치

- 물과 우유를 먹이면 담배가 소장 쪽으로 밀려가서 니코틴의 흡수가 빨라지므로 먹여서는 위험하다.
- 중독을 유발시키므로 제산제를 투여해도 안 된다.
- 구토를 유발하다.
- 위세척시는 담배를 소장쪽으로 밀어내지 않도록 주의한다.
- 경련이 있으면 다이아제팜을 성인은 10 mg, 소아는 0.1~0.3 mg/kg을 서서히 정주한다.
- 부교감신경 자극증상이 강할 때는 아트로핀 0.5 mg씩 필요에 따라 5분마다 2 mg을 넘지 않는 범위에서 정주한다.
- 교감신경 자극증상이 강할 때는 펜톨아민 1~5 mg을 혈압에 주의하면서 정주한다.

(3) 대마초(Marijuanna)

마리화나는 400가지 이상의 화합물을 포함하고 있는 Cannabis sativa의 잎과 꽃 부분에 함유 되어있는 물질이며 보통 흡연되거나 과자에 혼입되어 섭취된다. 마리화나 담배는 이 식물의 잎과 꽃에서 만들어지는데 전형적인 마리화나 담배는 0.5 1.0~mg의 식물을 포함하고 있다.

작용기전

1차적인 향정신성 물질은 delta-9-tetrahydrocannabinol(THC)인데 용량과 섭취 후의 시간경과에 따라 다른 작용을 나타낸다. 카테콜아민 분비뿐 아니라 교감신경성 반사의 억제가 일어난다.

증상 및 징후

흥분, 진정, 환각증상이 나타나고 도취감, 심계항진, 감각능의 항진과 약 30분 정도의 진정 작용 후에 시간에 대한 지남력 상실 등이 나타난다. 보다 심한 중독에서는 단기기억의 장애, 이인증(depersonalization), 환시, 급성망상성정신증 등을 보인다. 때로는 적은 용량으로도 공황반응을 나타낸다. 급성 중독의 경우는 경도에서 중등도의 알코올 중독에서 보여주는 것과 같은 유사한 주관적인 긴장 이완감의 지각과 경도의 다행감의 증상을 보인다. 이러한 상태는 보통 사고, 집중, 지각 및 정신운동 기능의 장애를 보인다.

마리화나를 피울 때 가장 흔하고 즉각적으로 동반되는 이학적 소견으로 빈맥, 기립성 저혈압, 결막충혈, 협조불능(incoordination), 구어장애, 운동 실조를 보인다.

응급처치

- 활성탄과 하제를 투여한다.
- 정신과적인 착란상태는 환자를 진정시키고 성인의 경우 다이아제팜을 2~10 mg 1일 2~4회, 노인의 경우 초기에 1회 2~2.5 mg씩 1일 1~2회 투여하고 주사를 할 경우에는 2~10 mg을 근주 또는 정주하고 필요시 3~4시간에 반복 투여한다.
- 기립성 저혈압시에는 두부를 낮추고 수액을 투여한다.

(4) 신나(Thinner)

신나는 도료를 묽게 하는 액체로 방향족 탄화수소를 주성분으로 하는 혼합 유기용제인데 주성분은 톨루엔(toluene)이고 초산에틸, 크실렌, 메탄올 등을 함유하고 있다. 자동차, 병, 마네킨, 헬멧, 전기기구 등을 도장할 때 흡입 중독이 많이 발생하고 환각 목적으로 사용하다가 중독된 경우도 많다.

작용기전

주성분인 톨루엔과 크실렌에 의한 전신작용으로 마취가 되며 중뇌 망양체와 대뇌변연계를 억제한다. 고온에서는 신나가 빨리 기화되어 고농도를 흡입할 수 있다. 허용농도는 100 ppm이며 마취작용은 흡입마취제인 할로탄이나 클로로포름과 거의 유사한 농도에서 나타난다.

증상 및 징후

마취, 피부점막 자극, 기관지염, 소아천식, 지적활동과 시간 · 공간의 인식이 장애를 받는다. 자기가 말한 것이나 행동한 것을 인식하지 못하는 일이 생기며 환각목적으로 흡입하면 수

치심이 없어지고 공포가 사라지고 환시와 난청이 나타난다. 착란, 불안, 불면 때문에 피해망상을 갖게 되고 방화나 살인 등을 저지를 수가 있다. 오심, 구토, 이명 등이 있고 만성 흡입시에는 의식소실이 일어난다.

심하면 시상이 억제되어 통증도 못 느끼고 운동마비, 근마비, 호흡억제, 호흡정지가 나타난다. 공복시나 알코올 섭취시는 톨루엔의 독성이 증가되고 신장해가 나타나며 혈뇨, 단백뇨, 핍뇨, 세뇨관성 산증이 나타날 수도 있다.

만성중독시에는 혼란, 불안, 건망증, 불면, 피해망상 등의 증상이 나타난다.

응급처치

- 환자를 빨리 신선한 곳으로 이동시킨다.
- 호흡이 저하되어 있으면 인공호흡을 실시한다.
- 에피네피린 등의 카테콜아민은 심실세동을 유발할 위험이 있으므로 사용이 불가피할 경우에만 신중히 투여한다. 정주는 특히 위험하다.

(5) 아편(Opiates and opioids)

아편류는 Papaver somniferum의 즙으로부터 얻어지는 천연화합물군이며 몰핀은 의료분야에서 널리 쓰이고 있는 아편유도체이며, 헤로인은 잘 알려진 탐닉성이 높은 아편이다. 모든 아편양 약물은 위장관계, 폐와 혹은 근육에서 쉽게 흡수되며 가장 빠르고 뚜렷한 효과는 정맥투여 때 나타난다.

작용기전

일반적으로 아편은 진정과 호흡억제를 일으키며 중추신경계에 있는 여러 개의 특이 아편수용체를 자극할 수 있는 능력을 공유하고 있다. 사망은 호흡부전으로 초래되는데 대개는 무호흡이나 위내용물의 폐흡인에 의한다. 아편대사의 대부분은 간에서 일어나고 소량이 대소변으로 배설된다.

증상 및 징후

경도나 중등도의 경우에는 흔히 기면이 나타나고 동공수축, 혈압과 맥박수 감소, 근육이완이 나타난다. 고용량의 중독인 경우에는 혼수와 호흡억제가 일어나고 무호흡이 될 수도 있다. 경련, 심한 축동, 중추신경계 억제 등의 전형적인 중독증상이 나타난다.

위장관계에서는 변비와 식욕부진을 가져오며 중추신경계에서는 오심, 구토, 통각의 감소,

다행감, 진정작용을 나타낸다. 단기적인 아편 제제의 투여는 황체형성 호르몬(LH)과 테스토스테론의 감소를 초래하여 성욕을 감퇴시킨다. 또한 갑상선 자극 호르몬의 분비 감소와 프로락틴의 증가, 성장 호르몬의 분비를 증가시킨다.

호흡기계에서는 호흡억제 작용이 있으며 심혈관계에서는 심장박동의 리듬이나 심근의 수축력에 대한 직접적인 효과는 없으나 말초혈관을 확장시켜 기립성 저혈압을 유발할 가능이 있다.

응급처치

- 활성탄과 하제를 투여한다.
- 마약길항제인 날록손(naloxone)을 초기에 0.4~2 mg을 정주하고 강력한 중독인 경우에는 2~3분마다 반복하되 전체 용량을 10~20 mg까지 투여한다.
- 주의할 점은 날록손의 지속시간이 2~3시간으로 대개의 마약류보다 짧기 때문에 날록손 투여 후 의식이 회복되더라도 마지막 날록손 투여 3~4시간이 경과한 후에 환자를 퇴원시켜야 한다.

(6) 카페인(Caffeine)

Caffeine은 nicotine, alcohol과 함께 전 세계적으로 사용되는 약물이다. 차, 코코아, 콜라 음료도 많은 사람들이 caffeine을 섭취하는 방법이다. coffee는 보통 한 컵당 50~200 mg의 카페인을 함유하며 소량에서 90~200 mg/d 정도의 중등도의 용량에서는 수행능력을 증진시키는 각성효과가 있으나 500 mg/d 이상을 복용했을 때는 불안, 격정, 초조감, 불면, 심장과 위장관의 신체적 증상을 보이게 된다.

작용기전

카페인의 구조는 테오필린(theophylline)과 밀접한 트리메틸크산틴(trimethylxanthine)인데 이것은 일차적으로 아데노신(adenosine)수용체를 억제하여 작용을 나타내며 내인성 카테콜아민을 유리시켜 β−1, β−2수용체를 자극한다. 경구 치사량은 10 g(150~200 mg/kg)인데 소아의 경우는 35 mg/kg 섭취로 중등도의 독성을 유발할 수 있다.

증상 및 징후

급성 카페인 중독시 가장 초기에 나타나는 증상은 식욕결핍, 안절부절, 진전이고 이어서 오심, 구토, 빈맥, 착란이 나타난다. 심각한 중독에서는 섬망, 경련, 심실상성 및 심실성빈맥,

저칼륨혈증, 고혈당 등이 나타날 수 있다. 다량의 카페인을 만성적으로 섭취했을 때는 신경과민, 흥분성 증가, 불안, 진전, 근연축, 불면, 심계항진, 반사항진 등의 증상을 보이는 '카페인 중독(caffeinism)'을 초래할 수 있다.

응급처치

- 활성탄과 하제를 투여한다.
- 대량 섭취시는 위세척을 고려하고 중증의 중독환자는 혈액관류가 필요할 때도 있다.
- 빈맥과 저혈압이 있을 때는 프로프라노롤(propranolol) 0.01~0.02 mg/kg을 정주하거나 에스모롤(esmolol) 25~100 ㎍/kg/min을 적은 용량에서 시작하여 효과가 나타날 때까지 증량한다.
- 섭취 후 적어도 6시간 동안은 심전도와 활력징후에 대하여 감시하고 경련이나 저혈압 발생을 주목한다.

(7) 코카인(Cocaine)

코카인은 coca식물의 산물로 강력한 정맥 수축제 성질을 가지는 부분적인 마취제로 마약이 아니라 정신자극제이다. 코카인은 코를 통하여 흡입되거나 흡연, 정주될 수 있다. 가끔 헤로인과 혼합되어 투여되기도 하고 대체용 흥분제인 카페인, 에페드린을 함유하고 있을 수도 있다.

작용기전

코카인은 모든 경로를 통해 잘 흡수되며 국소마취제로써 점막에 도포 한 후에도 독성이 있다. 흡연과 정주는 1~2분 내에 최대 효과를 나타내는데 비해 경구 및 점막을 통한 흡수시에는 20~30분까지 지연된다. 일단 흡수된 코카인은 대사와 가수분해에 의해 제거되며 반감기는 약 60분이다. 에탄올의 존재하에 코카인은 cocaethylene으로 에스테르화되는데 이것은 코카인과 동일한 약리학적 작용을 하며 반감기는 더 길다.

증상 및 징후

독성의 중추신경계 증상은 흡연 또는 정주 후에는 수 분 내에, 흡입이나 점막도포, 복용 후에는 30~60분 후에 나타날 수 있다. 초기의 도취감 후에는 불안, 초조, 섬망, 정신증, 진전, 근육경직, 경련이 뒤따를 수 있는데 경련은 보통 짧고 자기 한정적이다. 고용량은 호흡정지가 일어나며 발작 후 상태나 이상고열증, 코카인 유발성 고혈압에 의한 뇌내출혈에 의하여 혼수가 초래될 수도 있다. 만성적인 코카인 사용시에는 불면, 체중감소, 망상형 정신증 등이 나타난다.

심혈관계 독성은 흡연이나 정주 후 갑자기 나타날 수 있으며 교감신경 기능항진에 의하여 매개된다. 치명적인 심실빈맥이나 심실세동이 나타나고 중증의 고혈압은 뇌출혈이나 대동맥류 파열을 초래할 수 있다.

사망은 대개 갑작스런 부정맥, 간질중첩증, 뇌출혈, 이상고열증에 의해 초래된다. 젊은 사람이 심근허혈이나 경색의 심전도 소견을 보이며 흉통을 호소하면 코카인 중독을 의심해 볼 수 있다.

응급처치

- 환자의 기도를 유지하고 필요시에는 호흡을 보조한다.
- 혼수와 발작을 치료한다.
- 다이아제팜(diazepam) 같은 벤조다이아제핀(benzodiazepine)을 5~10 mg 정주하거나 미다졸람(midazolam)을 0.1~0.2 mg/kg 근육주사 하여 초조와 정신병을 치료한다.
- 활성탄과 하제를 투여한다.
- 경련의 위험이 있으므로 구토는 시키지 않는다.
- 코카인을 봉지 채 삼킨 경우에는 활성탄을 반복해서 사용하고 전위장관 세척을 고려한다.
- 협심증에는 나이트레이트(nitrates)나 니페디핀(nifedipine)을 투여하는데 니페디핀은 통상 1일 15~30 mg, 심한 경우에는 1일 60 mg까지 증량하여 투여하고 관상동맥성 경련이 있는 경우에는 1일 80~120 mg까지 증량 투여한다.
- 재발의 우려가 있는 경우에는 니페디핀이나 딜티아젬(diltiazem)같은 경구 칼슘길항제나 나이트레이트 제제를 퇴원 후 2~4주까지 계속 사용하는데, 협심통이 오는 경우는 딜티아젬을 1회 1정으로 1일 3회 투여하고, 빈맥성 부정맥이 나타나면 1회 10 mg을 3분간에 걸쳐 서서히 정주 한다.

(8) 필로폰(Methamphetamine)

판매되고 있지는 않으나 에페드린(ephedrine) 등을 원료로 제조된 것이 밀매되고 있어 상습투약자 들의 중독사고가 많이 발생한다.

작용기전

중추신경계와 소화기를 자극하고 교감신경 자극과 근경련을 일으켜 횡문근 융해를 발생시키며 마이오글로빈(myoglobin)의 증가를 보인다.

증상 및 징후

고혈압, 빈맥, 심방성 부정맥, 심실성 부정맥, 심근경색, 뇌출혈, 뇌경색을 초래하고 불안, 흥분, 빈호흡, 환각, 이상운동증, 후들거림, 경련, 근경축, 혼미 등이 나타난다.

체온상승과 빈호흡, 발한으로 인해 탈수가 되기도 하고 구강내 건조, 구갈이 있으며 동공은 산대된다.

환각, 환촉, 환취, 관계망상, 착각 등의 정신증상이 나타나므로 정신분열증으로 오인할 수도 있으며 충동적, 파괴적 행동양상이 나타나기도 한다.

응급처치

- 경련을 시초로 하는 중추신경 자극 증상에 대해서는 다이아제팜(diazepam) 5~10 mg을 정주하고 무도병양 운동에는 다이아제팜과 클로르프로마진(chlorpromazine)이 효과가 있다. 클로르프로마진(chlorpromazine)은 성인의 경우 1일 30~100 mg을 투여하고 주사인 경우에는 1회 10~50 mg을 근주 또는 정주 한다.
- 심한 환각과 착란에 대해서는 드로페리돌, 할로페리돌을 정주하는 것이 효과적인데 어느 것도 0.1 mg/kg을 넘지 않는 범위를 사용한다.
- 심실성 부정맥에는 아미오다론(amiodarone)을 정주하고 빈맥에는 항고혈압제인 프로프라놀롤(propranolol)을 성인의 경우 1일 40 mg로 시작하여 효과가 불충분하면 80~120 mg으로 증량하여 1일 2~4회 분복 투여한다.

(9) LSD(lysergic acid diethylamide)

1947년 LSD의 환각효과의 뜻하지 않은 발견은 1960년대에 LSD의 남용을 가져오게 되었으며 사춘기 학생들이 선호하는 것으로 알려져 있다. 20 ㎍ 정도의 적은 경구투여로 상당한 심리적, 생리적 효과를 일으킬 수 있으며 0.5~2.0 ㎍/kg의 경구용량에서 수분 내에 빈맥, 고혈압, 동공산대, 진전, 고열 등이 일어난다. 복용 후 대개 1시간 이내에 착시, 공감각, 기분의 극도의 불안정성을 포함하여 갖가지 기이하고 종종 모순되는 지각과 기분의 변화가 일어난다. 가장 흔하게 나타나는 급성의 의학적 응급은 공황발작이고 이것이 24시간 이상 지속될 수가 있다.

2 -·- 약물 중독환자의 단계별 응급처치

약물 중독환자의 응급처치를 단계별로 나누어 보면 다음과 같다.

1단계: 중독환자에 대한 기본적인 응급처치 및 진찰

2단계: 중독약물의 제거를 위한 응급처치

3단계: 흡수된 중독약물 제거를 촉진시키기 위한 처치

(1) 1단계: 중독환자에 대한 기본적인 응급처치 및 진찰

① 우선 취해야 할 ABCD

A(airway)

기도가 토물 등에 의해 막혀 있지 않는가 확인하고 환자를 왼쪽 옆으로 눕히고 혼수환자는 필요에 따라 endotracheal tube를 삽관하도록 한다.

B(breathing)

호흡상태 관찰과 동맥혈 가스분석 등으로 호흡이 적절히 되고 있는가 확인하고 호흡부전이 의심되면 보조 호흡기 사용을 고려한다. 모든 혼수환자에게는 100% 산소를 투여한다.

C(circulation)

심혈관계 순환이 적절한가를 보기 위해 맥박, 혈압, 소변량, 말초혈액 순환이 적절한가를 확인하고 정맥로를 확보하게 되는데 생리식염수를 투여하기 전에 혈당량 등 각종 검사를 위한 혈액 채취를 한다.

D(dextrose)

의식이 나쁜 약물 중독이 의심되는 모든 환자에게 dextrose를 체중 kg당 0.5~1 g을 주사기로 정맥내 주입한다. 이와 같은 조치는 저혈당이 있는 경우 뇌세포가 파괴되는 것을 예방할 수 있고 저혈당에 의한 혼수와 약물 중독 자체에 의한 혼수를 감별하는데 도움이 된다. 이와 동시에 혼수상태에 있는 약물중독이 의심되는 모든 환자에게 나코틱 안타고니스트(narcotic antagonist)인 나록손{naloxone(narcan)}을 0.4~2 mg 정맥주사하도록 권장한다.

② 병력 청취 및 진찰

- 환자나 가족 친지들로부터 중독약물의 종류, 양, 섭취시기를 파악한다.
- 환자 주위에 있던 먹다 남은 빈병이나 주사기 등 증거가 될만한 물건이 있으면 수거한다.

▶ 표 10-1 중요 이학적 소견을 보이는 중독약물

이학적 소견	중독약물
혼수	salicylates, sedatives, narcotic, anticholinergics, cholinergics
과호흡	salicylates, sympathomimetics, metabolic acidosis를 일으킬 수 있는 약물
호흡감소	sedatives, narcotic
빈맥, 고혈압	sympathomimetics, anticholinergics
서맥, 저혈압	sedatives, narcotic, digitalis, cholinergics
동공확대	sympathomimetics, anticholinergics, glutethimide
동공축소	narcotic, cholinergics, barbiturates, phenothiazines, alcohol

- 환자의 의식상태, 호흡양상, 심박수, 혈압, 동공의 크기 등 이학적인 소견으로 중독약물을 추정한다(표 10-1).

③ 대표적 중독약물의 증상

심전도에서 QRS complex폭이 0.1 이상으로 넓어지는 경우는 삼환성 항우울제(tricyclic antidepressant)나 퀴니딘(quinidine) 중독의 전형적인 소견이며 phenothiazine, quinidine, tricyclic antidepressant 중독시에는 QT interval이 증가된다.

디지털리스(digitalis) 중독시에는 방실블록(atrioventricular block)이나 다발성 심실 부정맥(multiple ventricular arrhythmia)가 흔히 올 수 있고 일산화탄소중독에 의한 저산소성 심전도소견을 보이기도 한다.

각종 약물중독시 전해질 이상이 올 수 있는데 이런 경우에는 이에 특징적인 심전도 소견이 나타나므로 치료에 도움을 주기도 한다. 대표적 중독약물의 증상은 (표 10-2)와 같다.

(2) 2단계: 중독약물 제거를 위한 응급처치

약물중독의 치료는 중독시부터 치료까지의 시간 경과가 문제가 되므로 중독약물을 정확히 알 때까지 검사결과를 기다리는 등으로 시간을 소비해서는 안되며 가능한 한 신속히 제2단계인 독물제거 처치를 시행한다.

독물제거를 위한 실제적 처치는 구토유발, 위세척, 분말형 활성탄 사용, 설사촉진제 사용 등이 있다.

① 구토유발

의식이 있는 환자는 위세척이 고통스럽기 때문에 토큰(Ipecac)시럽을 투여한다. 금기증만 없으면 현장이나 이송 중에도 투여할 수 있고 연령 6개월 이상의 환자에게 투여하며 투여량

▶ 표 10-2 대표적 중독약물의 증상군

약물	증상
Acetaminophen	경한 식욕부진, 오심, 구토, 황달, 신부전
Amphetamines	독물성 정신증, 고열, 안면홍조, 혈압상승, 동공산대, 환각, 경련, 빈맥, 횡문근 변성(rhabdomyolysis)
Barbiturates	안구진탕, 저혈압, 저체온
Chloral hydrate	특이한 냄새, 심부정맥,
Clonidine	동공수축, 저혈압, 맥박감소
Cocaine	비중격막 천공, 동공산대, 정신증, 빈맥
Digitalis	시력장애, 섬망, 심전도이상, 오심, 혈중 K증가
Ethyl alcohol	영양불량, 오심과 복통, 증가된 교감신경증상, 빈맥, 발한, 환각, 수면장애, 불안정, 기립성 저혈압
Heroin	혼수, 혈압하강, 서맥, 호흡감소, 동공수축, 주사침 자국,
Iron	혈변성 설사, 혼수, 백혈구증가, 혈당상승
Isoniazid	혼수, 경련, 심한 산혈증
Isopropyl alcohol	위염, 정상혈당을 동반한 aceton혈증
LSD	환각, 동공산대, 고혈압
Methadone	동공수축, 혼수, 서맥, 혈압하강, 호흡감소
Methyl alcohol	빈호흡, 시력장애, 심한 대사성 산증
Methylphenidate	호산구 증가증, 천명, 농양
Phencyclidine(PCP)	눈을 뜬 상태의 혼수, 청각과민(hyperacusis), 간대성 근경련(myoclonic jerks), 수직성 안구진탕, 격렬한 행동양태
Phenothiazines	직립성 저혈압, 저체온, 동공수축, 진전, QT interval 증가
Salicylates	과호흡, 구토, 발열, 출혈, 산증, 이명(tinnitus)
Strychnine	목이 뻣뻣함, 경련 중적상태(status epilepticus), 청각과민
Thallium(rat poison)	탈모증(alopecia), 소화기장애, 운동신경 및 감각신경 이상
Theophylline	소화기장애, 경련, 저혈압, 빈맥, 저칼륨혈증
Tricyclic antidepressants	혼수, 경련, 전도장애, QRS 증가

은 다음과 같다.

- 6~12개월 영아: 10 ml
- 1~5세: 15 ml
- 5세 이후 성인: 30 ml

시럽을 먹인 후에는 150~200 ml 정도의 물을 먹이고 토물 흡인을 방지하기 위해 눕히지 말고 앉힌다. 시럽 복용 후 20분 이내에 80%의 소아가 30분 내에는 95%의 소아가 토하는 독성이 거의 없는 매우 안전한 구토제이다. 30분이 지나도 구토를 하지 않으면 한 번 더 먹이고 그래도 반응이 없으면 위세척을 실시한다.

금기

- 6개월 이내의 영아
- 혼수환자
- 경련환자
- 구토반사가 없는 환자
- 강산이나 알카리를 흡인한 환자
- 간경화 혈소판 감소 등으로 인한 심한 출혈성 소인의 환자
- 시럽 사용 전에 이미 충분히 구토를 한 경우
- 과량의 아편 제재나 삼환식화합물 항우울제 중독 등 원인을 확실히 아는 약물로 위세척에 의한 제거가 지연되는 것이 바람직하지 않을 때

② 위 세척(gastric lavage)

- 의식상태가 나쁘거나 혼수인 환자, 구토반사가 없는 환자에게는 위 세척이 유일한 독물 제거 수단이다. 토물 흡인을 예방하기 위해 기관내삽관을 하고 위 세척을 시행한다.
- 위 세척은 orogastric형 튜브를 사용하는 것이 원칙이며 어른은 30~40 french, 소아는 16~28 french를 사용하되 가능한 구경이 큰 것을 사용한다.
- 환자는 머리를 아래로 왼쪽 옆으로 눕혀서 시행한다.
- 위 세척 튜브 끝에 있는 깔때기에 체온과 같은 온도의 세척용 생리식염수 200 ml를 부은 후 (소아는 50~100 ml) 깔때기를 환자체위보다 낮게 해서 위 내용물이 쉽게 나오도록 한다.
- 위 세척이 끝나면 튜브를 뽑기 전에 활성탄이나 설사촉진제를 이곳으로 투여한다.

금기

- 강산이나 강알카리를 삼켰을 때
- 매우 심한 출혈성 소인이 있을 때

③ 활성탄(activated charcoal)의 사용[그림 10-2]

- 분말형 활성탄은 강력한 흡착제로 대부분의 유기 · 무기물질에 효과적이며 용량은 체중 1 kg당 1 gm으로 4배의 물을 가하여 잘 흔든 후 먹이거나 위세척 튜브를 통해 투여한다.
- 설사 촉진제인 황산마그네슘(magnesium sulfate)이나 황산나트륨(sodium sulfate)과는 혼합액으로 사용하여도 좋으나 Ipecac시럽과 같이 사용하면 시럽의 구토작용이 방해

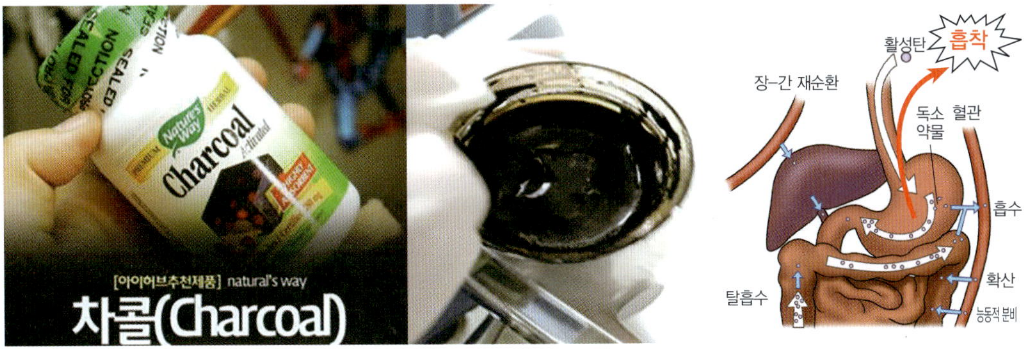

▶ 그림 10-2 활성탄의 사용

를 받기 때문에 같이 사용하지 않는다.
- 투여한 혼합액을 환자가 토하면 재차 투여한다.

④ 설사 촉진제(cathartics)의 사용

- 10% 황산마그네슘(magnesium sulfate)이나 10% 황산나트륨(sodium sulfate)을 많이 사용한다. 용량은 두 설사촉진제가 같으며 성인 150~250 ml, 소아는 1~2 ml/kg이다.

⊗ 금기

- 장폐색이나 복부 외상을 동반한 중독환자
- 황산마그네슘(magnesium sulfate)은 신부전 환자에서, 황산나트륨(sodium sulfate)은 심부전 환자에게 금기이다.
- 일반 변비에 흔히 처방되는 지방성 설사제(oil cathartics)는 약물 중독환자에게는 흡인의 위험이 있어 사용하면 안 된다.

⑤ 해독제(antidote)의 사용

- 중독약물이 확인된 경우에는 해독제가 있는지 알아본다.
- 대부분의 독물에는 이에 해당하는 해독제가 없으나 대략 8종류 정도로 알려진 해독제 중 중금속 유기인제재를 제외한 약물 중독의 해독제는 (표 10-3)과 같다.

(3) 3단계: 흡수된 독물을 제거하기 위한 응급처치

2단계 독물제거 처치 후 환자를 중독에서 빠르게 회복시키기 위해서는 위장관으로 이미 흡

▶ 표 10-3 약물 중독의 해독제

해독제	약물	용법
Acetylcysteine (Mucomyst)	Acetaminophen	중독 후 12시간 내에 사용하면 효과가 있다. 간기능검사와 Acetaminophen혈중 농도를 측정한다. 부작용이 거의 없다. 용법 및 용량: 처음에 140 mg/kg을 경구투여하고 심하면 매 4시간마다 70 mg/kg을 17차례까지 투여한다.
Deferoxamine (Desferal)	철제(iron salts) 중독량: 60~70 mg/kg 치사량: 60~180 mg/kg 중독의 정도는 백혈구수, 혈당증가, 구토와 설사횟수, 중추신경계 우울, 복부X선상의 음영에 의해 판단	중독이 심하면 혈청철 및 철결합능을 검사하기 위한 채혈 후 정맥으로 15 mg/kg/시간을 투여한다. 최대량: 80 mg/kg/1일 소변색이 포도주색이 된다.
Naloxone (Narcan)	Narcotic drugs, Propoxyphene, Pentazocine Diphenoxylate	Narcotics에 대한 해독제로 사용시 0.4 mg(1 ml)을 정맥주사나 근육 또는 피하주사를 하며 2~3분마다 2~3회 반복한다.
Ethanol	Methanol, Ethylene glycol	Ethanol 치료는 검사에 의한 진단이 나오기 전에 시행한다. 혈중치가 적어도 100 mg/dℓ(42 g/70 kg 성인)가 되도록 첫 부하투여 용량을 정한다.

수된 약물을 배출시켜야 하는데 여기에는 치료적 강제이뇨법, 복막 및 혈액 투석, 혈액관류법 등이 있으나 이용이 제약되어 있다.

① 강제 이뇨법

- 주로 신장으로 배설되는 약물의 경우에 효과가 있으며 소변의 pH를 함께 조절하면 더욱 효과가 있다.
- 살리실산염(Salicylate) 또는 페노바비탈(phenobarbital) 중독의 경우에는 수액을 다량 투여 후 furosemide로 이뇨하면서 중탄산나트륨(sodium bicarbonate)을 투여하여 소변을 알칼리로 하면 효과적이다.
- 스트리키니네(Strychnine)이나 암페타민(amphetamine) 중독에는 이뇨제와 함께 염화암모늄(ammonium chloride)을 사용하여 소변을 산성화하면 도움이 된다.
- 강제 이뇨방법은 대부분의 수면제, 최면제 중독에는 효과가 없으며 오히려 수분 전해질 불균형 및 폐기능 악화를 초래할 수 있다.

⊗ 금기

- 신부전증, 심혈관계에 이상이 있는 경우
- 수분 전해질 이상을 적절히 점검하는 시설이 미약한 경우
- 폐부종, 뇌부종, 항이뇨호르몬의 이상분비(Syndrome of inappropriate secretion of ADH, SIADH)가 있는 경우에는 신중을 기한다.

② 투석(dialysis)

- 수분 전해질 불균형이 같이 있거나 간부전 또는 신부전이 같이 있는 환자의 경우에 투석이 도움이 되는데 복막투석보다 혈액투석이 더 효과적이다.
- Salicylate, methanol, ethylene glycol 등의 중독성 약물에 혈액투석 효과가 있다.

③ 혈액관류(hemoperfusion)

- 환자의 혈액을 정맥 카세트를 통해 독물 흡착이 가능한 컬럼을 통과하게 한 후 다시 환자의 몸으로 되돌려 보내는 것으로 투석 치료보다 효과적이다.
- 활성탄 혈액관류가 도움이 되는 약물로는 심한 theophylline 중독, barbiturate 중독, salicylate 중독 등이 있다.
- 주로 나타나는 합병증은 감염과 혈소판 감소증이다.

제 11 장

식중독

Food Poisoning

1. 세균성 식중독
2. 자연독 식중독
3. 화학적 식중독

학습목표

- 세균성 식중독의 종류와 중독증상을 안다.
- 자연독 식중독의 종류를 알고 중독증상을 안다.
- 화학적 식중독의 종류를 알고 중독증상을 안다.
- 식중독의 응급처치를 할 수 있다.

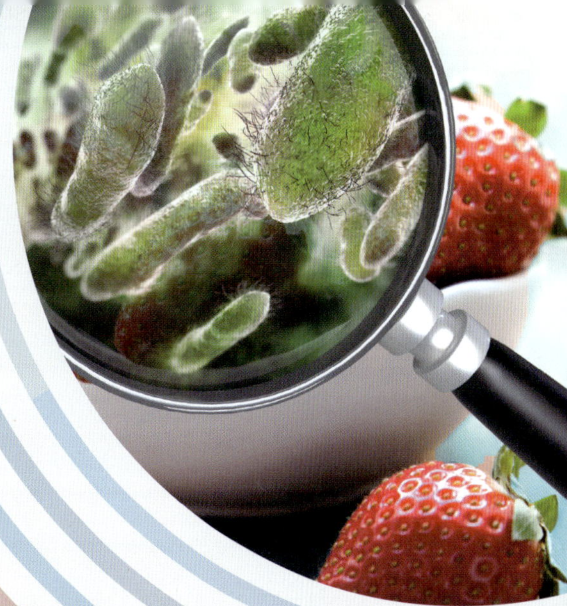

식중독이란 병원성 미생물이나 독성 화학물질이 함유되었거나 오염된 식품을 섭취한 후 단시간 내에 갑작스럽게 발생되는 질환을 총칭한 것으로 주로 구토, 오심, 복통, 설사 등을 주증상으로 하는 위장징후를 보이는 것이 보통이며 식중독의 진단은 임상적 결과와 역학조사의 결과가 병합됨으로써 이루어질 수 있다. 식중독의 종류는 원인에 따라 크게 세균성 식중독, 자연물에 의한 식중독, 화학물질에 의한 식중독 등으로 분류할 수 있다.

식중독의 전파는 거의 수질에 의하므로 집단적이고 지역적으로 발생하는 경향이 있으며 계절적으로는 온도가 높은 여름철에 주로 발생하는 경향이 있다.

1 ·:· 세균성 식중독

병원균이 대량 함유되어 있는 음식물이나 균의 존재 여부와는 관계없이 균에 의해 생산된 균 체외독소에 의해 식중독을 일으키며 복통을 호소한다.

(1) 감염형(infection type) 식중독

① 살모넬라 식중독(*Salmonella* food poisoning)

원인세균

*Salmonella*는 장내세균과에 속하는 아포를 만들지 않는 Gram음성의 간균으로서 동식물계에 널리 분포되어 있으며 주모성의 편모가 있어 운동성이 있다. 통성 혐기성으로 한천배지에서 잘 발육하여 24~48시간 만에 2~3 mm의 대장균과 비슷한 집락을 형성한다. 내열성은 비교적 약해서 60℃에서 20분이면 사멸한다.

감염원

쥐의 *Salmonella* 보균율이 2% 정도이며 식품이 쥐의 분변이나 오줌에 의해 오염되기도 하고 소, 돼지, 말, 개, 고양이 등의 가축이 *Salmonella*를 보균하고 있어 그 배설물을 통해 감염된다. 닭, 오리 등의 가금류도 고기나 알이 배설물에 오염됨으로서 감염원이 된다.

원인식품

우유, 식육, 달걀, 어패류, 도시락, 튀김, 어육연제품 등

발생시기

사철 발생하지만 호발시기는 기온과 습도가 높은 7~10월이다. 특히 관혼상제로 많은 사람이 모이는 장소에서 조리한 다음 오랫동안 보관된 음식을 먹는 경우에 많이 발생한다.

중독증상

- 가장 많이 발생하는 것은 위장염보다는 장염이며 조리한지 오래된 식품을 먹고 6~48시간이 지난 다음에 갑자기 발병한다.
- 잠복기는 식품중의 균량, 균종, 환자의 저항력에 따라 다르나 보통 12~24시간이다. 주 증상은 메스꺼움, 구토, 복통, 설사, 발열이며 이들 증상은 서로 전후해서 시작된다.
- 설사는 수양변으로 녹색을 띄는 경우가 많으나 때로는 점액변이나 점혈변인 경우도 있

다. 설사 횟수는 최고 5~10회 정도인데 항생물질을 투여하여도 뚜렷이 설사 횟수를 줄일 수는 없다.

- 발열은 급격히 시작하여 39℃를 넘는 경우가 자주 있고 3~4일 계속되는데 하열 경향이 나타난 뒤에도 미열이 계속되는 경우가 많다.
- 최고 발열병 일도 그 병일 후반이 되는 경우가 많은데 이것은 보통 *Salmonella*식중독의 특징이라고 할 수 있다.
- 중증인 경우에는 탈수 증상을 나타내고 shock, 혼수, 허탈상태를 거쳐 사망할 수도 있다.

예방법

- 쥐, 파리, 바퀴 등의 서식을 없애고 조리장, 부엌, 식품보관소 등에 이들이 침입하지 않게 한다.
- 급식 종사자나 식음 업자에 대해 정기적인 보균자 검색을 한다.
- 식품을 저온 보존하고 섭취 전에 반드시 재가열 한다.

응급처치

- 탈수에 대한 처치가 거의 유일한 방법으로 설사가 심하지 않고 환자가 물을 마실 수 있다면 수분을 경구적으로 공급한다.
- 설사가 심하거나 구토로 물을 마시지 못할 때는 정맥내로 수분을 공급하면서 전해질을 교정한다.
- 영양결핍 환자나 균혈증이 의심되는 성인 및 12세 이상환자는 3~5일간 트리메토프림(trimethoprim-sulfamethoxazole)제제를 1회 1.0 g씩 하루 2번 아침, 저녁식사 후에 투여하거나 암피실린(ampicillin) 100 mg/kg을 경구나 정주로 투여한다.
- 시프로플록사신(ciprofloxacin) 750 mg을 하루 2번 투여한다.
- 항생제는 엠피실린(ampicillin)캡슐을 성인의 경우 1회 250~500 mg씩 1일 4~6회 투여 하거나 주사인 경우 1회 250~1,000 mg씩 1일 2~4회 정주나 근주를 한다. 또는 코-트리목사졸(co-trimoxazole) 등을 투여하기도 한다.

② 장염 비브리오 식중독(*vibrio* food poisoning)

원인세균

장염 *vibrio* 균은 Gram음성의 간균이며 양단이 약간 둥글고 형체가 곧으나 약간 만곡한 것도 있다. 균체의 끝에 긴 편모가 있어 활발한 운동을 하며 3% 전후의 소금농도에서 가장 잘 발육하는 통성 혐기성균이다.

최적 발육 온도는 30~37℃, 최적 pH는 7.5~8.0인데 발육 속도가 매우 빨라서 10~12분에 한 번씩 분열하므로 신선한 식품 중에서도 적당한 염분만 있으면 2~3시간에 발병균량에 도달할 수 있다.

감염원

연안의 해수, 뻘, 프랑크톤(plankton) 등에 널리 분포하며 육지로부터 오염되기 쉬운 해역에 많다. 따라서 장염 vibrio로 오염된 해수가 감염원이 되어 어패류가 직접 오염되고 이들로부터 조리대, 식칼, 도마, 행주 등을 거쳐 간접적으로도 오염된다. 특히 여름철에 굴(oyster)이 음식과 관련된 경우의 90%를 차지하고 급속히 증식되며 환자의 분변을 거쳐 오염되는 경우도 많다.

원인식품

어패류 특히 굴, 회나 초밥 등의 생식

발생시기

일반적으로 5~11월에 발생하고 8월을 중심으로 7~9월의 3개월간에 집중적으로 발생한다.

중독증상

잠복기는 평균 10~18시간이나 섭취한 균량에 따라 달라지며 균량이 많을수록 잠복기가 짧아지고 증상이 심해진다.

주 증상은 복통, 설사, 발열 등의 전형적인 급성 위장염 증상을 나타낸다. 일반적으로 복부이화감과 때로는 심한 상복부통으로 시작하여 메스꺼움, 구토, 설사, 37~38℃ 정도의 발열을 일으킨다. 설사는 필발 증상으로서 수양변이고 때로는 점액변이나 점혈변이 나타나서 이질로 오인되는 수도 있다.

반수 이상은 평열로 경과하나 38℃ 전후의 과히 높지 않은 열이 있는 경우도 있다. 구토도 포도상구균 식중독에서처럼 심하지는 않다. 경과는 비교적 짧아 보통 1~3일이면 회복되지만 심한 설사가 계속된 후에 저체액성 쇼크에 빠지는 수도 있다.

간경변 환자 등의 면역 저하자인 경우 특히 심하고 사망률은 50%에 달한다. 만성 간 질환을 가진 사람과 면역이 저하된 사람은 굴 생식을 절대 삼가야 한다.

예방법

- 4℃ 이하의 저온에 약하므로 식품을 냉장 보관한다.

- 어패류를 담수로 깨끗이 씻는다.
- 60℃로 5분 또는 55℃로 10분간 가열한다.
- 여름철에 생식을 삼가야 한다.
- 2차 오염원이 될 수 있는 조리기구, 행주 등을 소독 건조시킨다.

응급처치

- 심한 설사로 탈수가 확인되면 락테이티드 링거용액(lactated Ringer's solution)이나 생리식염수를 20 ml/kg로 투여한다.
- 테트라사이클린(Tetracycline) 500 mg을 하루 4회 투여하고 페니실린(penicillin)을 성인의 경우 30~60만 단위(unit)를 1일 2~4회 근주해도 좋고, 엠피실린(ampicillin)캡슐을 1회 250~500 mg씩 1일 4~6회 투여한다.
- 클로람페니콜(chloramphenicol)을 성인의 경우 1회 1 g, 1일 1~2회 근주하고 소아는 1일 30~50 mg/kg을 근주한다.
- 세파로스포린(cephalosporin)과 아미노글리코시드(aminoglycoside) 등에도 감수성이 있으며 이런 약물이 실제로 효과적이다.

③ 병원성 대장균 식중독(Enterotoxigenic *Escherichia coli* food poisoning)

원인세균

병원성 대장균은 형태와 생화학적 성질이 일반대장균과 같다. 대장균은 장내 세균과에 속하는 Gram음성의 간균이며 주모성 편모가 있어 운동성이 있기도 하고 편모가 없어 비운동성인 것도 있다. 보통 배지에서 잘 발육하고 최적온도는 37℃이며 다음과 같은 종류가 있다.

- 장 병원성 대장균(enteropathogenic *E. coli*, EPEC): 빈곤한 사람들의 아이들이나 우유를 먹는 유유아(乳幼兒)의 하기(夏期) 설사증의 원인균으로 유아의 위장염을 일으키는 대장균이다. 정상적으로는 E. coli가 없는 부위인 십이지장, 상부회장에서 EPEC가 증식할 때 설사를 일으키지만 그 기전은 아직 불확실하다.
- 장관침습성 대장균(enteroinvasive *E. coli*, EIEC): 이질균과 같이 세포 침입성이 있으며 대장 점막 상피세포로 침입하여 세포의 괴사를 초래하고 결국 급성대장염을 일으킨다. 대변에는 점액뿐 아니라 농과 혈액이 섞이는 경우가 많다. 장상피세포의 침범이 필수적이며 독소(toxin)의 생산과는 무관하다. 인체에서 S상결장경검사(sigmoidoscopy)를 해보면 대장에는 염증이 있고 궤양이 보이며 이질 때와 흡사하다.
- 장관독성 대장균(enterotoxigenic *E. coli*, ETEC): 콜레라균이 생성하는 것과 비슷한 장

독소(enterotoxin)를 생산하며 여행자 설사증(traveller's diarrhea)의 중요한 원인균이다. 독소로 생기며 소장 상피세포의 아데닐 사이클라제(adenyl cyclase) 생산을 자극하여 cyclic AMP생산을 증가시켜 설사를 일으킨다. 신생아들은 걸리지 않고 소아나 어른들에게 잘 걸리는 대장균이다.

감염원

자연계에 널리 분포되어 있으며 주로 환자나 보균자의 분변이 감염원이며 건강한 사람은 2~8%, 개, 돼지 등의 동물은 7~22% 정도의 보균율을 보인다.

원인식품

햄, 치이즈, 소시지, 야채 salad, 두부 등의 가공품이며 유유아에게는 오염된 우유가 원인식이 된다.

발생시기

연 중 계절에 관계없이 발생하지만 여름철에 약간 많은 편이다.

중독증상

대장균류에 따라 다르며 다음과 같은 증상이 나타난다.

- 장 병원성 대장균(enteropathogenic *E. coli*, EPEC): 잠복기는 평균 10~24시간이며 긴 때는 3~4일이 되는 경우도 있다. 설사를 주로 하고 복통, 두통, 발열, 구토 등을 일으킨다. 수양성이고 점액이 섞인 설사를 하고 농이나 혈액이 섞이는 경우는 드물다. 보통 3~5일이면 회복하고 유유아는 잠복기가 짧고 중증을 나타내며 사망할 수도 있다.
- 장관침습성 대장균(enteroinvasive *E. coli*, EIEC): 이질과 같은 증상을 보이며 2~3일의 잠복기를 거치며 급격히 발병하고 오한, 전율, 발열, 구토, 설사, 하복부통을 일으키며 점액뿐 아니라 농, 혈액이 섞인 분변을 본다. 설사는 잦으나 하루 2~3회 정도로 가벼운 편이고 38℃ 정도의 발열이나 40℃ 정도의 고열인 경우도 있다.
- 장관독성 대장균(enterotoxigenic *E. coli*, ETEC): 복통과 수양성변의 배출이 심하고 가끔 콜레라(cholera)상의 쌀뜨물 같은 설사를 한다. 구토는 있으나 발열은 거의 없고 전신증상도 없다.

예방법

- 분변에 의해 식품이 오염되지 않도록 한다.

- 기저귀, 수건, 목욕물, 침구, 식기 등의 소독을 철저히 한다.
- 보균자를 잘 가려낸다.

응급처치

- 특별히 치료하지 않아도 치유되지만 심하면 탈수증상에 대한 처치, 즉 수액과 전해질의 교정이 주요 치료법이다.
- EIEC에 의한 이질 증상이 있는 경우에는 항균제를 투여한다.
- *E. coli*는 대체로 Gram음성 간균에 유효한 항생제에 대한 감수성이 높지만 현재는 ampicillin을 위시한 여러 항생제에 대한 내성균이 출현하여 ampicillin 단독사용은 불가하다. 이때 ampicillin에 클라뷰란산(clavulanic acid)를 합한 첨가제(augmentin)를 사용하면 효과적이다.
- *E. coli*인지 무엇인지가 불분명할 때는 아미노글리코시드(aminoglycoside)와 세팔로스포린(cephalosporin)제제 또는 penicillin제제의 병용이 좋다.

④ *Welchii*균 식중독(*Clostridium perfringens* food poisoning)

원인세균

*Welchii*균은 Gram양성의 비교적 큰 간균이며 아포를 형성하고 편모는 없어 비운동성이다. 아포는 보통 100℃로 5분간 가열하면 불활성화 하지만 식중독 중독기 병주인 내열성 A형균과 F형균의 아포는 100℃로 4시간 가열하여도 사멸되지 않는다.

*Welchii*균은 이들이 생산하는 12종의 독소와 효소에 의해 A~F의 6형으로 분류되는데 이중 식중독 원인균이 되는 것은 A형균이며 위장염 증상을 일으킨다. F형균은 심한 출혈성 장염 증상을 나타내는 괴사성 장염을 보인다.

감염원

식중독을 일으키는 내열성 *Welchii*균은 사람이나 동물의 분변, 토양 등에 널리 분포하며 사람의 보균율은 3~5% 정도이고 동물의 종류에 따라 다르나 10~40% 정도가 보균상태이다.

원인식품

조수육(鳥獸肉) 및 그 가공품, 어패류 및 그 가공품, 식물성의 단백식품이 대부분을 차지한다.

발생시기

6~9월에 많으나 겨울에도 많이 발생한다.

중독증상

- 내열성 A형균에 의한 경우: 8~20시간, 평균 12시간의 잠복기를 거쳐 복통과 수양성 설사를 일으키는데 주증상에 앞서 복부 팽만감이 있을 수도 있다.
  메스꺼움, 구토는 드물고 발열도 1~2% 정도이고 38℃를 넘지 않는다. 설사는 하루 수회이고 중증이라도 10회 이상을 넘는 경우는 드물고 수양성이 보통이지만 점혈변이 섞이는 경우도 있다. 대개 경증이며 1~2일 정도면 완전히 회복된다.
- F형균에 의한 경우: 2~3시간의 잠복 후 메스꺼움, 구토, 격심한 하복부통, 점혈변이 섞인 심한 설사, 설사가 심한 경우 탈수증상을 일으켜 저체액성 쇼크에 빠지는 수도 있다. 40% 정도의 높은 치사율이 있다.

예방법

- 사람이나 동물의 분변, 토양으로부터 식품이 오염되지 않게 한다.
- 식품은 냉장 보존하거나 열장한다.
- 보존식품은 가열한 후 먹는다.

응급처치

- 심한 설사로 탈수가 확인되면 락테이티드 링거용액(lactated Ringer's solution)이나 생리 식염수를 20 ml/kg로 투여한다.

⑤ *Arizona*균 식중독(*Arizona* food poisoning)

원인세균

*Salmonella*와 거의 비슷한 Gram음성의 간균으로서 주모성의 편모가 있어 운동성이 있다.

감염원

각종 동물에 널리 분포하고 특히 파충류, 닭 오리 등의 가금류에서 검출률이 높다. 뱀, 지렁이, 개구리 등에서도 검출된다.

원인식품

*Salmonella*와 거의 비슷하며 특히 가금류의 알과 그 가공품이 중독원인인 경우가 많다.

발생시기

기온과 습도가 높은 5~10월에 많이 발생한다.

중독증상

보통 10~12시간의 잠복기를 거쳐 복통, 설사를 일으키며 때로는 38~40℃의 발열이 있다. 대개 1~2일이면 회복된다.

예방법

- 쥐, 파리, 바퀴 등의 서식을 없애고 조리장, 부엌, 식품보관소 등에 이들이 침입하지 않게 한다.
- 급식 종사자나 식음 업자에 대해 정기적인 보균자 검색을 한다.
- 식품을 저온 보존하고 섭취 전에 반드시 재가열 한다.

⑥ 콜레라(cholera)

원인세균

*Vibrio cholerae*는 쉼표모양의 그람음성균으로 쌀뜨물 같은 심한 설사는 01-serotype *V. cholerae*에서 분비되는 장독소에 의해 나타나며 non-01 serotype를 지닌 균은 멕시코만의 오염된 조개류에 의해 발생한다.

감염원

환자와 보균자가 감염원이며 적조가 발생하는 지역의 생선, 어패류 등에 대량 노출되어있다. 특히 적조가 대량 발생하는 연근해에서 대량 서식하므로 전어회[그림 11-1]나 새우, 병어, 소라, 굴 등을 날로 섭취하는 것을 피해야 한다.

청어과에 속하며 연안어류로 6~9월에 바깥바다에 있다가 10~5월에 연안의 내만으로 이동한다. 3~6월에 연안의 내만에 떼를 지어 몰려와 저층에 산란한다. 가을에 맛이 좋아 회로 먹다가 콜레라에 감염된 사례가 많다.

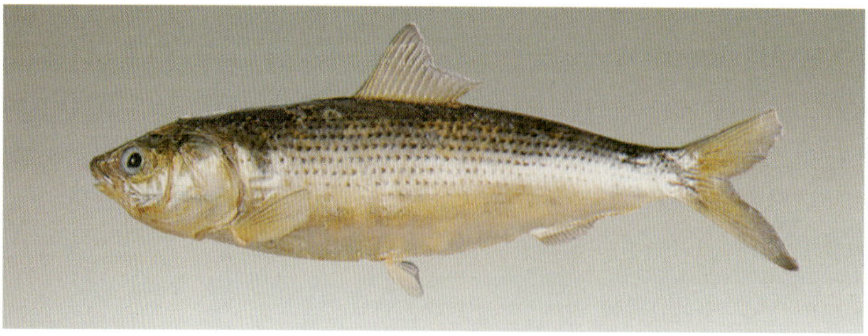

▶ 그림 11-1 전어

원인식품

생선회, 콜레라 오염음식물

발생시기

적조 발생이 많은 7~9월

중독증상

분비성 설사는 콜레라 독소로 불리워지는 장독소에 의해 발생하며 E.coli의 장독소와 유사하다. 이 독소는 5개의 결합성 peptide B와 1개의 분해성 peptide A로 구성되어 있다. 점액성과 소수의 백혈구를 포함한 쌀 뜨물 같은 설사를 하며 구토 등으로 탈수증상이 나타날 수 있다. 심하면 산독증과 순환성 허탈증에 빠지는 급성 장관질환이다.

예방 및 처치법

경구적으로 Na^{+}, Cl^{-}, bicarbonate, 물 등을 섭취하면 50%의 치사율을 1%대로 낮출 수 있다.

(2) 독소형 식중독

① 포도상구균 식중독(Staphylococcal food poisoning)

원인세균

생화학적 성상에 따라 황색 포도상구균(*Staphylococcus aureus*), 표피 포도상구균(*Staphylococcus epidermidis*) 및 부생성 포도상구균(*Staphylococcus saprophyticus*)으로 분류되지만 대부분의 감염증은 황색 포도상구균이며 용혈성 독소, 괴사성 독소 등의 균체외 독소와 식중독을 일으키는 독소로서 장독소(enterotoxin)을 생산한다.

황색 포도상구균은 Gram 양성의 구균이며 직경은 0.7~1.2 ㎛ 정도이다. 포도송이처럼 뭉쳐있지만 임상검체에서는 이러한 경향이 적고 연쇄구균처럼 보이기도 하지만 구균의 연결이 4~5개를 넘는 일은 없다.

*Staphylococcus*는 건조에 대한 저항력이 강하며 건조된 물질에서도 수개월간이나 살아있으며 단백질, 탄수화물, 지방 등을 모두 영양분으로 이용할 수 있어 신체의 어느 부위에서도 살 수 있다.

감염원

주로 사람의 화농소나 콧구멍, 목구멍 등에 존재하는 포도상구균이 감염원이 되며 기침, 재채기를 통해 식품에 오염된다. 소의 유방염에서 우유나 유제품이 1차 오염을 받고 착유자나 우유 처리 종사자의 화농소 등에서 우유가 2차적인 오염을 받을 수 있다.

원인식품

우유와 그 가공품인 크림류, 버터, 치즈 등을 비롯하여 육제품, 난제품 등 단백성 식품이 주를 이룬다.

발생시기

연 중 내내 발병하지만 특히 기온이 높고 세균증식 조건이 좋은 5~9월이 발생률이 높다.

중독증상

세균성 식중독 중에서 잠복기가 가장 짧아서 대체로 1~6시간이며 평균 3시간 전후인 경우가 많다.

발병은 급격하며 경부 압박감을 느끼고 타액분비가 증가하며 필발증상인 메스꺼움과 구토가 시작되고 때를 같이하여 설사도 시작된다. 구토는 상당히 심하여 처음부터 돌발적으로 시작되는 경우도 있고 분사적으로 토해내는 경우도 있다. 토물은 담즙 같은 경우가 많다.

수양성 설사를 하고 심할 때는 점액이나 혈액이 섞인다. 구토와 설사의 횟수는 5~10회로 많은 편이고 심하면 탈수 증상을 보인다.

발열은 별로 없지만 38℃ 정도이며 반대로 체온이 내려가는 경우도 있다. 혈압이 저하되고 맥박이 빨라지는 경우도 있으며 동시에 사지의 경련, 마비 등이 일어나기도 한다. 상당히 중증으로 보여도 1~2일 이내에 회복되고 예후도 좋아 합병증이 없는 한 거의 후유증 없이 완치된다.

예방법

- 식품 취급자나 조리 종사자는 손을 깨끗이 하고 화농성 질환이 없어야 한다.
- 식품은 10℃ 이하로 저온 저장한다.
- 식품을 실온에 오래 두지 않는다.
- 젖소의 유방염에 오염된 우유를 먹지 않는다.

응급처치

- *S. aureus*나 *S. epidermidis*의 약 90%는 베타-락타메이스(β-lactamase) 생산균이므로 penicillin G(benzylpenicillin)는 사용하지 않고 처음부터 β-lactamase의 영향을 받지 않는 메티실린(methicillin), 옥사실린(oxacillin), 클옥사실린(cloxacillin) 등을 사

용한다.

- methicillin은 성인의 경우 1회 1g을 근주 또는 1회 1~2 g을 정주로 1일 4~6회 투여하고 1일 최대 12 g까지 정주할 수 있다. 소아는 1일 25 mg/kg을 4회 분할 근주한다.
- oxacillin은 성인의 경우 250~500 mg을 4~6시간 마다 정주 또는 근주하고 20 kg 이하의 소아는 1일 50 mg/kg을 6시간마다 분할 투여하고 중증일 경우에는 성인의 경우 1 g 이상을 4~6시간마다 투여하고 20 kg 이하의 소아는 1일 100 mg/kg을 4~6시간마다 분할 투여한다.
- cloxacillin은 성인의 경우 1회 250~500 mg 캡슐을 1일 4회 투여하고 소아는 25~50 mg/kg을 4회 분할 투여한다. 주사는 성인의 경우 1회 250~500 mg을 1일 2~4회 근주한다.
- 메티실린에 저항력이 있는 S. epidermidis의 경우에는 반코마이신(vancomycin), 퀴놀론(quinolone) 등을 투여하고 때로는 클린다마이신(clindamycin), 푸시딕산(fusidic acid), 겐타마이신(gentamicin), 리팜핀(rifampin) 등을 투여한다.
- vancomycin은 성인의 경우 매 6시간마다 1바이알(vial) 또는 12시간마다 2바이알을 정주하고 소아의 경우에는 1일 20 mg/lb를 1일 수액 투여량에 나누어 투여한다. 경구투여의 경우에는 7~10일 동안 매 6시간 간격으로 500 mg을 투여한다.
- clindamycin은 성인의 경우 통상 6시간마다 150 mg씩, 중증에는 6시간마다 300~450 mg씩 투여하고 소아의 경우에는 경증시 1일 8~16 mg/kg, 중증일 때는 1일 16~20 mg/kg을 3~4회 분복 투여한다.

  시럽은 경증일 때는 1일 8~12 mg/kg, 중등도일 때는 1일 13~16 mg/kg, 중증일 때는 1일 17~25 mg/kg을 3~4회 분할 투여한다.

  체중 10k g 이하의 소아는 반스푼(2.5 ml)씩 1일 3회 투여를 최소량으로 한다.

  주사는 성인의 경우 중증시 1일 600~1,200 mg, 심한 중증시는 1일 1,200~2,700 mg을 2~4회 분할 투여하고 소아 중증시는 1일 15~40 mg/kg, 심한 중증시에는 3~4회 분할 투여한다.

  1개월 이하의 신생아는 1일 15~20 mg/kg을 3~4회 분할 투여한다.
- gentamicin은 체중 1 kg당 0.8~1.6 mg/day씩 근육주사하고, rifampin은 1일 1회 600~900 mg씩 경구투여 한다.

② 보튤리누스균 식중독(*Botulinus* food poisoning)

원인세균

*Botulinus*균은 Gram양성의 간균으로 길이는 4~6μ, 폭은 0.9~1.2μ이고 아포를 형성하며 주모성 편모가 있어 활발한 운동성이 있다. *Botulinus*균이 생산하는 *Botulinus*독소의 면역화학적 성질에 의해 A~G의 7형으로 분류되며 사람의 식중독과 관련이 있는 균은 A, B, E 및 F형이다.

이 독소는 외독소(exotoxin)라고 생각되어 왔으나 실제로는 세포막 단백질이며 용균될 때에 방출된다는 사실이 밝혀져서 외독소라고 할 수 없게 되었다. 이 독소는 독성이 약한 pro-toxin으로 존재하다가 세균세포내에 있는 효소로 분해되어야 강한 독성을 나타내게 되지만 일부 균주는 트립신 등으로 분해된 다음에 독성이 강한 독소가 된다.

감염원

*Botulinus*균은 토양, 하천, 호소, 동물의 분변 등에 널리 분포해 있으며 E형은 어류, 갑각류의 장관 내에 널리 분포되어 있으며 인체에서는 위보다도 소장점막에서 흡수된다.

원인식품

햄, 소시지 등의 식육제품에 의한 것이 많고 야채, 과일, 어류의 훈제품, 어류 등이 많다.

발생시기

연 중 내내 발병하지만 특히 기온이 높고 세균증식 조건이 좋은 5~9월이 발생률이 높다.

중독증상

잠복기는 보통 12~36시간이지만 때로는 5~6시간 이내일 수도 있고 72시간 이상이 되기도 한다. 대개는 메스꺼움, 구토, 복통, 설사 등의 전구증상에 이어 갑자기 이 식중독 특유의 신경증상을 나타낸다.

안(眼)증상으로서 시력저하, 복시, 안검하수, 동공확대, 광자극에 대한 반응지연 또는 무반응 등을 반드시 나타내고 이를 전후하여 인후부의 마비로 인한 타액분비저하, 갈증, 실성, 혀의 굳어짐, 언어장애, 연하곤란 등을 일으키며 이어서 변비, 복부팽만, 사지운동 마비 등의 증상이 나타난다.

*Botulinus*독소는 위장벽에서 흡수되어 신경계에 작용하는데 그 작용 부위는 콜린(choline) 작동성의 말초부교감신경종말과 운동신경의 신경근 접합부이며 아세틸콜린(acetylcholine)의 유리를 저지함으로써 자극전달을 차단하여 신경마비증상을 일으키며 호흡마비에 의하여

질식사하는 경우도 있다.

중증일 때는 호흡마비, 무뇨 등으로 사망하게 된다. 대개 발병 4~8일 이내에 사망하는데 10일 이상 생존하면 회복되는 것이 보통이다. 발열이 없고 사망직전까지 의식이 명료한 것이 특징이다. 세균성 식중독 중에서 치사율이 가장 높다.

예방법

- 토양 등에 의해 식품이 오염되지 않게 한다.
- 통조림이나 병조림을 제조할 때 멸균을 철저히 하여 아포를 사멸한다.
- 식품을 먹기 전에 가열시킨다.

응급처치

- 호흡부전시는 구마비가 심해지기 전에 기도삽관이나 호흡기 환기로 치료하고 연하 장애가 지속되면 비경구적 수액이나 영양공급을 한다.
- 매개체로 의심되는 식품을 먹은 사람은 먹은지 수 시간 이내라면 위세척을 하고 시간이 많이 지났으면 설사를 시켜 흡수되지 않은 독소를 배출시킨다.
- 유아의 경우는 식중독과 같이 치료하지만 항독소는 사용하지 않아도 예후가 나쁘지 않다.
- 항생제로 penicillin G가 사용되지만 *C. botulinum*이 자라고 있는 부위가지 잘 도달하지 못하므로 큰 효과를 기대하기 힘들다.

③ 세레우스균 식중독(Cereus food poisoning)

원인세균

Gram 양성의 간균으로 주모성 편모가 있고 아포를 형성한다. 10~48℃에서 발육하며 최적온도는 28~35℃이다. 이 균의 장독소(enterotoxin)는 설사원성(泄瀉原性)으로 장관에서 아데닐산염 사이클효소(adenylate cyclase)를 활성화하여 액체저류를 일으키며 균의 대수증식기나 아포 형성전의 대수증식 후기에 생산되는 균체외 독소이다.

감염원

주로 부패 세균이다.

원인식품

설사형의 원인식품은 주로 양념이나 향료를 사용한 식품이나 요리로서 육류나 채소의 스프, 푸딩(pudding), 바닐라 소스(vanilla sauce) 등이 대표적이다.

구토형은 주로 쌀밥이나 볶음밥 등이다.

발생시기

연 중 내내 발병하지만 특히 기온이 높고 세균증식 조건이 좋은 5~9월이 발생률이 높다.

중독증상

구토형과 설사형의 임상증상은 (표 11-1)과 같다.

▶ 표 11-1 *Bacillus cereus*식중독의 임상증상

	구토형	설사형
잠복시간	1~5시간	8~16시간
증상지속시간	12~24시간	12~24시간
증상 - 구토	대단히 빈번하다.	때때로 볼 수 있다.
- 설사	상당히 빈번하다.	대단히 빈번하다.
- 메스꺼움	대단히 많다.	때때로 볼 수 있다.
- 복통	상당히 많다.	대단히 많다.
- 두통	자주 있다.	때때로 볼 수 있다.
- 발열	때때로 볼 수 있다.	때때로 볼 수 있다.

예방법

- 음식은 10℃ 이하로 보관하고 음식을 실온에 오랫동안 방치하지 않는다.

응급처치

- 항생제에 대한 감수성이 일정하지는 않지만 대개 겐타마이신(gentamycin), 테트라사이클린(tetracycline), 클로람페니콜(chloramphenicol) 등이 항균력이 있어서 환자 치료에 사용되며 설사의 경우는 식중독 치료의 일반원칙에 따른다.
- gentamycin은 1일 0.8~1.6 mg/kg을 근육주사하고, tetracycline은 0.25 g씩 1일 4회 경구 투여한다. Chloramphenicol은 1 g씩 1일 1~4회 경구투여 한다.

(3) 기타 세균성 식중독

① 장 구균 식중독(*Streptococcus* food poisoning)

원인세균

장구균은 사람과 동물의 장관내 상재균으로 연쇄상구균속의 D군(*Enterococcus* group)으로 분류되며 *Streptococcus faecalis*가 식중독을 일으킨다. 이 균은 10~45℃에서 발육하며 소금농도 6.5%의 배지나 pH9.6에서 발육할 수 있고 60℃ 가열에서도 30분간 견디는 열 저항성을

갖는다.

감염원

사람과 동물의 분변에 의해 식품이 2차 오염된다.

원인식품

치이즈, 소시지, 코코넛 크림, 파이, 분유, 햄, 두부와 그 가공품 등

발생시기

연 중 내내 발병하지만 특히 기온이 높고 세균증식 조건이 좋은 5~9월이 발생률이 높다.

중독증상

잠복기는 1~36시간이며 평균 5~10시간이다. 메스꺼움, 구토, 설사, 복통을 주 증상으로 하는 급성 위장염증상을 나타내며 대개 1~2일이면 완전히 치유된다.

설사는 수양성이지만 농이나 혈액은 볼 수 없고 복통은 경련성 동통인 경우가 많으며 발열은 거의 없다.

응급처치

- D군의 장구균은 penicillin G에 대한 감성이 좋지 않으므로 ampicillin을 사용한다.
- ampicillin은 500~1,000 mg씩 4~6시간 간격으로 경구투여하고 1일 10 g까지 근육이나 정맥주사를 한다.

② 프로테우스균 식중독(*proteus* food poisoning)

원인세균

장내 세균과의 *proteus*속균의 일부 특정주에 의한 식중독이다. Gram음성의 간균으로 운동성이 있는 호기성 또는 통성혐기성균이다. 부패균으로 식중독 원인균으로 보고된 것은 *P. vulgaris*, *P. mirabilis*, *P. morganii*이다.

감염원

설사증 환자의 분변, 어패류

원인식품

신선도가 좋지 않은 수육과 어패류

발생시기

연 중 내내 발병하지만 특히 기온이 높고 세균증식 조건이 좋은 5~9월이 발생률이 높다.

중독증상

잠복기는 4~35시간인데 평균 12~16시간의 잠복기를 거쳐 구토, 설사, 복통, 발열 등의 급성위장염증상을 일으키고 두통이 따르는 경우도 있다. 7일 이내에 거의 회복되고 사망하는 일은 없다. 하계 아동설사증의 원인균이기도 하다.

응급처치

- 가나마이신(kanamycin), 겐타마이신(gentamicin), 아미카신(amikacin) 등의 아미노글리코사이드(aminoglycoside)가 가장 효과적이지만 내성균이 나타나고 있다.
- kanamycin은 성인의 경우 1회 1바이알씩 1일 1회 또는 2회 근주하고 고령자는 1회 용량을 0.5~0.75 g으로 투여한다.
- gentamicin은 체중 1 kg당 0.8~1.6 mg/day씩 근육주사하고, amikacin은 성인 및 유, 소아는 1일 15 mg/kg을 2~3회 분할 근주 또는 점적 정주하고 신생아의 경우는 초회량 10 mg/kg, 이후 7.5 mg/kg을 매 12시간마다 투여한다.
- 엠피실린(ampicillin), 카베니실린(carbenicillin), 세파로스포린(cephalosporin)제제도 효과가 있고 퀴놀론(quinolone)계열의 항균제나 코-트리목사졸(co-trimoxazole)도 유효하다.
- ampicillin은 성인의 경우 250~500 mg캡슐을 1일 4~6회 투여하고 주사는 1회 250~1,000 mg씩 1일 2~4회 정주 또는 근주한다.

③ 에르시니아 엔테로콜리티카 식중독(*Yersinia enterocolitica* food poisoning)

원인세균

장내 세균과로 분류된 *Yersina enterocolitica*는 Gram음성의 간균으로 30℃ 이하에서는 주모성 편모를 갖고 운동하지만 37℃에서는 편모를 잃어 운동성이 없다. 현재까지 34종류의 균체 O항원, 1종류의 협막 K항원, 19종류의 편모 H항원이 밝혀져 있다.

감염원

가축 특히 소와 돼지, 애완동물인 개와 고양이, 쥐 등이 보균하여 감염원이 된다.

원인식품

오염된 우유, 식육 및 음용수에 의해 감염된다.

발생시기

최적 발육온도가 30℃ 전후이어서 여름철 고온기에 많이 발생하는 일반 식중독과는 달리 봄, 가을처럼 비교적 선선한 계절에도 식중독을 일으킬 가능성이 있다.

중독증상

잠복기는 2~5일이며 2세 이하의 유아에서는 복통, 발열 등이 따르는 위장염, 소아에서는 설사증을 일으킨다. 그 외에 회장말단염, 장간막 임파절염, 충수염, 관절염, 패혈증 등을 일으킨다.

응급처치

- 아미노글리코사이드(aminoglycoside), 클로람페니콜(chloramphenicol), 테트라사이클린(tetracycline), 설포나마이드(sulfonamide), 코트리목사졸(cotrimoxazole) 등에 대하여 감성이지만 penicillin G에는 내성이고 엠피실린(ampicillin), 세파로스폴린(cephalosporin) 내성균도 있다.

④ 캠필로박터 식중독(*Campylobacter* food poisoning)

원인세균

원인균인 *Campylobacter jejuni*와 *Campylobacter coli*는 Gram음성의 간균으로 특징적인 콤마상의 형태를 가지며 균체의 한쪽 끝 또는 양쪽 끝에 균체의 2~3배나 긴 편모가 있어서 특유의 스크류(screw)상 운동을 한다. 발육 온도범위는 31~46℃이고 25℃에서는 발육할 수 없다.

감염원

*Campylobacter*균에 오염된 물이나 식품이 감염원이며 닭, 소, 돼지, 개, 고양이 등의 동물에 널리 분포하며 특히 체온이 42℃에 가까운 동물에 많다.

중독증상

잠복기는 2~11일이며 보통 2~4일로 추정되며 임상증상은 복통, 구토, 설사, 발열을 주증으로 하며 설사는 하루 수회에서 10수회이고 점액이나 농이 섞이며 혈액이 섞이는 수도 있다. 발열은 보통 38~40℃이지만 없는 경우도 있고 복통은 배꼽주위나 하복부에서 일어난다. 복통이나 그 밖의 증상은 보통 3~4일이면 회복되지만 설사는 1주일 이상 계속되는 수가 있다.

응급처치

- 에리트로마이신(Erythromycin) 250~500 mg을 하루 4회 5~7일간 투여하거나 사이프로프록사신(ciprofloxacin) 500 mg을 5~7일간 투여한다.
- 테트라사이클린(tetracycline)은 성인의 경우 1일 1 g을 4회 분복하고 소아는 1일 25~50 mg/kg을 4회 분복시킨다. 발열과 증상이 소실되어도 24~48시간 동안 더 투여한다.

⑤ NAG vibrio 식중독(NAG *vibrio* food poisoning)

원인세균

NAG *vibrio*(non-agglutinable *vibrio*)는 *V. cholerae*항혈청(O group 1)과는 응집반응이 생기지 않고 임상적으로도 콜레라를 일으키지 않아 non-agglutinable *vibrio*라고 불리웠지만 1970년대 들어와서 이들에게도 병원성이 있다는 사실이 인식되면서 NCV(non-cholera *vibrio*)라고 부르게 되었다. NAG *vibrio* 식중독균은 Gram음성 간균으로 *Vibrio cholerae non-*01 및 *Vibrio mimicus*가 원인균이다.

감염원

어패류에 균이 오염되어 조리대, 도마, 식칼, 행주 등을 거쳐 2차적으로 오염된다.

원인식품

생선회, 어패류가 대표적인 원인식품이다.

발생시기

연 중 내내 발병하지만 특히 기온이 높고 세균증식 조건이 좋은 5~9월이 발생률이 높다.

중독증상

잠복기는 5~13시간으로 평균 8시간 반이지만 20~30시간, 48시간 이내일 때도 있다. 급성 위장염이 주로 나타나고 수양성 설사, 복통, 구토, 발열 등을 일으키며 때로는 콜레라상의 설사, 구토를 일으키기도 한다.

응급처치

- 상실된 수분과 전해질을 보충한다. 경증인 경우에는 경구적으로도 보충할 수 있지만 중증환자는 정맥주사로 보충하며 일반 설사환자의 처치와 같이 한다.
- 심한 탈수의 경우에는 생리식염수 1,000 ml를 10분 이내에 전부 들어갈 수 있도록 주사하

고 한편으로는 탈수량을 측정하여 계속 정맥주사를 실시한다. 이때 탈수량의 1/2이 1시간 내에 들어가고 전량이 2~4시간 내에 보충되도록 빨리 주입한다.

- 정맥주사는 생리식염수 2,000 ml를 주사한 다음 2%탄산수소트륨($NaHCO_3$)를 1,000 ml 주사하는 방법으로 탈수량을 보충한다. 이때 탄산수소나트륨을 주사하는 이유는 대사성 산독증을 예방하기 위함이다.
- 소아의 경우는 대변으로 배설되는 전해질의 내용이 어른과 다르며 Na^+의 배설이 적고 K^+의 배설이 많아서 어른처럼 치료하면 의식장애와 경련 등의 신경계 증상과 폐수종, 부정맥 등이 나타난다.
- *V. cholerae*에 대한 항균력이 있는 항생제는 많지만 항생제의 사용은 2차적인 의미가 있을 뿐 탈수가 주 증상인 콜레라 치료에서는 수액을 대신할 수 있는 치료는 아니다. 다만 항생제를 사용하면 균 증식이 중지되고 장독소(enterotoxin)의 생산도 중지되므로 탈수상태에는 도움이 안되지만 앞으로 생기는 설사는 감소시킬 수 있다.
- 항생제로는 테트라사이클린(tetracycline)제제가 0.5 g씩 1일 4회로 2일간 사용되지만 doxycycline을 0.1 g씩 1일 2회로 2일간 복용하는 것도 효과가 있다.

⑥ *Vibrio fluvialis*에 의한 설사증

원인세균

Gram음성의 통성혐기성 간균으로 균체 끝에 한 개의 편모가 있어 운동성이다. 이 균은 이열성(易熱性) 장독소를 생산하여 설사증을 일으키는데 관여한다.

감염원

연안해역에 널리 분포하여 어패류를 매개로 사람에게 감염된다. 오징어, 낙지, 다랑어, 방어, 전갱이 등에서 균이 검출된다.

원인식품

연안해역에서 잡은 어패류가 원인식품이다.

발생시기

여름철에 비교적 집중하여 발생한다.

중독증상

15~24시간의 잠복기를 거쳐 수양성 설사를 일으킨다. 설사는 비교적 가벼운 것이 보통이

나 일부 환자는 복통, 발열이 있고 드물게는 설사변에 혈액이 섞이는 경우가 있다.

응급처치

- NAG *vibrio* 식중독 처치와 유사하다.

⑦ 에로모나스(*Aeromonas*)균 식중독(*Aeromonas* food poisoning)

원인세균

담수에 있는 *Aeromonas*속 균으로 담수어, 개구리 등의 양서류에 있다. 인체에 대한 감염증은 결합직염(cellulitis)이나 상처감염이 많고 경한 위장염 또는 콜레라와 비슷한 설사 또는 이질과 비슷한 증세를 나타낸다.

감염원

하천, 담수어에 많이 분포하므로 물이나 매개체로 하여 사람에게 감염된다.

원인식품

원인식품은 명확하지 않으나 마카로니(macaroni)나 게의 크로켓(croquette) 등이 원인식품이다.

중독증상

잠복기는 8~9시간인 경우와 5~6시간인 경우의 두 가지가 있다. 주요 증상은 급성위장염으로서 설사, 복통, 메스꺼움, 구토 등을 일으키고 발열이 있는 경우가 많다.

응급처치

- 아미노글리코사이드(aminoglycoside), 퀴놀론(quinolone), 클로람페니콜(chloramphenicol), 코-트리목사졸(co-trimoxazole) 등은 항균력이 있지만 엠피실린(ampicillin), 카베니실린(carbenicillin) 등은 항균력이 없고 세파로스포린(cephalosporin)이나 테트라사이클린(tetracycline)은 항균력이 일정하지 않다.

⑧ Plesiomonas균 식중독(*Plesiomonas* food poisoning)

원인세균

*Plesiomonas shigelloides*에 의하여 일어나고 담수 중에 상존하는 Gram음성의 간균으로 통성혐기성이며 아포나 협막이 없고 여러 개의 편모가 있어 운동을 한다.

감염원

담수환경에 널리 분포하여 연못, 하천, 호수나 뻘 중에 많이 존재하며 우렁이나 도룡농, 고양이나 개에서 많이 검출된다.

원인식품

어패류를 주로 하는 수산식품이 원인식품이다.

중독증상

잠복기는 10~50시간으로 수양성 설사, 복통이 주증상이고 오한, 두통, 메스꺼움, 발열 등을 나타낸다.

예방법

담수성이므로 반드시 물을 끓여서 먹어야 한다.

⑨ Allergy상 식중독(*Allergy* food poisoning)

원인세균

히스타민(histamine) 생산력이 강한 *Proteus morganii*이 원인균이며 Gram음성의 간균이다.

감염원

여름철 어패류, 가열되지 않은 건어물에 오염된 경우가 많다.

원인식품

꽁치, 정어리, 전갱이, 고등어, 다랑어 등의 적색어류와 회, 건어물, 찜, 구이 등에서 발생한다.

중독증상

잠복기는 5분~1시간이며 주증상은 안면홍조, 두통, 두드러기 등을 일으키고 때로는 발열, 구토, 설사 등을 일으킨다. 12시간 이내에 보통 회복된다. Histamine에 의해 일어나는 경우가 많아 Histamine중독이라고도 한다.

(4) 세균성 식중독의 일반적인 예방대책

- 원인균의 식품오염을 방지한다.
- 냉장 및 냉동보관으로 오염된 균의 발육, 증식을 방지한다.
- 가열, 자외선조사 등으로 오염균을 사멸시킨다.

- 위장장애자, 화농성질환자, 전염병환자 및 보균자는 식품의 제조, 가공, 조리 및 취급을 금지한다.
- 식품의 제조, 가공, 조리에 관여하는 자는 정기 건강진단 및 검변을 실시한다.
- 식품제조, 가공, 조리장의 청결유지, 조리기구 및 식기 등의 소독을 철저히 한다.
- 식품위생법을 준수한다.

2 자연독 식중독

(1) 식물성 식중독

① 독버섯류

버섯은 대형 균류의 속칭으로 식용할 수 있고 맛도 좋지만 독성을 지닌 것이 많이 있다. 식용버섯과 독버섯을 구별할 수 있는 과학적인 방법이 없기 때문에 중독사고가 빈번히 발생하고 있다. 식용버섯 가운데서도 생장하면서 독성을 품는 경우가 있으며 특정한 체질을 가진 사람에게만 유독한 경우도 있다. 어떤 종류는 매일 섭취함으로써 해가 없는 경우도 있는 것처럼 유독성분과 중독증상은 버섯의 종류에 따라 매우 다양하다.

[유독성분]

muscarine

– 땀버섯에 가장 많고 광대버섯[그림 11–2], 마귀광대버섯 등에도 있는 알칼로이드의 일

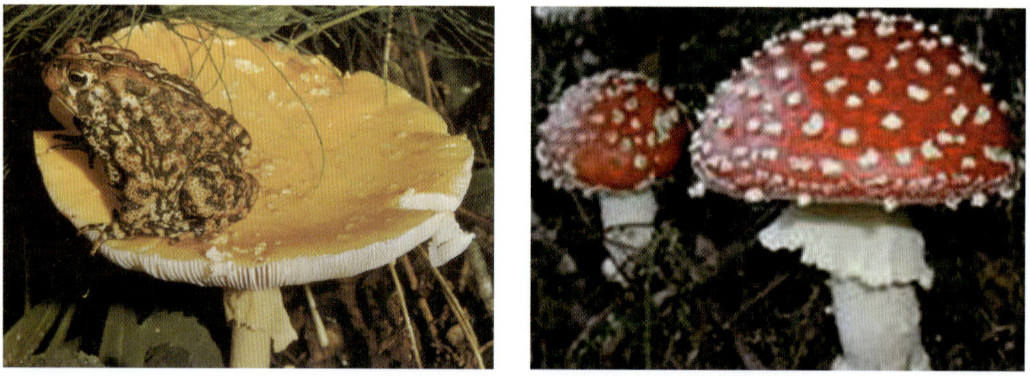

▶ 그림 11-2 광대버섯 노랑색을 띄지만 장소에 따라 흰색이나 붉은 빛을 띄기도 한다.

종으로 맹독성이다.

- 부교감신경 말초를 흥분시켜서 췌액, 담즙 등 각종 체액의 분비항진, 축동, 호흡곤란, 위장의 경련성 수축, 자궁수축 등을 일으킨다.
- 사람의 치사량은 경구로 500 mg, 피하주사로 2~5 mg이다.

muscaridine

- 광대버섯에 함유되어 있고 pilzatropin이라고도 하며 L-hyoscyamine과 대략 같은 것으로 알려져 있다.
- atropine과 비슷한 뇌증, 산동, 일과성광소상태(一過性狂騷狀態)를 일으킨다.

choline

- 독성은 약하나 muscarine과 비슷한 작용을 나타낸다.

neurine

- choline으로부터 부패작용에 의해 생기며 muscarine과 비슷한 작용을 나타낸다.

phaline

- 알광대버섯, 독우산광대버섯 등에 함유되어 있는 일종의 배당체이며 맹독성이다.
- 강한 용혈작용이 있고 cholera상 증상을 나타내며 가열하면 파괴된다.

amanitatoxin

- 알광대버섯, 독우산광대버섯 등에 함유되어 있으며 버섯류에 함유된 유독성분 중 가장 맹독성이며 내열성이다.
- 간과 신장의 조직을 파괴하고 핵산의 생합성을 저해한다.
- phaline과 비슷한 증상을 나타내며 10~20시간의 잠복기를 거쳐 복통, 강직, cholera상 증상을 보이며 수 일 내에 사망한다.

agaricic acid

- polyporeae fomes officinales에 함유되어 있으며 독성은 그다지 강하지 않다.
- 위장염, 설사, 구토, 두통, 발한 등을 일으킨다.

pilztoxin

- 광대버섯, 마귀광대버섯 등에 함유되어 있는 유독성분으로 비교적 불안정하고 열이나 건조에 약하다.
- 반사항진, 평형장해, 경련 등의 중독증상을 일으킨다.

[중독증상]

위장 장해형

– 냄새무당 버섯, 화경버섯, 굽은외대버섯 등에 의해 나타나지만 사망하는 경우는 거의 없다.

– 구토, 복통, 설사 등을 일으킨다.

cholera상 증상형

– 알광대버섯, 독우산광대버섯 등에 의해 나타난다.

– 심한 위장염을 나타내고 쇠약, 경련, 혼수상태를 보이다 사망하는 경우가 많다.

신경계 장해형

– 광대버섯, 마귀광대버섯, 땀버섯 등에 의해 나타난다.

– 심한 위장장해를 나타내고 헛소리, 환각, 경련, 혼수 등의 중추신경계 증상을 나타낸다.

혈액독형

– 마귀곰보버섯 등에 의해 나타난다.

– 위장장해에 이어 황달, 빈혈, 혈뇨 등을 보인다.

뇌증형

– 미치광이버섯, 굽은외대버섯 등에 의해 나타난다.

– 일시적으로 흥분, 환각, 명정(酩酊)상태 등을 일으킨다.

응급처치

- 활성탄과 하제를 투여한다.
- 위 세척을 실시하고 시일이 경과했을 때 강심제, 포도당을 주사하는 것이 좋다.
- 위장관염에 의한 저혈압이 있으면 환자를 눕히고 정질(crystalloid)용액을 정주한다.
- muscarine중독에는 아트로핀 0.01~0.03 mg/kg을 정주하면 콜린성 증상을 완화시킬 수 있다.

② 감자(*Solanum tuberosum*) [그림 11-3]

– 감자에는 solanine이라는 배당체가 0.005~0.01% 정도 함유되어 있어 유해하지는 않으나 발아하거나 일광에 노출되면 녹색화 되면서 0.2~0.4%로 증가하게 되어 식중독을 일으키는 수가

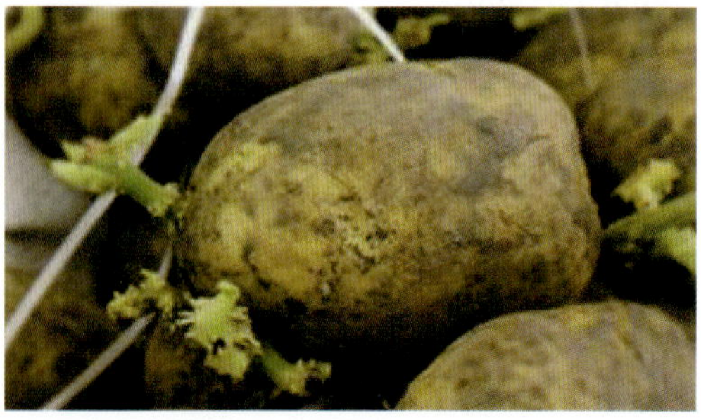

▶ 그림 11-3 감자

있다. Solanine은 용혈, 운동중추 마비, 국소자극 등의 작용을 갖는데 이는 생체내의 cholinesterase의 작용을 억제하여 독작용을 나타낸다.

- 중독증상은 섭취 후 수 시간 내에 나타나며 복통, 설사, 구토, 현기증, 졸음, 가벼운 의식 장해 등이며 발열은 없다.

③ Cyan배당체 함유식물

- 미숙한 매실이나 살구씨 등에 amygdalin이라는 Cyan배당체가 함유되어 있고 버어마콩(=오색두)에는 phaseolunatin이라는 Cyan배당체가 함유되어 있는데 이것이 각각 효소에 의해 분해되면 청산(HCN)이 생겨 중독을 일으키게 된다. 이밖에 수수에 dhurrin이라는 Cyan배당체가 함유되어 있고 미숙한 은행에도 Cyan배당체가 함유되어 있다.
- 중독증상은 두통, 소화불량, 구토, 설사, 복통 등의 소화기계증상, 호흡곤란, 전신의 강직성경련을 일으키며 중증인 경우에는 호흡중추 마비로 사망하게 된다.
- 청산은 일종의 원형질 독으로 cytochrome 산화효소를 저해하여 조직호흡을 급속히 저하시켜 순식간에 사망하게 된다.

④ 독미나리(*Cicuta virosa*)

- 미나리와 비슷하여 미나리로 잘못 알고 섭취하면 식중독을 일으킨다.
- 독성분은 cicutoxin이며 특히 지하경에 많이 함유되어 있다. 섭취 후 수분~2시간 이내에 상복부의 동통, 구토, 현기증, 경련을 일으키며 중증일 때는 수시간 이내에 의식 불명이 되고 10~20시간에 호흡마비로 사망하게 된다. 근경 하나로 사망할 수 도 있다.

⑤ 꽃무릇(*Lycoris radiata*)

- 지하경에 약 8% 정도의 전분이 있어 전분원료로 쓰이는데 이 전분이 정제가 잘 안되면 중독을 일으킬 수가 있다.
- 독성분은 최토작용이 강한 맹독성 알카로이드인 lycorine이며 중독시 구토를 일으키고 중증일 때는 경련, 호흡마비를 거쳐 사망할 수도 있다.

⑥ 가시독말풀(*Datura alba*)

- 종자가 검고 참깨와 비슷하여 잘못 알고 섭취하면 중독을 일으킨다.
- 독성분은 hyoscyamine, scopolamine, atropine 등이며 뇌흥분, 심계항진, 호흡정지 등의 중독증상이 나타난다.

⑦ 미치광이풀(*Scopolia parviflora*)

- 지하경을 마로 잘못 알거나 싹을 산나물로 오인하여 식용했을 때 중독을 일으킨다.
- 중독 원인물질은 알칼로이드인 hyoscyamine과 atropine이다. 중독증상은 뇌흥분, 심계항진 등이 나타난다.

⑧ 붓순나무(*Illicium anisatum*)

- 대회향(大茴香)으로 잘못 알고 식용했을 때 중독을 일으킨다.
- shikimin, shikimitoxin, hananomin 등의 유독성분에 의해 구토, 현기증, 경련 등이 일어나고 심할 때는 허탈, 청색증(cyanosis)을 거쳐 사망할 수도 있다.

⑨ 독공목(*Coriaria japonica*)

- 흑자색으로 익었을 때는 단맛이 있어 특히 어린이들이 열매를 과일로 오인하여 먹었을 때 중독증상을 일으킨다.
- 유독성분은 coriamyrtin과 tutin이며 경련독이다. 중독증상은 구토, 경련을 일으킨다.

⑩ 바꽃(=부자, *Aconitum chinense*)

- 수인삼(藪人蔘), 이륜초 등으로 잘못 알고 식용했을 때 급성중독을 일으킨다.
- alkaloid인 aconitine, mesaconitine 등 맹독성분을 함유하고 있어 마비성 중독을 일으킨다. 입술과 혀가 아프고 입과 얼굴이 저리며 위통, 구토, 사지마비, 언어장해 등을 일으킨다. 중증일 때는 3~4시간 후에 호흡이 마비되어 사망할 수 있다.

⑪ 피마자(*Ricinus communis*)

- 피마자유는 ricinoleic acid를 많이 함유하며 설사약으로 이용되는데 그 원료인 종자에는 alkaloid인 ricinine과 유독 단백체인 ricin과 그 밖에 알러지(allergy)증세를 일으킬 수 있는 알러지항원(allergen)이 함유되어 있어 이로부터 얻은 피마자유나 유박에 의해서 중독을 일으키는 수가 있다.
- 복통, 구토, 설사와 allergy상 증상을 나타낸다.

⑫ 목화씨

- 목화씨에 고시폴(gossypol)이란 유독물질이 함유되어 있다.
- 체내에서 출혈성 신염과 신장염 등의 중독증상을 나타낸다.

⑬ 독보리(*lolium temulentum*)

- 독보리가 밀과 혼생하여 수확되어 밀과 함께 식용하면 중독증상을 나타낸다.
- 유독 alkaloid인 테무린(temuline)이 약 0.06% 함유되어 있어 중독시에는 두통, 메스꺼움, 현기증, 이명, 구토, 위통, 설사, 변비 등을 나타내며 중증일 때는 배뇨곤란이 일어 허탈, 경련, 혼수 등을 일으켜 사망할 수도 있다.

(2) 동물성 식중독

① 복어(globe fish)

- 복어 중에는 무독한 것도 있고 20종 이상의 유독한 것도 있으며 복어 종류에 따라 유독부위와 독력에 차이가 있다.
- 산란기 직전인 5~7월에 가장 독력이 강하나 겨울에 많이 먹기 때문에 11월~3월 사이에 중독사고가 많으며 치사율도 60%에 이른다.
- 난소와 간장이 가장 독력이 강하고 장, 피부에도 독이 존재한다.
- 복어 독은 테트로도톡신(tetrodotoxin)이며 약알카리성 물질로 물에는 녹지 않고 산성인 물에는 녹는다. 60% ethanol에는 다소 녹으며 220℃ 이상 가열하면 흑색이 되고 4% NaOH에 의해 4분이면 무독화 된다.
- 복어 독은 흡수와 배설이 빨라서 식후 30분, 늦어도 2~3시간이면 증상이 나타난다. 치사까지는 1시간 30분에서 8시간 정도이며 8시간이 넘어서면 회복될 확률이 크다. 중독증상은 다음과 같이 4단계로 나눌 수 있다.

  - **제1도** 입술 주위나 혀끝의 지각이 마비되고 구토를 일으키며 무게에 대한 감각이 둔화되고 보행은 할 수 있어도 술 취한 듯이 비틀거린다. 구토가 있는 경우에는 뒤끝이 좋지 않다.
  - **제2도** 지각마비가 진행되어 촉각, 미각이 둔해지는 한편 손발의 운동장해, 발성장해, 호흡곤란이 나타난다. 혈압도 현저히 떨어지나 건반사는 정상이고 의식도 뚜렷하다.
  - **제3도** 골격근의 완전마비로 운동불능, 발성곤란, 연하곤란 등이 나타나고 호흡곤란과 혈압강하는 더욱 심해진다. 청색증(cyanosis)도 나타나고 의식도 점점 혼탁해 지고 모든 반사기능이 소실된다.
  - **제4도** 의식이 불명해지고 대개는 호흡정지로 사망한다. 이 시기에도 심박동은 미약하지만 그대로 유지된다.

Tetrodotoxin의 작용기전

Tetrodotoxin은 비펩타이드성의 신경독으로 마우스에서의 반수 치사량(LD_{50})은 8.7 ㎍/kg이다. 이들은 흥분막의 Na채널에 부착되어 Na이 세포막내로 유입되는 것을 방해하여 흥분의전달을 차단한다. 1개의 분자가 1개의 Na채널에 결합하고 Na채널만을 차단하는 것이 이들 독소의 특징이다.

응급처치

- 복어독의 해독제가 없으므로 중독 초기에는 구토, 설사를 시키거나 위세척을 하여 위장내의 독소제거에 노력하고 호흡마비가 일어나면 강력하게 인공호흡을 실시한다.
- 운동장해시에는 strychinine, 혈행장해에는 adrenalin, 혈압 저하에 대해서는 도파민, 호흡장해에는 lobeline 등을 투여하지만 증상의 진행이 급속하므로 응급처치 할 여유가 없다.
- 도파민은 분당 1~5 ㎍/kg을 점적 정주하고 필요에 따라 20 ㎍/kg까지 증량한다.
- 사인이 호흡마비이고 진행이 빠르며 회복 후에는 후유증을 남기지 않으므로 인공호흡 등의 호흡관리를 조기에 적절히 시행하면 구명이 가능하다.
- 근마비에 대해서는 항콜린에스테라제가 효과적인데 투여 전에 서맥치료를 위해 아트로핀 0.5 mg 정도를 정주하는 것이 좋다.

② 권패류

- 나팔고동, 말고동, 수염고동, 털탑고동 등의 권패류에도 복어독인 tetrodotoxin이 함유되어 있어 중독을 일으킨다.
- 복어 중독의 경우와 같으며 식후 20분~3시간 이내에 입술, 혀끝이 마비되기 시작하고 손끝과 발끝으로 확대된다. 두통, 복통과 함께 보행곤란, 구토를 일으키고 이어 운동불능, 지각마비와 언어장해, 호흡곤란 등을 일으킨다. 중증일 때는 전신의 운동 마비, 지각마비, 청색증, 연하불능, 반사작용 소실, 의식혼탁 등이 나타나고 호흡이 정지되며 심장박동이 멈춘다. 발증하여 사망하기까지는 4~8시간이 걸린다.

③ 조개류

- 조개의 유독성분은 바다에 부유하고 있는 유독 프랑크톤(plankton)을 섭취하여 조개 체내에 축적한 것으로 색시톡신(saxitoxin), 고니아욱톡신(gonyautoxin), 프로토고니아욱톡신(protogonyautoxin) 등이다.

마비성 패중독은 진주담치(=검은조개)나 홍합(=섭조개), 대합조개 등의 이매패의 독화에 의한 중독이 많다. 식후 30분 내지 3시간의 잠복기를 거쳐 입술, 혀, 잇몸 등의 마비로 시작하여 사지가 마비되고 기립보행이 불가능해지고 몸이 떠있는 것 같은 느낌을 받는다. 언어장해, 두통, 구갈, 메스꺼움, 구토 등을 일으키고 중증일 때는 호흡마비로 사망한다. 보통 12시간 이내에 사망하는데 이를 넘기면 비교적 순조롭게 회복한다.
5~9월 특히 한여름에 독성이 가장 강하다.

venerupin중독은 모시조개(반지락), 굴 등에 의한 식중독으로 독성분이 venerupin이다. 원인식품을 섭취한 후 1~2일, 빠르면 12시간, 늦으면 7일 정도의 잠복기를 거쳐 심와부의 불쾌감, 권태감, 구토, 두통, 변비, 미열 등을 비롯하여 점막출혈, 황달 등의 증상이 나타난다. 피하출혈반은 필발증상이고 중증인 경우에는 뇌증상으로 의식혼탁, 불안상태가 되고 잇몸의 출혈, 토혈, 혈변을 보이며 10시간~7일 이내에 사망한다. 회복은 오래 걸리며 20일이 지나도 전신권태를 느낀다. 특히 노인이나 어린이는 예후가 좋지 않다.
발생시기는 대개 3~4월경이고 치사율도 44~55%로 높다.

설사성 패중독은 검은조개, 큰가리비, 모시조개, 백합 등의 조개류 독소에 의해 발생하는 급성설사를 주증상으로 하는 식중독이다. 소화기계장해가 주증상이며 4시간 이내의 잠복기를 거쳐 수양성설사, 메스꺼움, 구토, 복통을 일으키고 발열은 거의 없다. 약 3일 이내에 회복되고 예후는 좋아서 사망하는 일은 없다.
발생시기는 대개 5~8월경이고 특히 한여름에 독성이 가장 강하다.

수랑중독은 육식성 권패인 수랑(=말고동)이 유독화한 것을 섭취하여 일어나는 식중독이다. 섭취 후 3~18시간의 잠복기를 거쳐 구갈, 시력감퇴, 동공산대, 구토, 변비, 복부팽만, 혈압강하, 언어장해 등의 증상을 나타낸다.
발생시기는 대개 7~10월경이고 특히 한여름에 독성이 가장 강하다.

tetramine 중독은 한류성 심해에 생식하는 보라골뱅이, 조각매물고동 등의 육식성 권패를 섭취함으로서 tetramine에 의해 일어나는 식중독이다. 잠복기는 약 30분이고 주증상은 현기증, 두통, 배멀미감, 다리의 휘청거림, 안저통, 눈의 깜박거림, 메스꺼움 등이며 두드러기가 나는 수도 있다. 보통 2~3시간이면 회복되고 중독은 비교적 가벼워 사망하는 일은 없다.

④ 독꼬치 중독

- 독꼬치는 아열대 연안에 서식하는 몸길이 1 m 이상의 대형 독어류인데 다른 어류에 섞이어 식용 꼬치로 잘못 알고 먹어 중독을 일으킨다.
- 잠복기는 30분~수 시간이고 주요 증상은 입술주위에 가벼운 마비가 와서 점점 얼굴 전체로 퍼지고 사지나 전신은 가벼운 마비로 명정감(酩酊感), 탈력감(脫力感)을 느낀다. 중증일 때는 언어장해와 운동장해 등을 일으키고 2~3일이면 회복된다.

⑤ Ciguatera 중독

- 열대와 아열대해역의 산호초 주변에서 서식하는 독어를 섭취했을 때 일어나는 식중독으로 최근에는 원양어선의 진출로 중독환자가 발생하고 있다.
- 잠복기는 비교적 짧아서 1~8시간이며 때로는 2일 이상인 경우도 있다. 주요 증상은 구토, 설사, 복통 등의 소화기계 증상과 입술, 혀, 사지, 전신의 마비와 두통, 현기증, 온도감각의 이상, 호흡곤란, 탈력감, 저혈압, 경련 등을 일으킨다.

⑥ 돗돔 중독

- 돗돔고기는 맛이 좋고 무독하지만 간장을 먹으면 두통과 피부의 박리 등이 따르는 특이한 식중독을 일으킨다.
- 원인물질은 불확실하나 비타민 A의 급성과잉증과 비슷한 점으로 볼 때 간장중의 비타민 A가 관여하는 것으로 추정된다.
- 식후 5~7시간, 늦어도 12시간의 잠복기를 거치고 두통, 발열, 구토 등의 초발증상을 나타내고 소화기계의 증상은 거의 볼 수 없어서 감기로 오인하기도 한다. 초발증상이 없어지면 안면에서 시작하여 손, 발, 복부를 거쳐 전신에 이르는 피부의 박리를 일으킨다. 이러한 간장 중독은 다랑어, 상어, 참치 등의 대형어류와 고래, 바다표범, 곰 등의 간장에 의해서도 일어날 수 있다.

3 화학적 식중독

(1) 합성 착색료

① auramine

- 염기성 황색색소로 단무지 착색, 과자류, 면류, 카레분 등에 많이 이용한다.

- 다량 섭취시 20~30분 후에 피부에 흑자색의 반점이 생기고 두통, 심계항진, 맥박감소, 의식불명 등을 일으킨다.

② rhodamin B

- 핑크색의 염기성색소로 과자, 어묵 등에 사용되어 중독을 일으키는 수가 있다.
- 과량섭취시 요중에 단백과 적색색소가 검출되고 부종이 발생한다.

③ *p*-nitroaniline

- 무미, 무취의 황색 결정성 분말로 불용성이며 혈액 및 신경독이다.
- 과량 섭취시 10~30분 후에 안면홍조, 구토, 두통, 심계항진, 청색증, 황색뇨 배출 등을 보인다.

④ silk scarlet

- 직물 염색에 이용되는 등적색의 수용성 색소인데 식품에 잘못 사용하여 식중독을 일으킨다.
- 구토, 복통, 두통, 마비 등의 증상을 나타낸다.

(2) 유해성 보존료

① 붕산(boric acid) 및 붕사

- 소독작용이 약하지만 가정에서는 소독약과 살충제로 많이 사용한다.
- 식품의 방부나 윤을 내고 촉감을 좋게 하기 위해 사용되는 수가 있으며 햄, 베이컨, 어묵, 모나카 껍질 등에 첨가된다.
- 매일. 0.5 g을 섭취하면 체내에 축적되어 소화작용을 억제하며 식욕감퇴, 영양소의 동화 방해를 일으켜 체중을 감소시킨다. 구토, 설사, 위통 증상을 일으키며 유아의 경우 4~6 g, 어른의 경우 30 g 정도가 치사량이다.
- 특징적으로 피부에 성홍열과 유사한 발진이 나타나고 3~5일째에 피부가 벗겨진다. 발진이 많이 보이는 곳은 손바닥, 발바닥, 둔부, 음낭 등이지만 외이도나 인두에서도 나타난다.
- 중추작용으로 두통, 불안, 섬망, 무력, 권태감을 보이며 종종 신부전, 경련, 대사성 산증이 보이기도 한다.
- 사인은 탈수에 의한 순환부전, 쇼크, 세뇨관 괴사에 의하며 발증 후 대개 5일째에 발생한다.

응급처치

- 길항제나 특이한 치료법은 없으나 저혈압에 대해서는 수액요법을 실시한다.

• 경련시에는 항경련제를 투여하고 소변을 통한 배설을 촉진시키기 위해 이뇨를 실시한다.
• 혈액투석을 실시한다.

② 포름알데하이드(formaldehyde, HCHO)

– 물에 녹기 쉬운 무색의 기체로 강한 자극취를 갖는다. 수용액인 formalin은 소독제로 사용되는데 방부력이 강해 5만 배의 농도인 0.002%에서도 세균의 발육이 저지된다.
– 중독시 소화작용이 억제되고 두통, 현기증, 구토, 호흡곤란을 일으키며 심하면 심장쇠약, 청색증을 보이며 사망한다.

③ 플루오르 화합물

– 방부 살균력이 강하고 효소억제력이 있어서 공업용 풀 등에 사용되는 방부제이다.
– 급성중독시 구토, 복통, 경련 등을 일으키고 장과 방광의 점막이 침해되며 만성 중독의 경우는 반상치를 형성하고 뼈의 발육을 억제한다.

(3) 유해성 표백료

① 과산화수소

– 표백과 살균제, 어묵이나 국수의 표백에 이용되는데 이로 인한 식중독이 빈번하다.
– 인후통과 메스꺼움 등의 증상이 나타나고 구강, 인두, 식도, 위에 염증을 일으키며 산소 발생에 의해 위천공을 일으키기도 한다.
– 독성은 산화작용에 의한 것인데 고농도에서는 매우 강한 자극과 부식작용을 한다.

응급처치

• 피부에 묻거나 눈에 들어가면 가능한 빨리 충분한 물로 씻는다.
• 삼킨 경우에는 물을 마셔서 희석시키고 산소 발생에 의한 가스가 위에 충만되기도 하므로 필요시에는 위튜브를 끼워 가스를 제거한다.

② 아황산염

– 표백제로 쓰인다.
– 다량 섭취시 설사, 구토, 발열 등의 중독증상이 나타난다.

(4) 유해 감미료

① dulcin

- 설탕의 250배나 달며 사카린나트륨과 병행하여 사용하면 단맛이 증가된다.
- 장기 복용시 혈액독, 간장 또는 신장장해가 나타나고 간종창이 발생할 수 있다. 급성중독시 의식불명, 탈력감, 경련 등을 일으키고 심하면 사망한다.

② *p*–nitro–*o*–toluidine

- 화약, 염료 등의 원료로 쓰이고 설탕의 200배 정도 단맛이 있어 물엿제조에 많이 쓰인다.
- 섭취 후 2~3일 만에 위통, 식욕부진, 메스꺼움, 권태, 미열 및 황달증상을 일으키고 심하면 혼수상태에 빠져 사망하기도 한다.

③ ethylene glycol

- 자동차의 부동액, 페인트와 플라스틱, 약물의 용매로 많이 이용되며 폭발물, 소화기, 연료, 수력, 유리 세정제 제조에 이용되는 무색액체로 감미가 있어 설탕대용으로 사용하기도 한다.
- 120 mg 또는 체중당 0.1 mg의 용량이 독성을 보이며 다량 복용시 호흡곤란, 구토, 오심, 언어장애, 실조, 안구진탕, 기면, 달콤한 호흡냄새, 의식불명 및 빈뇨, 체온저하, 경련, 거동불안 등의 증세를 보이며 신경장해를 나타낸다. 중독환자의 반 정도에서 저칼륨혈증이 나타나고 혈중 삼투압이 상승한다.

응급처치

- 활성탄 투여와 위장관 세척, 즉각적인 기도유지를 한다.
- 7~14 ml의 칼슘염(수액과 10:1로 희석한 10%용액)을 분당 1 ml의 속도로 정주한다.
- 대사성 산증은 중탄산 나트륨으로 교정한다.
- 경련시에는 phenytoin과 benzodiazepines으로 치료한다.
- 에칠렌글리콜치가 3 mmol 이상(20 mg/dl 이상)이고 산증이 있을 때는 에탄올을 투여한다. 에탄올은 부하량 10%에탄올을 체중당 10 ml를 정주하거나 95%에탄올을 체중당 1 ml를 경구 투여한다.

④ perillartine

- 설탕의 2,000배 정도의 감미가 있다.
- 체내에 흡수되면 신장을 자극하여 염증을 일으킨다.

(5) 증량제

- 산성백토, bentonite, calcium, carbonate, Mg-carbonate, kaolin 등은 흡착제, 양조용제로 식품첨가물로 지정을 받았으나 곡분, 설탕, 어분, 향신료 등 분말상 식품에 증량제로 사용되고 있다.
- 과량 섭취하면 소화불량, 설사, 구토, 복통 등 위장염 증상을 일으킬 수가 있다.

제 12 장

교상

Morsus

학습목표

- 독소가 있는 동물을 구분할 수 있다.
- 교상으로 인한 상처를 치료할 수 있다.
- 쯔쯔가무시 병, 광견병, 서교열, 묘소병의 임상증상을 설명할 수 있다.
- 동물에 물렸을 때 동물의 처리요령을 안다.
- 교상으로 인한 쇼크를 처치할 수 있다.

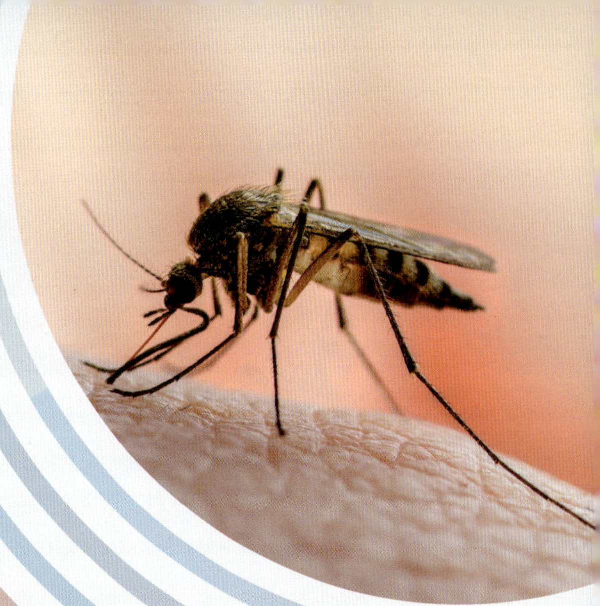

우리는 수많은 종류의 독을 가진 동물들, 즉 도마뱀, 뱀, 수중 동물, 거미, 전갈, 여러 종류의 곤충들과 접촉하게 되며 이때 일반적으로 감염증, 뱀독과 같은 직접적인 피해, 벌에 쏘인 후의 과민반응과 같은 간접적인 효과 등의 세 가지 반응이 나타난다.

동물에 의해 쏘이거나 물리는 경우에는 그 동물이 지니고 있는 독소가 무엇인가에 따라 중독증상이 달라지며 창상은 puncture, laceration, avulsion, abrasion 등 다양한 형태로 나타나고, 인체에 위해를 가하는 동물들은 대부분 곤충류, 파충류, 해양동물, 말이나 고양이, 개 등의 애완동물이거나 육식 짐승들이며 이중 개에게 물린 경우가 거의 80% 정도 된다. 이러한 동물들에게 물린 경우에는 무슨 동물에게 언제 물렸는가, 교상 동물은 어디에 있는가, 광견병 예방접종을 받은 동물인가, 환자가 전에 광견병 예방접종을 받았는가, 상처부위에 독아자국이 있는가, 부종은 얼마나 빨리 발생하는가 등을 잘 관찰하여야 한다. 이들 동물이나 곤충들은 자극받기 전에는 거의 공격을 하지 않으므로 일반상식에 따라 행동하면 물리거나 쏘이는 것을 예방할 수 있다.

1 독사

현재 전 세계에는 약 2,500종의 뱀이 서식하고 있으며 그 중 약 10%가 독사로 알려져 있다. 우리나라에는 4과 8속으로 14종이 서식하고 있으며 이 중 살모사, 까치살모사, 불독사 등 3종만이 독사이다. 뱀의 독은 먹이를 마비시키거나 죽이고, 소화시키는 기능을 가지며 50종 이상의 성분으로 구성된 복합물이다. 독액은 세포융해작용(cytolytic)이 강한 것과 신경독성작용이 강한 것(coral snake)이 있다. 우리나라의 독사는 혈액독이 주성분이고 신경독 성분은 적다.

신경독소는 호흡마비를 일으키며 세포융해 독소는 조직파괴와 혈관내피의 파괴, 용혈에 의해 출혈이 일어난다.

독사 교상(snake bite)

살모사 같은 독사는 얼굴의 코와 눈 사이에 움푹 패인 와(pit)가 있고 몸의 등면에 각색의 가로띠 무늬나 둥근무늬를 갖고 있으며 수적으로 가장 많고 표고 500 m 이하의 산기슭이나 비교적 건조한 평지와 밭두렁에 많다[그림 12-1], [그림 12-2]. 길이는 45~60 cm 정도이고 독니는 후방으로 반쯤 뉘어져 있으며 입을 열고 물 때 독아가 기립하여 그 길이가 5~8 mm에 달한다. 상악에 있는 근육이 수축하면 독액이 사출되는데 보통 0.1~0.2 ml 정도 나온다. 독니 자국은 천자창으로 보이는 것이 보통이고 때로는 열상처럼 보일 때도 있다. 천자창은 수 mm를 뚫기도 하고 더 깊은 조직이나 정맥을 뚫고 들어갈 수도 있다.

유혈목이는 길이 50~120 cm 정도로 우리나라에서 흔히 볼 수 있는 뱀으로 논이나 하천

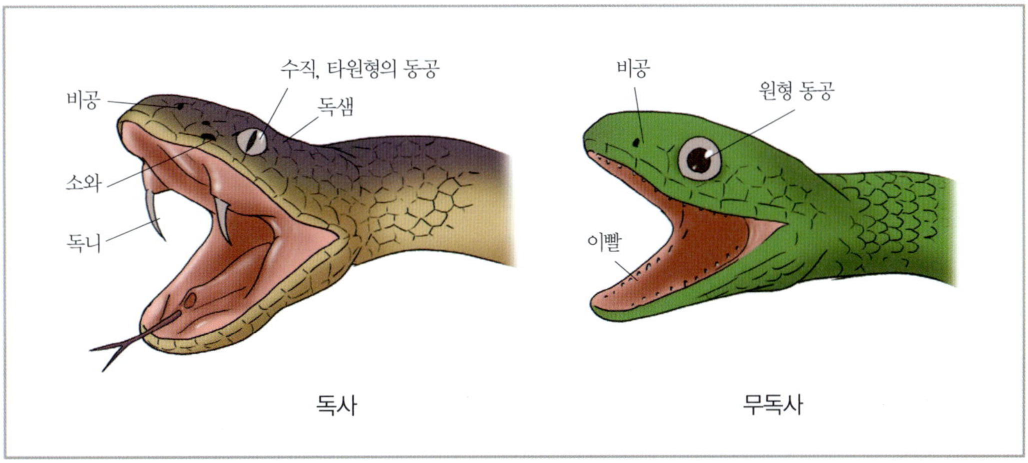

▶ 그림 12-1 독사와 무독사의 구별

등지에서 서식하며 낮은 산지에서도 볼 수 있다. 몸색은 보통 녹색 바탕에 불규칙한 무늬가 있다.

이들 독사에 물렸다 하더라도 독사가 이미 독을 소비한 경우가 많으므로 약 25%는 독이 들어가지 않고 독니에 의한 상처만 있는 경우가 많다.

교상시 임상적인 분류는 다음과 같다.

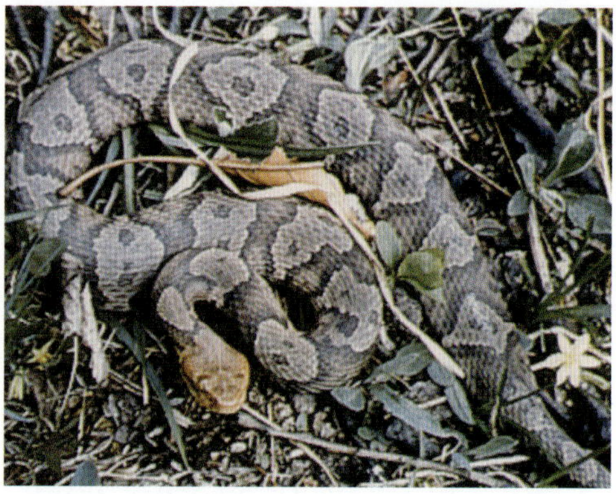

▶ 그림 12-2 살모사

• 0 등급(무 중독)

– 한두 개의 독아자국이 있고 경한 통증, 12시간 내에 교상주위 부종과 발적이 2.5 cm 이내로 발생하고 전신증상은 없다.

• I 등급(경증 중독)

– 독아자국이 있고 심한 통증이 있으며 12시간 내에 교상주위 부종과 발적이 2.5~12 cm 정도로 발생하며 전신증상은 없다.

• II등급(중등도 중독)

– 독아자국이 있고 심한 통증이 있으며 12시간 내에 교상주위 부종과 발적이 15~30 cm 정도로 발생하며 전신증상으로 오심, 구토, 현기증, 쇼크 또는 신경중독 증상이 있다.

• III등급(중증 중독)

– 독아자국이 있고 심한 통증이 있으며 12시간 내에 교상주위 부종과 발적이 30 cm 이상으로 발생하며 II등급의 전신증상이 흔히 있고 전신적 점상출혈과 반상출혈이 있다.

• IV등급(최중증 중독)

– 전신증상이 반드시 있고 신부전증, 객혈, 혼수, 사망 등을 포함한다. 국소부종은 교상 받은 반대쪽까지 퍼진다.

중독기전

독사의 독에는 파괴성 효소단백 10여종과 폴리펩티드(polypeptide), 가수분해 효소 등이 함유되어 있어 세포막과 단백질, 조직을 파괴하고 특히 혈관 내에서 혈액응고기전에 장애를 일으켜 물린 부위의 조직경색과 괴사를 일으킨다. 특히 신경독(neurotoxin)이 많은 코브라

(cobra)는 신경독, 용해소, 심독소, 콜린에스테라제(cholinesterase) 및 적어도 세 종류의 인산분해효소, 뉴클레오티다제(nucleo-tidase), 사이토크롬(cyto-chrome) 산화억제제 등을 포함하고 있어 사망률이 높다.

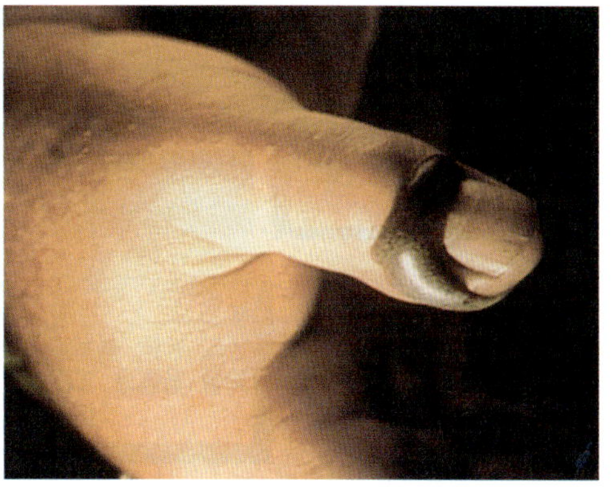

▶ 그림 12-3 살모사에 물린 후의 부종

증상 및 징후

물린 수분 내에 자상에 의한 작열감이 있고 수 시간에 걸쳐 근위부 쪽으로 부종, 홍반, 자반, 반상출혈, 출혈성 수포가 발생한다[그림 12-3]. 중증의 경우는 30분 내에 쇼크로 사망하거나 대부분의 사망은 6~30시간에 발생한다.

객혈은 교상 후 15~30분 후에 일어나며 큰 기침 후에 보이는 혈담은 매우 중요한 징후중의 하나이며 이는 뱀 독소가 전신 또는 폐순환기에 이미 파급되었다는 것을 의미한다.

사지는 처음 수 시간 내에 정상의 두 배까지 부어오를 수도 있다. 손상된 부위에 체액과 혈액이 축적되어 저혈량성 쇼크나 국소적 구획증후군(compartment syndrome)이 발생될 수도 있다.

전신작용으로 오심, 구토, 전신무력감, 근연축, 발한, 말초감각 이상, 혈소판 감소증, 혈액응고장애가 나타날 수 있으며 구강이나 입술에서 금속이나 고무 맛을 느끼게 된다.

신경독소가 주입되면 안검하수, 연하곤란, 복시, 호흡정지가 일어날 수 있다.

물뱀에 의한 자상은 통증은 거의 없고 종창도 없다. 사독에 의한 전신적인 증상은 15분~8시간의 잠복기를 거친 후 나타난다.

독사와 일반 뱀의 교상

독사 교상은 특징적으로 1~2개의 독아 자국을 남기는데 일반 뱀의 경우는 말발굽 모양의 한두 줄의 치아자국을 남긴다. 30분 이내에 부종이 나타나지 않으면 사독이 주입되지 않았다고 볼 수 있다.

독사 자상의 심도에 영향을 미치는 요인

- **환자의 연령과 신장, 건강상태**
  - 소아와 작은 신장은 상대적으로 많은 양의 독소에 노출된다.

- **자상의 위치**
  - 상하지나 지방조직에 물리면 몸통이나 혈관을 물린 것보다 덜 위험하다.
  - 직접 물린 것은 할퀴거나 스치는 것보다 위험하다.
  - 옷을 입었을 경우 물린 상처가 깊지 않기 때문에 독아가 피부를 관통하였더라도 독물 방출이 없는 경우가 많다.
- **독사의 크기**
  - 대형 살모사의 경우 1,000 mg 이상의 독을 가지고 있어 성인 한 사람을 죽일 수 있는 치사량의 6배를 가지고 있다.
  - 뱀이 화가 나 있을 때는 많은 독을 방출한다.
- **독사의 입이나 환자의 피부에 혐기성 세균들의 존재 여부**
  - 국소적으로 괴사조직 부위에서 심각한 감염증을 초래할 수 있다.

응급처치

- 가장 먼저 독사에 의한 자상이라는 확신을 갖는 것이 좋으며 독아에 의한 천자소견이 없거나 20분 내에 국소통증, 종창, 무감각, 무력감 등이 나타나지 않으면 사독에 의한 것이 아니라고 생각하면 된다.
- 환자를 진정시키고 시계 줄이나 옷을 느슨하게 해준다.
- 부목으로 사지를 고정시킨다.
- 동맥혈류를 차단할 정도로 강하게 묶어서는 안 된다.
- 수평 위치에서 환자와 물린 부위를 움직이지 않게 한다.
- 알코올성 음료나 자극성 물질을 주지말고 압박대 사용은 하지 않는다.
- 얼음을 대지말고 물린 부위는 절개하지 않는다.
- 부종을 잘 관찰하고 반상출혈의 출현과 정도, 순환상태를 감시한다.
- 고농도 산소를 투여한다.
- 정맥로 확보 후 링거액을 투여한다.
- 상처부위에 어떠한 전기자극도 주어서는 안 된다.
- 다가(polyvalent)의 항사독소를 정맥이나 동맥을 통하여 주입한다. 근육이나 상처부위에 국소주입을 해서는 안 된다.
  - 0 등급인 경우: 필요 없음
  - I등급인 경우: 10 ml 1앰플

- II등급인 경우: 3~4앰플
- III, IV등급인 경우: 5앰플 이상 주입

• 쇼크를 방지하기 위해 생리식염수, 혈장, 혈액과 vasopressor제제를 투여한다.
• 사독은 림프관을 통해 전신에 흡수되므로 림프관의 기능을 감소시키는 치료법이 증상완화에 도움이 된다.

2 벌

벌은 우리나라에서만도 1,000여 종이 서식하고 있는 매우 흔한 곤충이다. 이중 사람을 쏘아서 아나필락시스 반응을 일으키는 가장 흔한 벌은 꿀벌과에 속하는 꿀벌(honey-bee), 말벌과에 속하는 말벌(wasp), 노랑벌(yellow jacket), 호박벌(hornet) 등 4종류이다.

벌의 독소는 단백질, 폴리펩티드 독소와 효소류, 히스타민, 세로토닌, 아세틸콜린, 도파민과 같은 화학물질들의 혼합물이다. 벌 자상은 머리와 목에 가장 많고 다음은 팔, 다리에 발생한다. 시기적으로 7~10월에 사고가 많으며 사망하는 경우가 많아 신속한 응급처치를 요하는 환경응급이다.

꿀벌과(Honeybee, Apis)의 침 끝에는 갈고리가 있어서 쏘게 되면 상처에 침이 박히게 되며 독성분은 주로 히스타민(histamine)이지만 말벌과(Wasp, Vespa)의 침은 갈고리가 없기 때문에 여러 번 반복해서 쏠 수 있으며 독성분은 주로 세로토닌(serotonin)이다[그림 12-4].

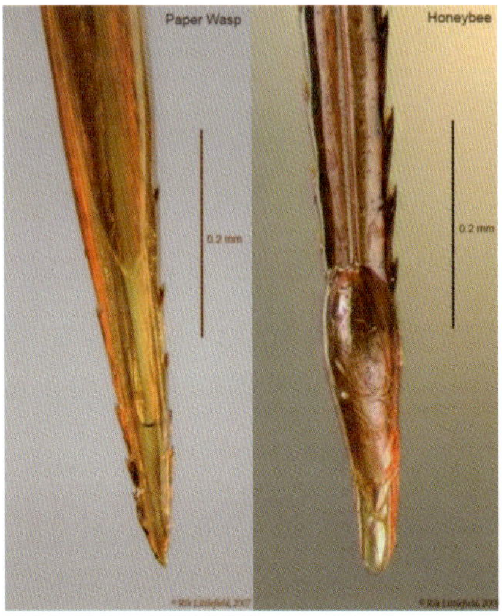

▶ 그림 12-4 말벌과 꿀벌의 침의 비교

증상 및 징후

임상적으로 독작용과 알러지반응으로 나눌 수 있는데 일단 독액이 주입되면 즉각적으로 심한 통증이 생기며 이어서 홍반, 팽진, 반상출혈, 부종, 수포, 소양감, 열감 등을 동반한 염증반응이 나타난다. 말벌의 경우는 독량이 많아 전신이 마비될 정도의 통증을 유발한다.

국소반응이 커지면 쏘인 자리에서 15 cm 이상 퍼지기도 하고 24시간 이상 지속되기도 한다. 다발성으로 심하게 쏘일 경우에는 구토, 설사, 저혈압, 실신, 청색증, 호흡곤란, 횡문근융해증, 혈액응고 장애뿐 아니라 사망에 이를 수도 있다. 이러한 횡문근 융해와 신허혈증에 의해 급성 신부전증이 발생한다.

아나필락시스 반응은 벌에 쏘인 후 15분 이내에 나타나는데 증상이 빨리 나타날수록 그 정도는 심하고 사망자의 60%는 벌에 쏘인 후 1시간 이내에 사망하게 된다.

드문 경우지만 꿀벌을 삼키거나 들여 마셨을 경우 인후두 또는 성대의 부종이 치명적일 수도 있으며, 말초신경을 직접 쏘였을 경우에는 한 동안 기능이 상실되며, 안면신경간을 쏘였을 경우에는 안면신경(제7뇌신경)의 마비인 벨마비(Bell's palsy)를 초래할 수 있다.

응급처치

- 경증일 때는 항히스타민 연고를 바르거나 얼음주머니를 대준다.
- 침은 면도하듯이 제거하는 것이 좋다. 제거하기 위해 독주머니가 있는 침을 잡게 되면 일시에 조직안으로 독소가 유입되어 손상을 악화시킬 수 있다.
- 꿀벌의 독은 산성이므로 베이킹 파우더를 물에 개어 반죽을 해서 바르면 효과적이며 말벌의 독은 알카리성이므로 식초나 레몬쥬스를 바르면 효과적이다.
- 중탄산나트륨은 독을 중화시켜 가려움과 부종을 줄여준다.
- 진통제, 항히스타민을 투여하여 증상을 완화시키고 국소반응이 심하면 스테로이드제를 투여한다.
- 에피네프린 0.3~0.5 ml를 1:1,000으로 희석하여 20~30분 간격으로 반복 근육주사하여 자상 후의 아나필락시스 반응을 치료한다.
- 면역요법(venom immunotherapy)
  - 벌독항원으로 실시하는 면역요법은 다른 항원으로 실시하는 면역요법보다 효과가 좋아서 이 치료를 실시하는 환자의 95% 이상이 효과를 볼 수 있다.
  - 벌독의 항원은 종특이성이 있고 서로 간에 교차반응을 일으키지 않기 때문에 면역요법은 직접 원인이 되는 항원을 선택하여야 한다.
  - 면역요법의 실시방법은 처음에는 소량의 항원을 1주일 간격으로 주사하며 점차 그 농도를 증량해 나간다.
  - 응급을 요할 때는 급속 면역요법(rush immunotherapy)을 실시하는 일도 있다.
  - 처음에는 0.01~0.1 ㎍으로 시작하여 단일백신은 100 ㎍을, 혼합백신은 300 ㎍을 목표로 증량한 후 최대량에 도달하면 주사기간을 늘여 4~6주 간격으로 주사한다.

예방

- 알러지성 체질인 사람은 벌과의 접촉을 사전에 피할 수 있도록 노력한다.
- 외출할 때는 밝은 색의 옷을 입지 않고, 향수나 진한 화장을 하지 않는다.

3 거미

아주 소수의 거미만이 공격적이고 피부를 뚫을 수 있다. 대부분의 거미는 통증은 유발되나 해롭지는 않고 갈색거미나 피들거미만이 독을 가지고 있다. 갈색은둔자거미는 미국 중부와 남서부 그리고 남아메리카에 서식하고 있으며 독성은 다소 약하다. 검은과부거미[그림 12-5]와 비슷한 종류의 거미들은 전 세계 대부분의 지역에서 발견되는데 그 중에서도 북아메리카와 오스트레일리아에서 서식하는 것들이 독성이 강하다. 수컷보다 암컷이 물었을 때 독성이 더 강하고 이러한 종류의 거미에게 물렸을 때는 즉시 의사의 치료를 받아야 한다.

물린 부위는 국소적으로 괴사와 궤양이 형성되고 국소증상이 나타난다. 독성이 강한 것은 신경 시냅스 접합부위에서 과도한 신경 전달물질을 분비시켜 독성 작용을 일으키게 한다.

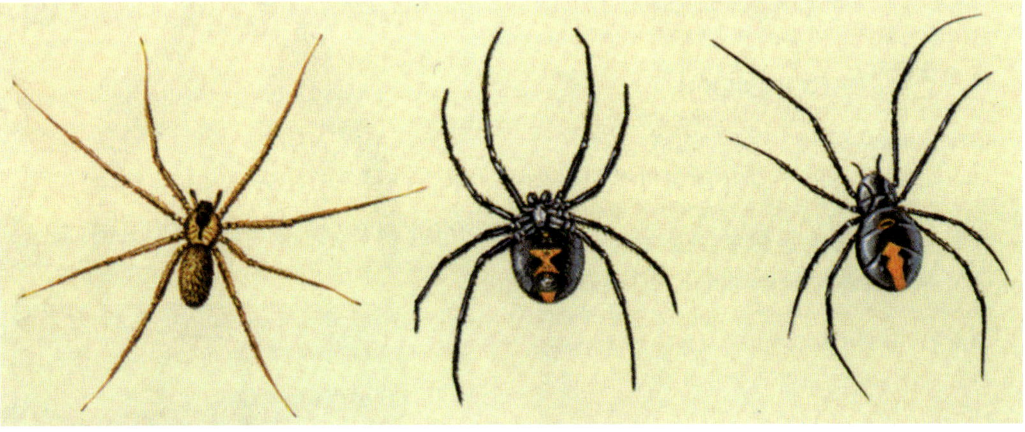

갈색은둔자거미 검은과부거미 붉은등거미

▶ 그림 12-5

- 갈색은둔자거미는 등에 바이올린형태의 무늬를 가지고 있으며 가구 뒤나 마루에 가까운 그늘진 구석 등의 흔히 주택에서 서식한다.
- 검은과부거미는 몸의 아랫부분에 모래시계 형태의 붉은 무늬가 있으며 교미 후에 암컷이 수컷을 잡아먹는다.
- 붉은등거미는 오스트레일리아에서 서식하며 검은과부거미와 유사한 종류이다. 붉은무늬가 배쪽에 있지 않고 등위에 있다.

증상 및 징후

거미의 종류에 따라 다르나 등과 복부, 모든 큰 근육군에 진행성 근육경직이 일어나기도 하고 하지를 물렸을 때는 심한 복통을 일으키기도 한다.

흰 테두리에 둘러싸인 작은 물집이 보인다. 국소동통과 함께 발적, 부종이 생기며 오한, 발열, 오심, 구토, 출혈질환, 간질발작, 마비, 고혈압, 의식저하 등이 나타나고 수 일에서 수 주 후에는 국소 조직괴사가 발생한다.

응급처치

- 환자를 안심시킨다.
- 국소청결, 드레싱, 냉압박, 손상부위 거상 및 필요시 진통제, 힝히스타민제, 항생제, 테타누스 예방 투여를 한다.
- 항히스타민제를 투여하고 필요시 괴사조직을 외과적으로 절제한다.
- 중증의 근육경직이 나타나면 다이아제팜 요액을 2.5~10 mg 정맥주사 하거나 10% 칼슘 글루코네이트(calcium gluconate) 10 ml 정주를 실시한다.
- 10% 메쏘카바몰(methocarbamol)을 정주하여 근육경련을 경감시킨다.
- 혈압을 지속적으로 감시하며 고혈압 위기가 발생하는지 관찰한다.

4 전갈(scorpion)

1,000개체 이상의 전갈이 알려져 있으나 해를 미치는 것은 약 30여 종이다. 우리나라에서는 피해가 거의 없으나 매년 세계적으로 5,000명 이상이 희생당하며 미국에서는 bark scorpion이 위험하다. 길이는 7 cm 정도이고 황갈색을 띈다[그림 12-6].

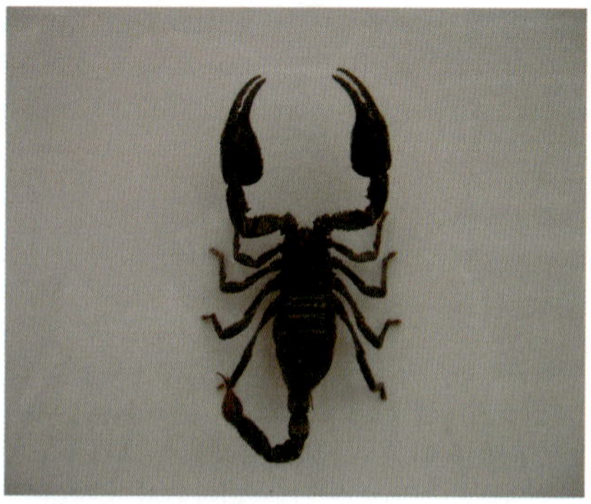
▶ 그림 12-6 전갈

증상 및 징후

물렸을 때는 다만 가벼운 종창만 있으나 통증, 마비, 손상부위를 건드릴 때 과민성이 나타난다. 뇌신경의 이상과 골격근의 과다 긴장이 진행되며 환자는 안절부절하고 시력감소, 부적절한 안구운동, 심한 타액분비, 눈물, 콧물, 발한, 오심, 구토, 빈맥, 부정맥, 고혈압, 대사성 산증의 합병증이 나타난다. 이러한 증상은 5시간 내에 최고조에 달하며 1~2일 내에 사라진다.

응급처치

- 아이스 팩을 대거나 진통제, 항히스타민제를 투여한다.
- 뇌신경이나 신경근육이상 등의 심한 증상이 있을 때는 안티베놈의 사용으로 사망률을 감소시킨다.

5 진드기(acarus)

진드기가 야토병, Q열, 보렐리아증, 라임병 등 심각한 질환의 매개체이기는 하지만 이들에 의한 자상의 경우 2차 세균 감염증만 없다면 소양감을 동반한 구진이 수일 내로 소실되는 등 국소 반응만을 일으킨다. 그러나 진드기를 불완전하게 제거하여 구부가 남게 되면 소양감을 동반한 결절이 국소적으로 형성된다. 완전치료를 위해서는 결절을 외과적으로 제거하여야 한다[그림 12-7].

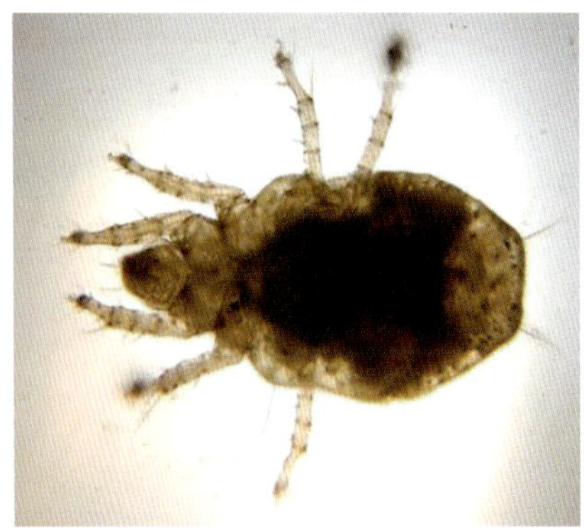

▶ 그림 12-7 진드기

증상 및 징후

진드기가 사람에 붙어서 빨고 있는 동안 점점 위쪽으로 진행되는 이완성 마비, 급성 운동실조, 또는 이들의 혼합성 마비가 일어난다. 이것은 진드기가 사람을 물고 빠는 동안 진드기의 침으로부터 신경독이 분비되어 척수와 연수핵에 작용하여 신경근 전도에는 영향을 주지않고 운동신경 전도를 지연시킴으로써 나타난다. 진드기가 이러한 증상을 유발시키려면 수일간은 몸에 붙어 기생하여야 한다.

대부분의 마비증상은 소아, 그 중에서도 소녀들에게서 잘 나타난다. 진드기는 두피에 대개 붙어 있기 때문에 머리카락에 가려져 잘 보이지 않지만 귀, 겨드랑이, 사타구니, 외음부, 슬와부 등 신체의 다른 부위에서도 관찰된다.

환자는 진성 운동신경 증상이 나타나기 24시간 전부터 흥분하거나 불안정한 모습을 보인다. 무력감은 하체의 원위부에서 먼저 나타나고 그 후 24~48시간에 걸쳐 체간, 상지, 경부,

혀, 인두, 연수 중추 등까지 침범하는 이완성 마비로 진행된다.

응급처치

- 진드기를 완전히 제거한다.
- 회복되는 추세가 관찰될 때까지 제거한다.

6 쯔쯔가무시(*Rickettsia tsutsugamushi*) 병

쯔쯔가무시 병으로 생각되는 질환은 예전부터 있었지만 과학적인 방법으로 그 존재가 알려진 것은 20세기 초반이며 일본인에 의해 쯔쯔가무시 병이라고 명명되었다.

병원체는 *Rickettsia tsutsugamushi*이며 0.5~2 ㎛의 작은 미생물이다. 세포외에서는 증식하지 못하며 다른 rickettsia와 공통된 성상을 가지고 있다. 그러나 다른 rickettsia와는 달리 *R. tsutsugamushi*는 strain사이에 항원성의 차이가 있으며 Karp형, Gilliam형, Kato형은 대표적인 strain으로 거의 모든 *R. tsutsugamushi*는 이 세 strain의 하나와는 반응을 한다.

전국적으로 발생하며 1950년대 초반에는 38선 부근에서 들쥐와 매개충인 Leptotrombidium유충에서 *R. tsutsugamushi*가 고율로 증명된 사실이다. 매개충인 Leptotrombidium은 자연계에서 자유생활을 하는 진드기의 일종이지만 유충이 애벌레로 변태할 때 동물의 조직액이 필요하여 동물에 기생하게 되며, 조직액을 섭취하고 나서는 동물을 떠난다.

증상 및 징후

관목 숲에서 살고 있는 매개충인 진드기(Leptotrombidium)의 유충이 피부에 부착하여 조직액을 흡인하면서 발병하는데 이때 *R. tsutsugamushi*가 인체 내로 들어가 그 부위에서 증식하면서 구진이 생기고 궤양이 된 다음 가피가 형성되고 건조된다. 이때가 되면 소속 림프절이 커지고 4~5일 내에 전신의 림프절이 커지면서 rickettsiemia가 생겨 전신으로 퍼진다.

전신적으로 혈관주위염(perivasculitis)과 혈관내피세포의 파괴가 일어나며 간질의 부종, 모세혈관과 작은 동정맥의 내피세포의 종창, 림프구와 대단핵구침윤이 생긴다. 폐에는 간질성 폐렴, 기관지 폐렴이 생기며 대개의 경우는 수막에도 병변이 생기고 뇌에는 약 반 수에서 뇌교와 소뇌에 병변이 발생한다.

잠복기는 6~20일이지만 보통 10~12일이다. 대개는 발병시간을 알 수 있을 정도로 갑자기 시작하며 처음에는 심한 두통이 있고 수 시간 내에 오한과 전율, 39℃ 정도의 열과 근육통이

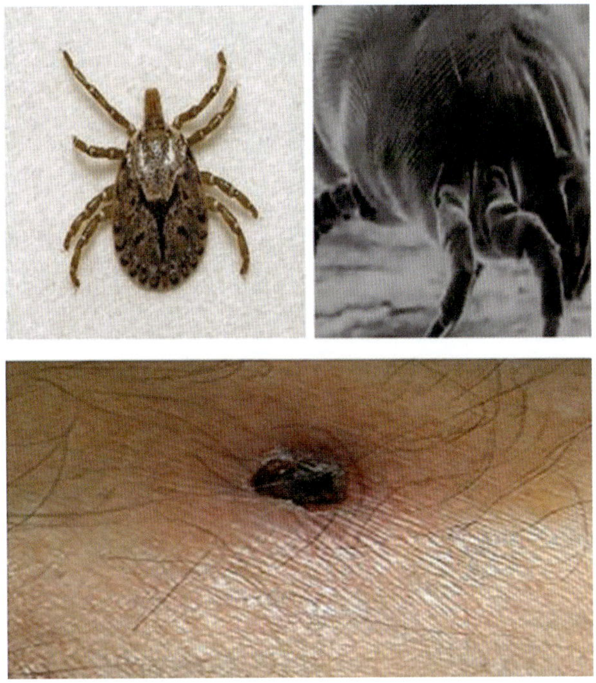

▶ 그림 12-8 쯔쯔가무시 병을 일으키는 매개충과 물린 부위의 구진

발생한다. 이때 진드기에 물린 부위에는 1 cm 정도의 구진이 생긴다. 진드기는 피부의 연한 부위인 음부, 겨드랑이에서 조직액을 흡인하지만 대퇴부, 배부, 서혜부까지 가서 약 2~3일 동안 붙어있지만 주의하지 않으면 알 수 없을 정도로 큰 이상이 없다가 발병한 다음에 비로소 구진이 발견되는 것이 보통이다[그림 12-8].

체온은 발병 초기에는 39℃이지만 3~4일 내에 40℃전 후까지 상승하여 치료하지 않으면 1~2주일간 계속된다. 환자의 40~60%는 발병한지 3~5일 만에 발진이 나타나며 얼굴, 몸통에서 시작하여 사지로 퍼지는 담홍색의 반문상인 소두대의 구진이고 때로는 출혈성이지만 5~15일이 되면 없어진다.

응급처치

- 다른 Rickettsia처럼 tetracycline이나 chloramphenicol을 사용하면 36~48시간이면 해열 되지만 이들은 살균작용이 없어서 약 2주일간 계속 투여한다.
- 말초혈관의 허탈이 생기면 일반적인 shock방법으로 치료한다.
- 예방법으로 오염지역에 살충제인 dieldrin을 뿌리기도 한다.

7 기타 절지동물

(1) 벼룩

사람벼룩(Pulex irritans)과 닭벼룩 같은 많은 벼룩들이 인체를 공격한다. 민감한 사람의 경우 이들 흡혈곤충들의 타액 분비로 인해 소양감을 동반한 큰 구진을 동반한다. 소아에서의 대부분의 구진성 두드러기의 대부분은 이러한 벼룩의 자상에 의한 것으로 생각된다.

치료는 대증요법으로 주위 환경에서 벼룩을 제거하는 것은 매우 어렵지만 지속적인 치료와 적절한 살충제 사용으로 퇴치가 가능하다.

(2) 지네

물릴 경우 심한 통증과 함께 발적, 종창, 때로는 국소 림프선염을 동반한다. 횡문근 융해증과 급성 신부전도 발생할 수 있다. 통증은 수 시간 내에 사라지지만 그동안은 경구 또는 정주 진통제가 필요하다. 상처는 2차 감염증을 예방하기 위해 비누와 물로 깨끗이 씻어낸다[그림 12-9].

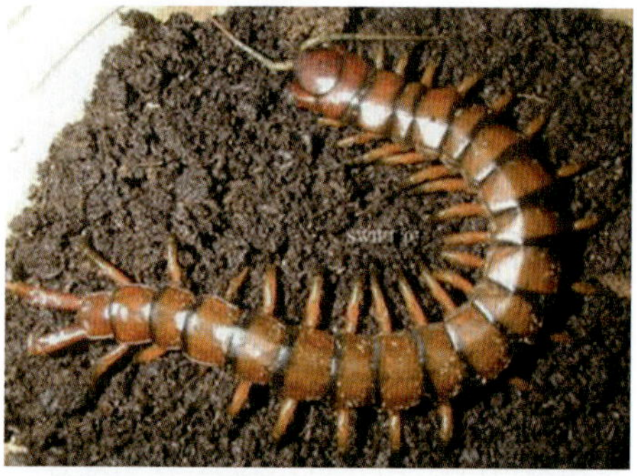

▶ 그림 12-9 지네

(3) 쐐기벌레

다양한 종류의 나방들의 초기 유충기나 애벌레(쐐기)시기에 접촉할 경우 피부 및 점막자극을 유발시켜 소양감, 발작성 발진, 또는 두드러기와 수포를 동반할 수 있다. 증상은 쐐기벌레를 직접 만진 후, 누에고치를 다룬 후, 또는 바람에 날려 온 솜털에 노출된 경우에 나타난다[그림 12-10].

병인은 벌레의 털이나 부속기의 직접적인 자극 효과로 생각되며 독소의 경피적 주입 또는 벌레의 항원에 대한 과민반응 등을 생각해 볼 수 있다. 증상은 수일 내에 사라진다. 국소세척과 경구 항히스타민제가 종종 사용된다.

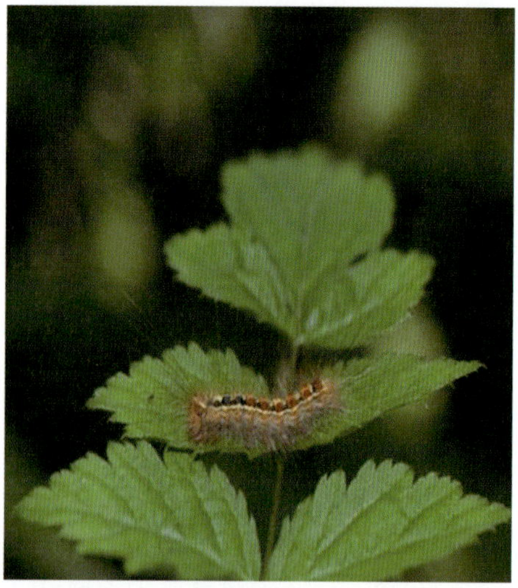

▶ 그림 12-10 쐐기벌레

(4) 빈대

빈대속(Cimex)은 환자의 민감도에 따라 단순 천자부터 대형 두드러기 병변까지 다양한 반응을 유발시킨다. 특별한 치료법은 없다[그림 12-11].

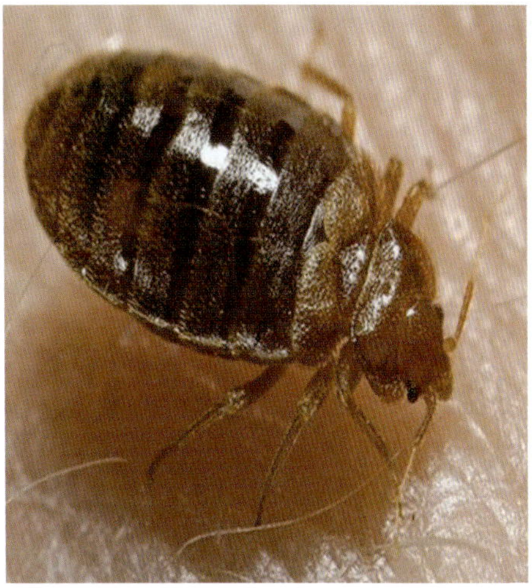

▶ 그림 12-11 빈대

(5) 옴

암컷 Sarcoptes scabiei가 피부 하부에 알을 낳으며 감작반응에 의해 소양증이 발생한다. 인체의 접촉에 의해 전파가 쉽게 일어나고 가피성 옴의 경우 면역결핍, 신경계나 정신지체와 연관되어 발생한다[그림 12-12].

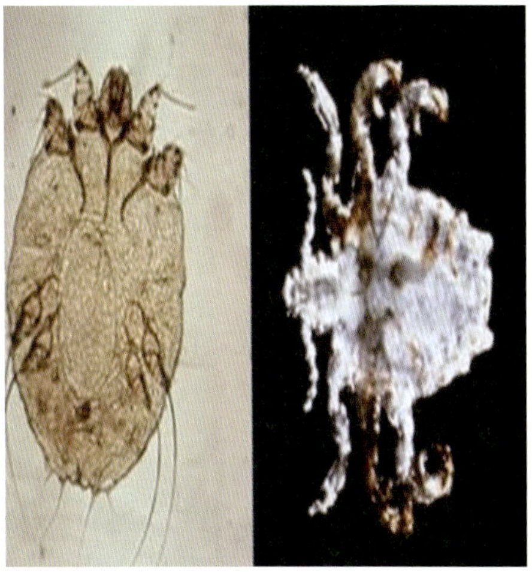

▶ 그림 12-12 옴진드기

증상 및 징후

심한 소양증이 나타나 뜨거운 목욕 후에 심해지고 3~15 mm의 수포가 나타난다. 대개 손목, 발꿈치, 손발가락 사이, 둔부에 호발하고 가피성 옴은 건선과 유사하나 소양증이 덜 심하다.

응급처치

- 목욕 후 5% permethrin cream을 목에서 발끝까지 얇게 도포하고 벤졸베이트 용액 등을 도포한다.
- 8시간 후에 씻고 다시 도포한다.
- Ivermectin 200 μg/kg도 도움이 된다.

(6) 이

Pediculosis humanis var capitis는 두피감염, p. humanis var. corporis는 옷, phthirus pubis는 치모에 기생한다. 인체의 혈액을 빨아먹고 알은 털이나 옷에 붙어있다[그림 12-13].

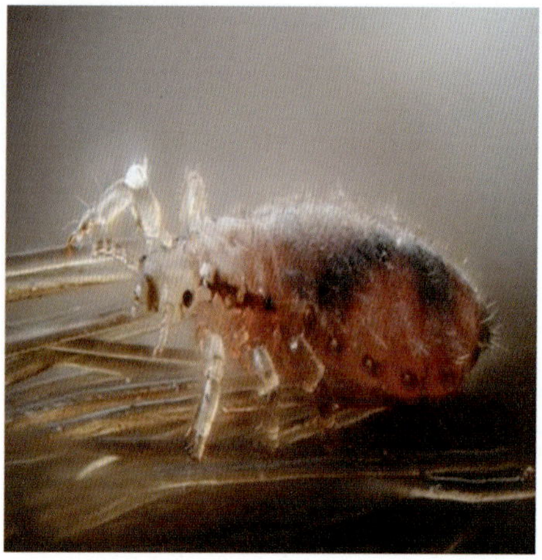

▶ 그림 12-13 이

증상 및 징후

머리 이는 두피, 목, 어깨의 소양증을 유발하고 대개 목선주위에 흔하다. 만성 감염시 vega-bonds disease를 초래한다. 사면발이증은 심한 치모, 액와, 눈주위 소양을 일으킨다.

응급처치

- 1% permethrin cream을 도포하면 이와 알을 죽일 수 있다.
- 가는 빗을 사용하여 알을 제거한다.
- 옷과 침구를 깨끗이 한다.

(7) 침노린재

주로 밤에 자상을 일으키며 다양한 종류의 반응을 나타낸다. 자상 반응은 기본적으로 알러지 반응으로 여겨지며 심한 소양감을 동반하고 중앙의 반점과 함께 통증성 구진이 나타나며 중앙 병변이 없는 중등도의 종창, 발적이 다발성 수포와 같이 발생하고 전신적 아나필락시스를 포함한 전신적 알러지 반응을 볼 수 있으며 자상 후 수일간은 손과 발에 출혈성 결절부터 수포성 병변에 이르는 다양한 반응을 관찰할 수 있다.

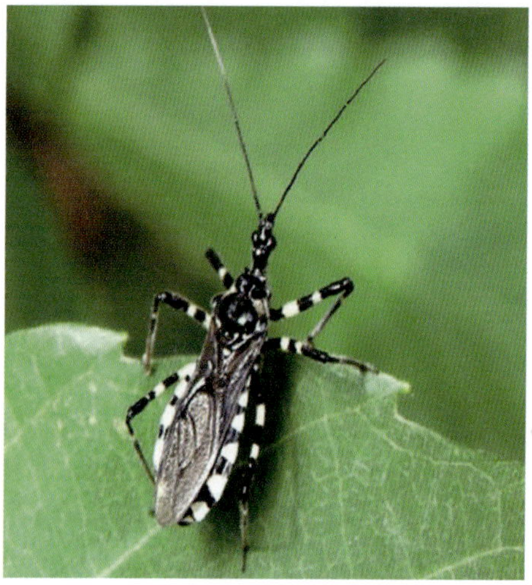

▶ 그림 12-14 침노린재

잠자던 중 심한 소양감, 두드러기, 그 밖의 전신적 알러지 반응 등으로 잠이 깨었다면 침노린재 자상의 가능성을 생각해 볼 수 있다[그림 12-14].

(8) 흡혈 파리

파리 중의 많은 종류 특히 말파리, 사슴파리의 경우는 사람을 포함한 항온동물에 기생한다. 탄저병, 야토병, 트리파노조마 등의 질환이 말파리, 사슴파리에 의해 전파된다[그림 12-15].

자상을 입으면 통증과 소양감을 동반한 피부 병변이 초래되고 발적, 종창, 두드러기 등으로 특징 지워지는 지연성 국소성 알러지 반응이 이어진다.

치료는 자상 부위를 깨끗이 하는 것과 국소 글루코코르티코이드 도포, 심한 소양감이 있을 경우에는 경구 항히스타민제를 투여하는 것이 있고 2차 감염증에는 항생제를 투여한다.

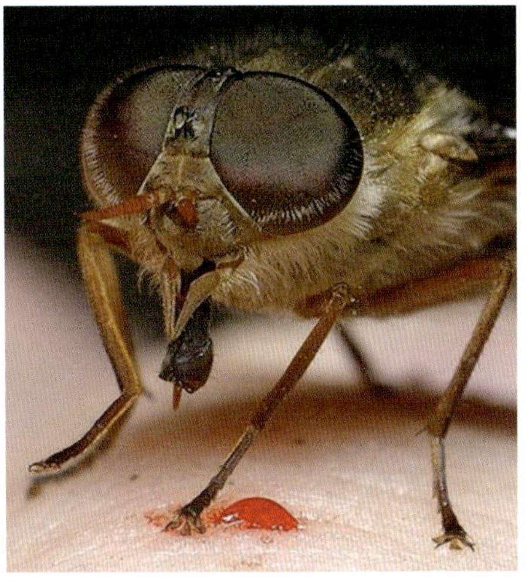

▶ 그림 12-15 흡혈 파리

8 광견병(hydrophobia)

광견병은 모든 포유동물에서 발병할 수 있는 중추신경계의 급성 바이러스성 질환으로 개방창상이나 동물에게 물려 몸으로 유입된 감염된 타액에 의해 전염된다. 개, 박쥐, 스컹크, 여우, 너구리, 코요테, 고양이 등에게 널리 감염되어 있다. 바이러스는 개가 광견병으로 죽기 5~7일 전에 침샘으로 들어가며 이 시기가 전염성이 있는 기간이며 잠복기는 10일에서 수년에 이르기까지 다양하지만 보통 3~7주이다. 바이러스는 신경을 타고 대뇌에 이르러 대뇌에서 증식하며 원심성 신경을 따라 이동하여 침샘으로 들어간다.

원인균

공수병 바이러스는 총알 모양으로 외피를 가지며 single stranded RNA virus로 직경은 75~80 nm이고 랍도 바이러스군에 속한다. 외피 당단백은 실매듭 구조처럼 배열되어 있는데 이것은 바이러스입자(virion)의 표면을 감싼다. 바이러스의 당단백은 아세틸콜린 수용체에 결합하는데 이는 공수병 바이러스의 신경독성에 기여하고 중화항체와 혈색소 응집억제 항체를 유발하고 T세포 면역을 자극한다.

증상 및 징후

물린 곳에 통증이 있으며 감각이상이 뒤따른다. 피부는 외부온도, 특히 공기의 흐름에 매우 민감하고 물을 마시려하면 극도의 통증을 동반한 후두 경련을 일으키므로 공수병이라고도 한다. 임상증상의 발현은 크게 4단계로 구분하는데 대체로 안절부절, 근육경련, 극도의 흥분, 기괴한 행위, 경련, 운동마비가 일어나고 많은 량의 두껍고 끈적한 타액이 나타난다.

- **전구기**(prodromal period)
  - 1~4일간 지속되며 임상적으로는 비특이성 증상이 발현한다. 이 기간에 나타나는 증상으로는 정서장애, 불안증, 고열, 두통, 피로감, 오심, 구토, 기침 등이다. 또한 환자의 80%에서는 교상부위의 소양증(pruritus), 감각이상, 근섬유속연축(fasciculation) 등이 초기증상으로 발현하기도 한다.
- **흥분기**(excitement phase)
  - 근육운동 항진, 흥분과 불안, 급속히 악화되는 의식장해, 환각, 사고력 장해, 근육강직, 경련, 부분 마비 등이 발현하고 광선, 소리, 촉지 등에 과민반응을 보인다. 또한 고열과 동공산대, 타액증가, 발한 등의 자율신경계 이상이 나타나고 운동마비나 성대 마비가 온다.
- **뇌간 기능부전기**(brainstem dysfunction phase): 흥분기(excitement phase)가 시작된 후에 비교적 빠른 기일 이내에 두개신경의 장해가 나타나고 안신경염에 의한 시각장해, 인후두부 강직에 의한 연하장해와 공수증이 나타난다. 과다한 침분비와 연하곤란은 전형적인 모습인 '거품을 문 입'을 만들어내고 점점 의식이 소실되고 결국 호흡중추의 마비로 사망하게 된다. 증상 발현 후 약 4~20일 만에 사망하게 된다.
- **회복기**

응급처치

- 비누와 물로 씻거나 괴사조직을 제거한다.
- 광견병의 면역혈청 글로브린이나 항혈청을 50% 정도는 창상주위에 주입하고 나머지는 근육주사를 한다.
- 창상은 봉합하지 않는다.
- 면역글로브린이 없는 경우 말 광견병 항혈청(20 units/kg)을 말 항체에 대한 과민반응 검사를 한 후 사용할 수 있다.

- 비활성화 인체 2배체 세포 광견병 백신(HDCV, inactivated human diploid cell ravies vaccine)을 1 ml씩 5회 근주한다. 주사는 노출 후 0, 3, 7, 14, 28일째에 둔부 보다는 삼각근 부위에 하는 것이 좋다.
- 기도유지, 산소공급, 경련 조절 등에 대한 기술적이고 집중적인 치료를 실시한다.

9 서교열

원인균

쥐에 물린 후에 발생하는 열과 관절통은 모닐리포르미스 연쇄상간균(*Streptobacillus moniliformis*) 또는 스피릴룸 나선균(*Spirillum minus*)이 원인이다. 감염은 상처가 치유된 후 발현되는데 이것이 서교열과 다른 동물들의 교상과 다른 점이다[그림 12-16].

*Streptobacillus moniliformis*와 *Spirillum minus*는 설치류의 구강 내에 정상적으로 존재하는 세균이다. 서교열은 주로 쥐, 실험실 동물, 가축성이나 야생성 설치류에 의해 전파된다.

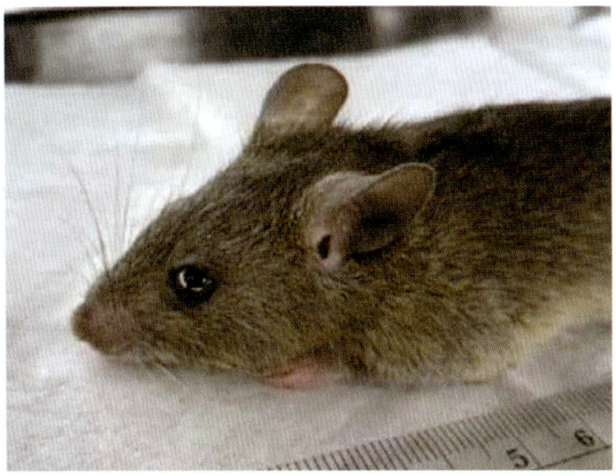

▶ 그림 12-16 나탈다유방쥐(Multimammate rat)
- 사하라 사막 이남 지역에 널리 분포해 있는 야생 설치류
- Mastomys natalensis가 해당 설치류
- 감염되면 살아있는 동안 침, 배설물, 혈액 등 통해 지속적으로 바이러스를 배출하며, 설치류 자체의 감염력은 나타내지 않는다.

출처: Keenlyside, R. A., McCormick, J. B., Webb, P. A., Smith, E., Elliott, L., & Johnson, K. M. (1983). Case-control study of Mastomys natalensis and humans in Lassa virus-infected households in Sierra Leone. The American journal of tropical medicine and hygiene, 32(4).

증상 및 징후

*Streptobacillus moniliformis*의 잠복기는 보통 3~10일이고 고열, 전율, 두통, 구토 및 근육통 후에 국소 림프절 종대, 관절통과 관절염 등의 임상증후군을 나타낸다. 손바닥과 발바닥의 구진성 발진은 점상출혈로 진행한다. 환자가 치료받지 않으면 열은 지속되고 사망할 수 있다.

*Spirillum minus*는 물린 후 1~3주에 열병을 일으키는 스피로헤타이다. 치유된 처음의 상처는 전신적 질병의 시작과 함께 벌어진다. 고열, 전율, 근육통이 발전하지만 관절의 침습은 없다. *Streptobacillus moniliformis*에 의한 서교열과는 달리 발진이 없다. *Spirillum minus*에 의한

서교열은 구미보다 아시아에서 주로 발생하므로 원인불명의 열이 있는 아시아 여행시에는 이 질환을 고려해 보아야 한다.

처치

- Procaine penicillin G(600,000 단위)를 1일 2회, 14일 동안 근육주사 한다.
- 페니실린 과민환자는 tetracycline 500 mg을 1일 4회, 14일간 경구투여 한다.

10 묘소병

원인균

고양이와의 접촉에서 1차적 피부손상이 있은 후 3주 이상 지속되는 압통을 동반한 국소림프절 종대는 양성접종 림프성 세망증(benign inoculation lymphoreticulosis), 비세균성 국소 림프절염(nonbacterial regional lymphadenitis), 묘소열, 묘소병 등으로 불려져 왔다. 묘소병은 환자의 절제된 림프절에서 확인된 작고 형태가 다양한 *Afipia felis*라는 그람음성 간균에 기인한 것으로 보인다.

증상 및 징후

대부분 소아에서 일어나며 미성숙한 고양이에게 물렸을 때 가장 흔히 전파된다. 물린 후 3~5일에 구진이 나타나고 가피로 덮힌 농포로 진행한다. 1~2주 내에 통증이 있는 국소림프절 종대가 생긴다. 손을 쉽게 물리므로 활차상과(상완골의 내과, epitrochlear), 액와, 경부 림프절 손상이 많다. 2차적인 세균감염에 의해 림프절이 화농되지 않으면 가벼운 전신적 동통, 권태감, 식욕감퇴 등이 있을 뿐 열을 동반하지는 않는다.

후천성 면역결핍 증후군 환자는 간균성 유상피 혈관종증(bacillary epithelioid angiomatosis)과 간균성 자반성 간염(bacillary peliosis hepatitis)의 두 가지 형태로 표현된다.

처치

- 묘소병은 일반적으로 양성이며 저절로 좋아지므로 항생제 투여는 필요하지 않으며 열이 있을 때는 해열제와 진통제를 투여한다.
- 면역이 저하된 환자와 만성적인 질병을 가진 환자는 항균성 항생물질인 아미노글리코사이드(aminoglycoside), macrolide계 항생물질로 그람양성균에 항균제로 사용되는 에

리트로마이신(erythromycin), 독시사이클린(doxycycline), 사이프로프록사신(ciprofloxacin) 등의 다양한 약제를 투여한다.

11 해양동물

여름철 해수욕장이나 어로작업 중 해파리나 산호의 침, 말미잘, 가오리 같은 해양 척추동물의 가시에 의해 독소가 인체로 침투할 수 있다. 히드라, 해파리, 바다 아네모네 등은 내마토싸이트라는 특수한 침세포가 있어서 손상을 주며 이러한 해양동물의 독소는 상처 크기에 비례하여 통증을 유발시키는 맹독을 가지고 있으나 이것은 불안정하고 열에 약하여 열에 의해 통증을 감소시키고 독소를 비활성화 시킬 수 있다. 이러한 독소는 대체로 단백질, 펩타이드(peptide), 그리고 다른 물질들로 이루어져 있으며 파충류의 독소보다는 덜 복잡하지만 대부분 신경독성과 국소괴사를 포함한 몇 가지 병리학적 효과를 나타낸다.

해양이나 조수 웅덩이를 탐사하러 갈 때는 물고 쏘는 생물들을 피하기 위해 다음과 같은 예방조치를 하여야한다.

- 바위와 산호초의 뾰족한 끝이나 성개, 깨진 대합조개 껍데기 등에 발을 찔릴 위험이 있으므로 바닷물 속을 걸을 때는 신을 신는다.
- 맨손으로 바다생물들을 잡아서는 안 된다.
- 구멍이나 틈 사이에 절대 손가락을 넣지 않는다. 특히 산호초에 있는 구멍은 조심한다. 이러한 구멍 속에는 독침을 가진 쏨뱅이와 사람을 무는 곰치 뱀장어가 있는 수가 있다.
- 해파리가 있으면 물에서 나와야 한다. 사람을 쏘는 해파리는 대개 떼를 지어 다니며 쏘인 경우는 발진이나 심한 두드러기가 나타난다. 더욱 위험한 것은 수영하는 사람을 촉수로 휘감아 꼼짝 못하게 하는 고깔 해파리이다.

(1) 해파리

주로 멕시코만 또는 그 근처에서 발견되는 다양한 색깔의 전기해파리, Jellyfish 등이 독소가 있다. 해변에 죽어있는 해파리도 독주머니는 여전히 활동을 하므로 절대 만지지 않는다[그림 12-17].

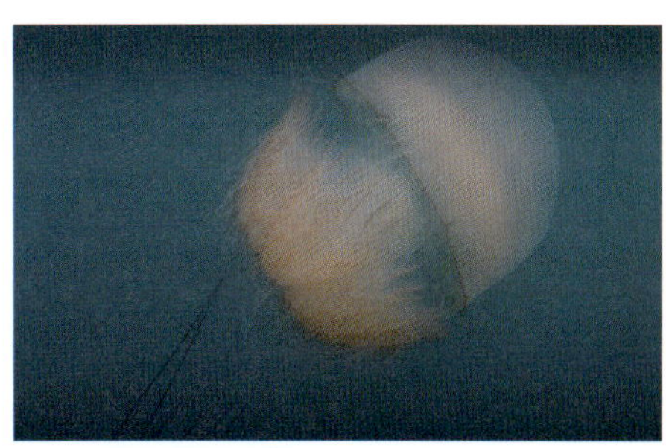

▶ 그림 12-17 노무라입깃 해파리

증상 및 징후

촉수와 접촉되면 극심한 국소 동통과 부종이 발생하며 쇠약감, 오심, 구토, 호흡곤란, 빈맥, 저혈압과 쇼크 증상이 나타난다. Jellyfish해파리의 자상에 의해 사망하는 경우도 있으며 비치명적일 경우에는 수 시간 후에 소실된다.

응급처치

- 바닷물로 상처를 잘 씻어내고 자상 부위를 문지르지 않도록 한다.
- 환자를 진정시키고 기도를 유지한다.
- 자세포가 독소를 방출하지 못하도록 불활성화 시키기 위해 소량의 중탄산나트륨을 상처에 부어 해파리의 독침과 용해물을 형성하도록 한다.
- 상처부위와 심장사이를 림프선이 흐를 정도의 세기로 묶는다.
- 상처 부위에 열을 가하거나 43~45℃ 정도의 고온으로 온찜질(39-90분간 통증이 가실 때까지 실시)을 한다.
- 모래로 문지르는 행위는 촉수에서 독소가 더 방출되도록 할 수 있으므로 권장되지 않는다.
- 내마토싸이트의 불활성화를 위해 즉시 40~70% isopropanol, 5% 아세틱산을 투여한다.
- 근육 경련시 10% calcium gluconate, diazepam을 정주한다.
- 항생제는 상처감염이 있거나 면역력이 약화된 경우에 사용하며 주로 포도상구균이나 연쇄상구균에 주안점을 둔다.
- 감염이 지속적이면 비브리오의 가능성을 염두에 둔다[그림 12-18].

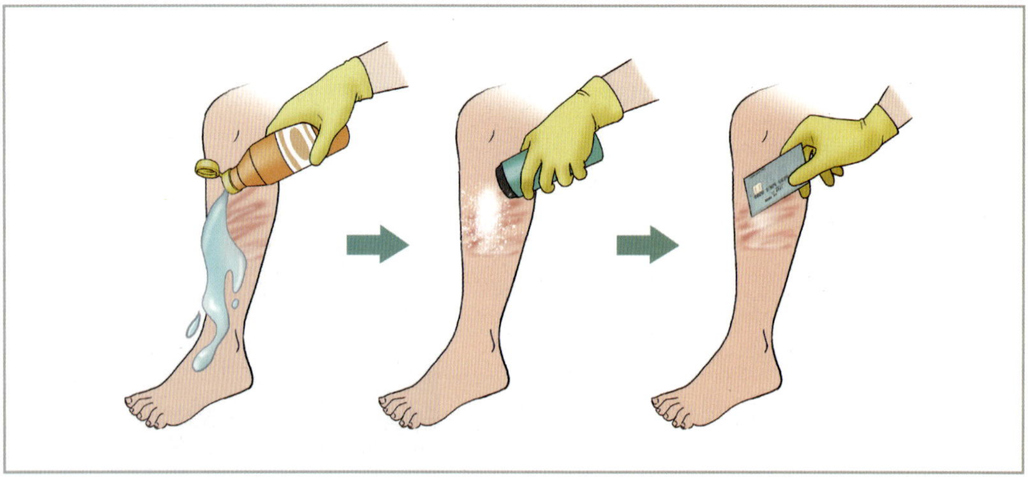

▶ 그림 12-18 해파리 응급처치(식초, 베이킹파우더, 신용카드)

(2) 산호

증상 및 징후

산호로 알려진 다양한 색깔의 구조물은 칼슘카보네이트로 이루어진 강력한 외골격으로 둘러싸인 강장동물문에 속하는 수천 마리의 작은 수중동물로 구성되어있다. 불 산호를 포함한 몇 가지 종류에서는 해파리와 비슷할 정도의 강력한 독소를 생산하는 미세촉수를 지니고 있다. 더 심각한 것은 이들 산호의 모서리에 잘리는 상처를 입는 경우이다[그림 12-19].

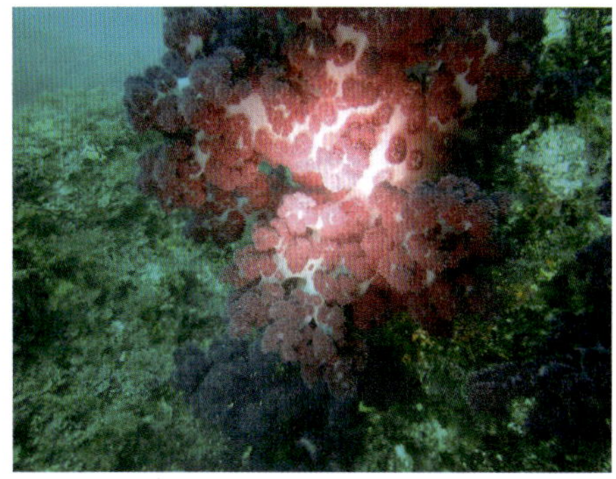

▶ 그림 12-19 산호

응급처치

- 이들은 흔히 동물성 단백질과 골격구조로 이루어져 있으므로 초기에 적절히 치료하지 않으면 화농성 상처 감염을 유발시킨다.

(3) 말미잘

증상 및 징후

말미잘: 말미잘은 꽃같이 생겼지만 동물이다. 먹이를 소화시킬 때 촉수를 오므리는데 이때 말랑말랑한 단추모양을 한다.

바다에서 말미잘[그림 12-20]과 접촉할 경우 만성 궤양을 동반한 광범위한 피부염을 일으키게 된다.

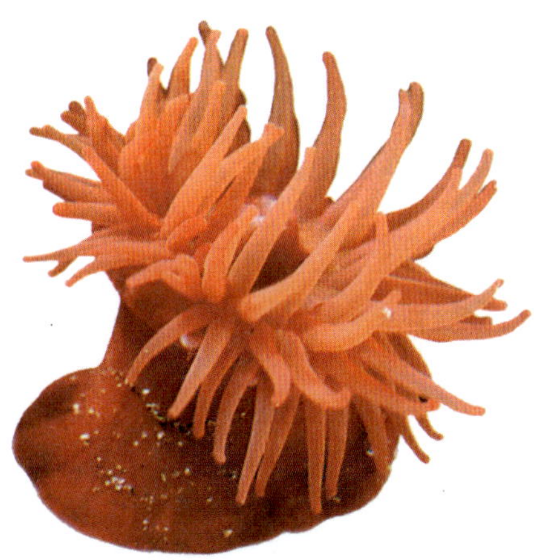

▶ 그림 12-20 말미잘
말미잘은 꽃같이 생겼지만 동물이다. 먹이를 소화시킬 때 촉수를 오므리는데 이때 말랑말랑한 단추모양을 한다.

응급처치

- 촉수에서의 독소 분비를 비활성화 시키기 위해서는 초산을 도포하며 다른 특이치료법은 없다.
- 증상완화를 위해서 스테로이드 연고나 경구 항히스타민제를 이용한 대중요법을 시행한다.

(4) 원뿔 조가비

증상 및 징후

원뿔 조가비의 긴 주둥이에 화살 같은 길고 뾰족한 속이 텅 빈 이빨에 의해 상처가 나면 신경독이 주입된다. 국소반응은 갑작스러운 통증과 이후에 수반되는 종창, 무감각증이 있으며 수일간 지속된다. 근육조절이상과 근무력감 등의 심각한 중독증상이 점점 진행되어 호흡마비까지 초래할 수 있다. 3~6시간 내에 사망하거나 24시간 후에 회복되는 것이 특징적 소견이다[그림 12-21].

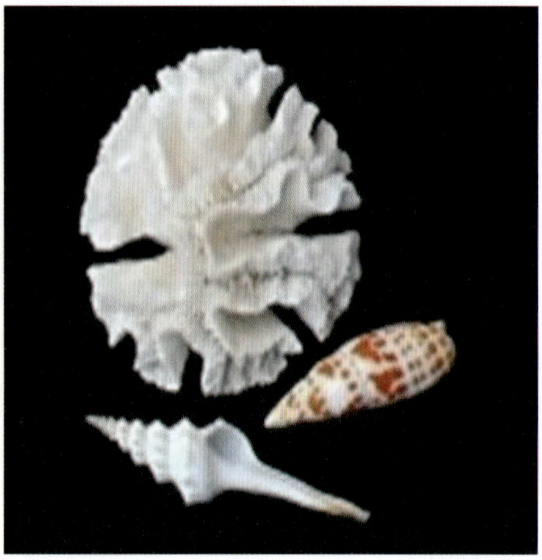

▶ 그림 12-21 원뿔 조가비

응급처치

- 특별한 치료법은 없고 압박대, 절개, 흡입술 및 기계호흡과 산소 투여 같은 대중요법만이 시행되고 있다.

(5) 섬게

증상 및 징후

가시에 찔리게 되면 통증을 동반한 홍반과 궤양을 유발시키며 때로는 무력감과 수 시간 지속되는 입술, 혀, 안면 등의 마비증세가 나타나기도 한다. 섬게로부터 분비되는 독소는 동물에게 마비를 초래하며 특히 열에 내성을 보인다. 또는 섬게가시 한 분절이 피부에 남아있으면 육아종성 반응을 유발시키거나 관절을 떠돌아다니면서 신경을 자극하여 불치의 통증을 유발

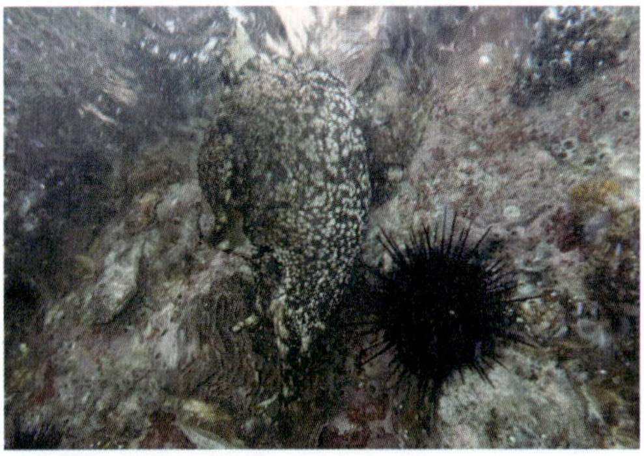

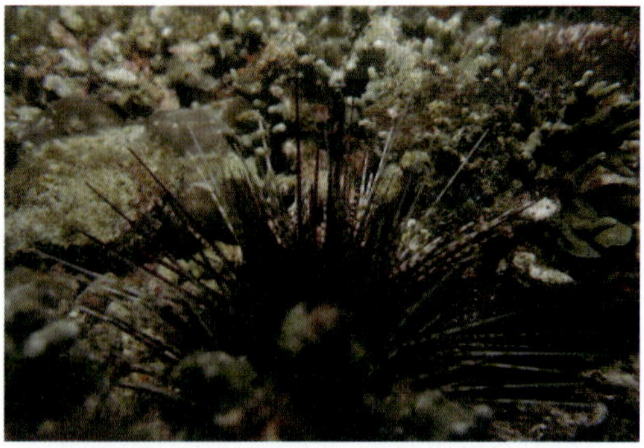

▶ 그림 12-22 섬게

시키기도 한다[그림 12-22].

응급처치

- 치료는 단순한 대중요법 밖에 없다.

(6) 독물고기

증상 및 징후

황소머리상어, 곱상어, 쥐고기 등의 배부 지느러미나 가시, 눈동미리, 복어, 메기 등의 배부 또는 다른 부위의 지느러미에는 홈이 파여져 있고 그 바닥에는 독소를 분비하는 선이 있다. 이들은 단백질을 함유하고 있으며 알러지반응을 일으키고 독성을 가지고 있다.

독소주입은 즉각적이고 심한 국소통증과 종창을 유발시켜 치료하지 않으면 60~90분에 최고의 강도를 보이고 8~12시간 내에 사라진다. 특히 메기에 찔렸을 경우 국소괴사가 일어난다. 전신반응으로는 심부정맥, 저혈압, 근무력감, 발작, 마비 등이 나타나는데 이는 독소의 효과로 보인다.

응급처치

- 해수로 상처를 씻는다.
- 독소가 열에 약하므로 증상이 사라지기 전까지는 환자가 1시간 정도는 견뎌 낼 정도의 온수에 즉시 담가야 한다.
- 파상풍 예방이 반드시 필요하며 통증 조절을 위해 마약성 진통제를 투여할 수 있다.

12 사람에게 물린 경우

(1) 원인

거의 싸움으로 인해 손과 상지, 두경부, 체간, 하지가 손상되며 주먹으로 입과 치아를 가격할 때 중수근골 부위의 배측에 손상이 많이 발생한다. 사람의 입 안에는 10^8/ml 정도의 아주 다양한 종류의 세균이 있기 때문에 다른 동물에 물린 경우보다 감염의 우려가 크다.

응급처치

- 모든 손의 창상은 진찰 후 봉합없이 개방시켜 치료하고 두경부의 창상은 철저한 세척, 변

연절개 후 1차 봉합을 시도한다.

- 물린 부위에서 출혈이 없으면 비누와 물로 5~10분간 씻는다.
- 직접압박으로 지혈한다.
- 멸균 드레싱으로 상처를 덮고 파상풍 예방접종, 상처 봉합술 등의 경우에는 의사의 지시를 따른다.
- 손에서 인대나 관절의 손상이 없다면 철저히 세척하고 봉합없이 적절히 드레싱 한 후 부목으로 고정하고 거상 후 1, 2일 후에 다시 창상 부위를 검사한다.
- 환자가 발열, 빈맥, 진행성 봉와직염, 림프관염 등의 소견을 보일 때는 항생제를 투여하고 창상치료를 한다.

제 13 장

공해

Public Nuisance

1. 대기오염물질에 의한 피해증상과 응급처치
2. 수질오염물질에 의한 피해증상과 응급처치
3. 산과 알칼리류에 의한 피해증상과 응급처치
4. 소음, 진동에 의한 피해증상과 응급처치
5. 중금속에 의한 피해증상과 응급처치
6. 환경성 폐질환

학습목표

- 대기와 수질오염을 이해한다.
- 소음진동에 의한 피해를 알고 처치를 할 수 있다.
- 자외선에 대한 피해를 알고 처치를 할 수 있다.
- 중금속 오염을 이해하고 중독시 응급처치를 실시할 수 있다.
- 환경성 폐질환의 유형을 알고 처치할 수 있다.

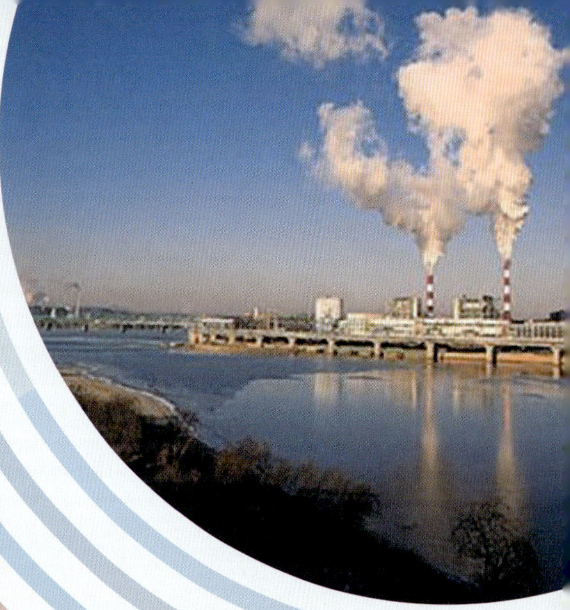

인체의 유전성 질환을 제외한 모든 질환은 환경적 요인으로 생긴다고 볼 수 있으며 환경적 요인이 유전성 질환에 영향을 끼칠 수도 있다. 이러한 맥락에서 볼 때 대기오염과 수질오염, 소음과 진동 등의 공해에 의한 피해는 급성보다는 만성질환으로 많이 나타난다. 급성의 경우는 기체상태나 고체상태의 중금속 또는 액체상태의 공해물질을 순간적으로 다량 흡입하거나 피부에 닿았을 때 나타나며 만성의 경우는 공해물질에 장기간 노출되었을 때 주로 나타난다. 응급상황은 대개 급성의 경우로 대량환자가 발생하는 경우가 많고 경제적인 손실을 가져오기도 한다. 오염원이나 오염물질별 응급환자 발생과 처치방법은 매우 다양하다고 본다.

1 ·:· 대기오염물질에 의한 피해증상과 응급처치

사람은 하루에 약 10,000~20,000 L의 공기를 흡입하는데 그 공기 속에는 수많은 오염물, 즉 박테리아, 가스, 부유섬유, 미세분진 등이 포함되어 있어 약간 불쾌감을 주는 것부터 미미한 상해를 가할 정도의 것, 때로는 생명에 위협을 가하는 것들로 볼 수 있다. 특히 대기오염이 호흡기에 끼치는 영향은 흡입되는 오염물질의 종류와 특징, 주위 환경내 농도, 노출기간에 의해 결정되며 그로 인한 형태학적인 변화는 기도에 대한 경미한 자극에서부터 기관지염, 폐기종, 만성섬유화성 폐질환, 폐암 등 악성 종양에까지 다양하게 표출된다(표 13-1).

▶ 표 13-1 대기오염과 관련된 폐손상의 유형

폐의 병변	발병기전
급·만성 염증	직접세포상해
폐기종	단백분해 증강
천식	알러지 또는 자극효과
과민성 폐렴	면역상해
진폐증	대식세포와 백혈구로부터 유리된 사이토카인에 의한 섬유화
종양	돌연변이 및 프로모터 효과

(1) 아황산가스(SO_2)

아황산가스는 자극성 냄새가 나는 무색의 기체로 화석연료 중에 들어있는 황이 연소되면서 생성되어 대기 중에 배출된다.

인체에 미치는 영향

고농도 흡인시 기침, 천식, 만성기관지염 등 급·만성 호흡기질환을 유발한다(표 13-2).

▶ 표 13-2 아황산가스가 인체에 미치는 영향

농도(ppm)	증상
0.05 이하	쾌적
0.1~0.2	먼지와 공존할 때 24시간 이상 노출되면 장년층에서 호흡기 질환 발생
1~2	가슴의 압박감
3~5	냄새로 가스의 존재 여부 감지
5~6	대부분 영향을 받음
6~12	코와 인후부에 자극
14~15	코에 불쾌한 자극
16~20	눈에 자극이 오고 기침
50~100	단시간 참을 수 있는 한계
140~200	재채기와 눈물
400~500	호흡곤란, 생명 위험
1,000	수 분 내에 피부의 염증

주로 노인, 어린이, 환자 등 비교적 허약한 체질의 사람들을 비롯하여 전 연령층에 심폐성 질환을 유발시킨다.

특히, 먼지 등의 입자상 물질과 함께 있으면 시정장애를 일으키고 호흡기 및 폐질환이 증가하여 이로 인한 사망률도 증가한다.

(2) 일산화탄소(CO)

연탄 등의 화석연료가 산소가 부족하거나 연소온도가 낮을 때 불완전연소 되어 발생되는 무색, 무미, 무취의 비자극성 기체로 대도시에서는 자동차의 배기가스에 7% 정도 포함되어 있어 밀폐된 차고 안에서 5분 이내에 치명적인 농도에 도달할 수 있다. 비중은 공기를 1이라 할 때 0.967로 공기보다 약간 가볍고 물에는 불용성이다. 우리나라에서는 연탄가스에 의한 사고가 많으며 근래에는 도시가스에 의한 사고가 많이 발생하고 있다.

인체에 미치는 영향

산소에 비해 혈색소와의 결합력이 200배 정도 강하게 혈액중의 헤모글로빈(Hb)과 결합하여 일산화탄소 헤모글로빈(COHb, carboxyhemoglobin형성)을 만들어 혈액의 산소운반 능력을 저하시켜 조직질식을 일으킨다. 예컨대, 일산화탄소 20 ppm이 함유된 공기를 4시간 동안 흡입하면 혈중 일산화탄소 헤모글로빈은 1.64% 정도가 증가된다.

대기중 일산화탄소의 농도가 0.05%이면 혈중 헤모글로빈의 30%가 일산화탄소와 결합하여 두통, 현기증, 메스꺼움, 보행장애 등의 중독증상이 나타나고 0.05% 이하에서도 장시간 노출되면 혈관운동 신경마비에 의한 뇌경화증이나 말초혈관 마비에 의한 순환장애를 일으킨다(표 13-3).

▶ 표 13-3 혈중 일산화탄소 헤모글로빈(COHb)농도 및 인체에 미치는 영향

COHb(%)	일산화탄소 농도 (ppm)	호흡시간(분)	증상
4	3~9	10~30	호흡기계질환 환자는 영향이 나타남
5	30	240~360	중추신경계 영향
10	40	480	과격한 근육운동시 숨이 참
20	400~500	60	숨이 차고 두통
30	1,000	60	두통, 신경과민, 피로감, 주의력 산만
40~50	1,000	60~120	두통, 정신혼란
60~70	1,000	240~300	의식혼탁, 호흡중추마비
80	1,500~2,000	240~300	사망

중추신경계는 저산소증에 매우 민감하여 다른 장기보다 빨리, 그리고 치명적인 손상을 주어 사망하게 되고 회복하더라도 심각한 후유증을 남긴다. 특히 운동과 시력에 관련된 대뇌피질, 기저핵 중 창백핵(globus pallidus), 시상(thalamus), 해마(hippocampus), 소뇌의 풀키네(purkinje)세포가 손상을 받는다.

임산부가 일산화탄소에 노출 된 경우에는 태아의 혈색소가 산모의 혈색소에 비해 일산화탄소와의 결합력이 높으므로 더 위험하다. 태아의 일산화탄소 헤모글로빈의 농도는 산모의 혈중 일산화탄소 농도보다 10~15% 정도 더 높다. 태아 일산화탄소 헤모글로빈의 농도는 36~48시간이 지나면서 떨어지기 시작하며 반감기는 산모에 비해 3.5배 정도 길다. 그러므로 산모에게서 특별한 증상이 없더라도 태아의 혈중 일산화탄소 헤모글로빈의 농도는 높으므로 반드시 고압산소치료를 시행하여야 한다.

급성중독시

- 치명적인 급성중독시는 혈액과 피부, 점막이 선홍색을 띄며 모든 장기는 심한 울혈을 보인다.
- 저산소증으로 신경세포의 변화가 뚜렷하고 대뇌피질의 심한 울혈상과 부종, 미만성 점상출혈이 흔히 관찰된다.
- 치명적으로 노출되면 뇌의 저산소증 때문에 서서히 의식을 잃고 사망하지만 적게 노출되면 저산소증도 심하지 않고 실질 장기의 후유증 없이 완전히 회복할 수 있다.

만성중독시

- 비교적 농도가 낮은 일산화탄소를 장기간 흡입하면 만성중독이 된다.
- 경도의 저산소증은 서서히 중추신경계의 변화를 일으켜 대뇌피질과 신경절 세포에서 다양한 병변이 생긴다.
- 가장 흔히 관찰되는 소견은 대뇌기저 신경절에 있는 렌즈핵의 양측성 병변이다.
- 저산소증으로 신장, 간장, 심장에 생기는 지방병변은 급성중독 때보다는 만성 중독에서 더 흔히 나타난다.

응급처치

- 환자를 노출된 환경에서 즉시 대피시키고 가능한 가장 높은 농도(100%)의 산소를 투여한다.
- 밀착된 마스크나 기관내 튜브를 통하여 일산화탄소 헤모글로빈 농도가 5% 이하로 될 때

까지 산소를 투여한다.

- 고압산소는 2~3기압하에서 100%산소를 공급하며 일산화탄소의 제거를 촉진시킨다.
- 반감기가 4~6시간이며 100% 산소를 투여할 경우 반감기가 40~80분으로 감소하고 고압 산소를 투여할 경우는 15~30분으로 단축된다.
- 고압산소 투여는 일산화탄소치가 40% 이상인 혼수상태의 환자, 경련이나 치료에 반응을 보이지 않고 부정맥이 나타나며 일산화탄소치가 25% 이상인 환자, 후유증의 지연성 발현을 보이는 환자에게 적용한다.
- 의식 상실을 경험한 환자는 1~3주 후 신경정신적 후유증 발현 위험도가 높다.

질식사 소견

급성중독으로 사망하면 혈액과 더불어 시반이 선홍색(bright cherry red)을 띈다. 손톱도 살아있는 것과 같이 적색이나 선홍색을 띄는데 이것은 COHb 및 일산화탄소 마이오글로빈의 색깔이 나타나는 것이므로 그 정도는 COHb포화도가 높을수록 뚜렷이 나타난다.

CO의 중독사는 내질식이기 때문에 유동성 혈액, 안결막, 장막하 및 점막하의 일혈점과 각 장기 및 조직의 울혈과 같은 질식사의 일반적인 소견을 볼 수 있다.

(3) 광화학스모그

주로 자동차 배출가스에서 많이 나오는 질소산화물(NOx)과 탄화수소 등이 대기 중에 많이 존재할 때 자외선과 반응하여 오존(O_3), 알데하이드(aldehyde), 팬(PAN) 등과 같은 2차 오염물질인 옥시단트(oxidant)를 생성함으로써 맑은 날에도 안개가 낀 것처럼 대기오염상태가 지속되는 것으로 로스앤젤레스형 스모그와 런던형 스모그가 유명하다.

인체에 미치는 영향

오염물질의 농도가 그리 높지 않으므로 개개의 오염물에 의한 피해는 크지 않으나 3,4-벤조피렌 등은 발암물질로 인체에 매우 해롭다. 이산화질소는 적갈색을 띄고 있어 시정장애의 원인이 되기도 한다.

오존에 노출되면 상기도 수축이 일어나 호흡곤란을 일으키며 두통이나 기침 등의 자각증상이 나타난다(표 13-4).

▶ 표 13-4 오존이 인체에 미치는 영향

농도(ppm)	폭로시간	증상
0.05~0.1	즉시	불쾌한 냄새
0.05~0.3	30분~6시간	운동신경 기능저하, 학습능력 감소
0.08~0.4	3~4시간	호흡기 감염 우려
0.10~0.3	1시간	호흡기 자극증상, 기침, 눈 자극, 숨이 참
0.10~1.0	1시간	기도저항 증가
0.10~1.0	2주일	두통, 숨가쁨, 시력장애
0.25~0.75	2시간	운동 중 폐기능 감소
0.60~0.8	2시간	흉통, 기침, 기도자극
0.90	1시간 30분	기침, 호흡곤란

(4) 질소산화물(NO_X)

질소산화물 중에는 일산화질소(NO), 이산화질소(NO_2), 삼산화질소(N_2O_3), 오산화질소(N_2O_5) 등이 있는데 대기오염으로 인체에 영향을 미치는 것은 일산화질소(NO)와 이산화질소(NO_2)이다. 일산화질소는 자극성은 없으나 헤모글로빈과의 친화력이 일산화탄소보다 1,000여 배 이상으로 쉽게 결합하여 산화질소헤모글로빈을 형성한다.

인체에 미치는 영향

산화질소헤모글로빈은 혈액중에서 산화되어 메트헤모글로빈을 형성하고 이것이 많아지면 혈중 산소가 부족하게 되어 중추신경계장애를 일으킨다.

고농도의 이산화질소는 점막을 자극하고 기도와 폐에 영향을 주며 5 ppm 정도의 농도에서 눈과 코가 자극을 받으며 기침, 인두통, 현기증, 두통, 구토 등을 유발한다. 심한 경우에는 호흡촉진, 부정맥, 불안, 폐부종, 혈압상승 등이 일어나고 의식을 잃게 된다.

응급처치

• 신선한 공기를 마시게 한다.

(5) 포름알데하이드(Formaldehyde)

포름알데하이드는 자극성의 무색기체로 인화점이 낮아 폭발 위험이 있고 30~50%의 수용액은 포르말린(Formalin)이라고 하며 살균제나 방부제로 이용한다.

자연계에서는 대부분 탄화수소가 산화되어 생성되며 합성수지 및 화학제품 제조과정에서 발생하고 단열제인 우레아폼과 실내가구의 칠, 접착제로부터 방출된다.

인체에 미치는 영향

장시간 포름알데하이드에 폭로되면 정서적 불안정, 기억력 상실, 정신집중 장애 등이 나타나며 다량 흡입시에는 폐부종이나 비염, 기관지염, 접촉성 피부염, 생리이상 등을 일으킨다.

포르말린 용액을 많이 마신 경우에는 격렬한 통증과 함께 소화관염을 일으키고 의식을 잃으며 요독증으로 사망하게 된다(표 13-5).

▶ 표 13-5 포름알데하이드가 인체에 미치는 영향

농도(ppm)	증상
0.05~0.5	눈에 자극을 느낌
4~5	눈물
2~3	호흡기 자극
4~5	불쾌감
10~20	기침
50~100	기관지 염증

(6) 황화수소(hydrogen sulfide, H_2S)

무색기체로 달걀 썩는 냄새가 나는 유독성 악취가스이다. 공기보다 약간 무거우며 석유정제 과정이나 염료, 피혁, 고무공장, 축사 등에서 발생하며 산소가 부족한 상태에서 하수가 부패되거나 화장실내에서 분뇨가스로 발생된다. 황화수소가스가 발생하면서 환기가 되지 않은 곳에서 작업을 할 때 급사의 원인이 되며 구조를 위해 들어간 구조자도 연이어 희생될 우려가 있는 유독가스이다. 단백질 등 유기물질이 미생물에 의해 분해되어 천연적으로 발생하는 황화가스는 대기 중에서 산화되어 아황산가스나 황산염으로 변화한다.

인체에 미치는 영향

0.025~0.1 ppm 정도의 낮은 농도에서도 냄새를 느낄 수 있으며 저농도 에서는 생리적인 영향이 크지 않으나 악취로 인해 식욕부진, 메스꺼움, 구토를 일으키며 위장이나 폐에서 쉽게 흡수되므로 고농도에서는 치명적인 급성 중독증상을 일으켜 각막이상, 점막자극, 기침, 두통, 현기증, 치아이상, 세포내 호흡정지 등을 일으킨다(표 13-6). 시체의 시반은 녹갈색을 띄며 기관, 폐, 근육 등에서 특유한 냄새가 난다.

응급처치

- 환자를 노출된 환경에서 즉시 대피시키고 가능한 가장 높은 농도(100%)의 산소를 투여한다.
- 눈에 자극을 받았을 때는 찬 수건을 대고 즉시 병원으로 이송한다.

▶ 표 13-6 황화수소가 인체에 미치는 영향

농도(ppm)	증상
1~2	냄새를 느낌
2~3	냄새를 명확히 느끼나 고통스럽지는 않음
3~4	뚜렷이 냄새를 느낌
5~8	불쾌감을 느낌
80~120	뚜렷한 증상은 없으나 6시간 정도는 참음
200~300	5~8분 후에 눈, 코, 목구멍 등의 점막에 강한 통증을 느낌
500~700	30분 정도 후에는 아급성 중독을 일으켜 생명이 위험
1,000~1,500	급성 중독으로 실신하거나 호흡마비로 사망

(7) 이황화탄소(carbon bisulfide, CS_2)

휘발성이 강한 유독성 액체로 인견사, 셀로판, 고무제품 제조, 석유화학, 제초제 등의 제조 과정에서 발생하며 공업용으로 이용하는 경우에 썩는 냄새가 나는 악취물질이다.

인체에 미치는 영향

인견사 제조공장 등 이황화탄소 발생 지역의 밀폐된 공간에서 오랫동안 작업을 할 경우 급성 정신장애나 신경장애를 보인다. 주 오염 경로는 흡인이며 혈액 순환에 의해 체내로 확산되고 급성과 만성중독을 모두 일으킨다.

고농도에서는 짧은 시간 동안 노출되어도 혼수상태, 각막과 힘줄의 반사소실, 호흡장애 등으로 사망하는 초급성 중독을 일으킬 수 있다.

3,000~5,000 mg/m^3의 농도에서 단기 노출시 심한 초조감, 억제할 수 없는 격분, 환각, 공상 등의 정신장애가 나타나며 150 mg/m^3 이상의 농도에 수년간 노출되면 만성적으로 중추신경계 장애가 나타나 피로, 두통, 수면장애, 정신장애 등이 나타난다.

10 mg/m^3 이하에서도 10~15년 동안 장기 노출되면 월경불순, 성호르몬 증가와 같은 중독증상을 나타낸다.

응급처치

- 의복에 오염되었을 때는 즉시 벗기고 몸을 충분히 씻는다.
- 피부에 묻었을 때는 비눗물로 충분히 씻고 눈에 들어갔을 때는 15분 이상 씻는다.

(8) 암모니아(ammonia)

상온에서 가스상태로 존재하며 세제와 농업용품에 사용되는 무색, 자극성 냄새가 있는 염기성 화합물로 물과 반응하여 부식성 작용을 일으킨다. 암모니아수(ammonium hydroxide)는 약 10~35%의 암모니아를 함유한 액체로 휘발성이 있고 강알카리성을 띄며 강한 자극성을 가진다. 증기로 흡입시 눈과 호흡기를 심하게 자극한다.

인체에 미치는 영향

공기중에 30 ppm이 되면 특유한 냄새가 인지되고 1,000 ppm 이상이면 폐부종으로 인한 호흡곤란이 초래되고 1,500 ppm 이상이면 거의 즉사한다. 보통 기침, 숨막힘, 호흡마비, 눈자극과 함께 심한 눈물, 오심, 구토, 복통을 일으키고 심한 경우에는 간질 등이 나타난다.

가스를 마시면 인후부 점막이 자극을 받아 신경계에 작용하게 되고 혈관수축, 혈압상승을 보이게 된다. 심하면 점막이 붙어있는 듯한 느낌을 받고 충혈, 수포형성, 눈물이 흐르고 시력장해가 나타난다. 특히 눈에 들어갔을 때는 시력상실의 우려가 있으므로 주의한다.

응급처치

- 오염된 의복을 벗기고 오염지역으로부터 환자를 옮긴다.
- 세정 후 붕산수를 2%의 붕산용액에 중화시킨 후 눈과 몸을 15분 이상 충분히 씻는다.
- 호흡장애를 일으킬 때는 5~7%의 이산화탄소를 혼합한 산소를 흡입시킨다.
- 즉시 주변을 환기하고 기도유지, 고농도 산소투여를 한다.
- 필요시 기도 삽관, 환기보조, 심전도 감시장치를 한다.
- 백벨브 마스크, 수요벨브를 준비한다.
- 정맥로를 확보한다.

(9) 다이옥신(Dioxin)

제초제에 불순물로 포함되어 있거나 도시 폐기물이나 유기염소화합물을 소각할 때 불완전연소에 의해 발생되며 구리 용융로, 전기로, 목재난로, 석탄이나 자동차 연료 등의 화석연료 연소 등에서 다량 발생된다.

사염화다이옥신(2,3,7,8-TCDD)은 발암성이 커 유해물질로 분류되어 있다. 다이옥신 제초제는 잔디나 수수 및 큰나무 등의 성장에는 지장을 주지 않으나 잎이 넓은 잡초나 덤불숲에 독성을 강하게 나타내므로 이들 잡초를 제거하는데 많이 사용한다.

월남전에서 오렌지 에이젠트(Orange agent)라는 고엽제를 다량 사용한 적이 있는데 이 제초제는 2,4,5-T와 2,4,-D(Dichlorophenoxy acetic acid)의 혼합물이며 이 중에 미량의 다이옥신이 불순물로 함유되어 있어 6세에서 14세 사이의 어린이 중에 기형아가 많이 발생하였다. 또한 많은 임산부들이 자연유산을 하였고 수많은 어린아이들이 유전성질환을 앓게 되었다.

인체에 미치는 영향

50~80%가 소화기계통에서 흡수되고 일부는 피부를 통해 흡수되어 주로 간의 지방조직에 축적되는데 극성 다이옥신류는 대변과 소변을 통해, 비극성 다이옥신류는 대변과 젖을 통해 배설되므로 유아에게 독성이 오염되기도 한다.
사염화다이옥신에 폭로되었을 때 피부병, 간독성, 심장기능 저해, 흉선쇠약, 태아독성, 기형아 발생 등의 피해가 나타나며 암에 걸릴 위해도가 매우 높다.

응급처치

- 환자를 노출된 환경에서 즉시 대피시키고 가능한 가장 높은 농도(100%)의 산소를 투여한다.
- 오염된 옷은 제거하고 피부를 비누와 물로 씻는다.
- 눈은 충분한 물과 식염수로 씻고 구조자는 보호복을 착용한다.
- 섭취 시에는 활성탄과 하제를 투여한다.

(10) 포스겐(phosgene)

포스겐 자체는 자극성이 경미하지만 수중에서 재빨리 염산으로 분해되어 거의 급성 전구증상이 없이 치사량을 흡입할 수 있기 때문에 매우 위험한 것이다.

포스겐은 사전 경고 증상이 없으므로 저장이나 취급시 특히 주의를 요하며 세심한 감시가 있어야 한다.

인체에 미치는 영향

초기 증상으로 흉부압박감, 경한 기침, 때때로 오심 및 구토 등이 있으며 일단 폭로로부터 벗어나면 그러한 증상은 소실되나 6~12시간 후에 불안, 심한 기침, 현기증, 호흡곤란을 동반한 폐부종으로 급속히 진행되어 경우에 따라 호흡부전으로 사망하기도 한다. 그러므로 포스겐 폭로시는 환자를 완전히 안정시키고 24~48시간 동안은 반드시 관찰이 필요하다. 폐부종은 즉시 치료되어야 하며 2차 감염 예방을 위한 조치가 필요하다.

응급처치

- 즉시 오염원으로부터 격리시킨다.
- 상체를 높게 눕히고 따뜻한 커피나 차를 마시게 하고 자극상태를 완화시킨다.
- 눈에 들어갔을 때는 미지근한 물로 15분 이상 씻는다.
- 일반상태에서 우유, 계란, 스프 등을 먹인다.
- 중독증상이 심할 때는 500~800 ml 정도 수혈시킨다.

(11) 석면

석면은 규산질 광물들로 만든 섬유질형태의 물질로 백석면, 황석면, 청석면 등이 있으며 전기절연 및 단열재, 타일이나 스레트 지붕판의 재료로 쓰인다[그림 13-1].

석면채광이나 분쇄과정에서 크게 오염되며 석면제품 공정과정과 건축공사시 석면제품을 절단 가공하는 과정에서 많이 오염된다.

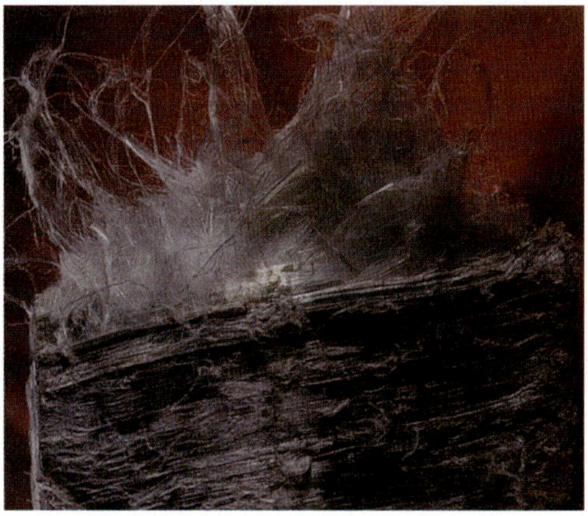

▶ 그림 13-1 석면
석면 섬유를 흡입하여 폐에 침착했을 때 치명적인 해를 나타낸다.

인체에 미치는 영향

흡입 공기 중에 있는 석면은 비인두부를 통해 기관지부로 들어가고 폐포에서 늑막조직 등으로 이동하여 흉막비후, 석면폐증, 중피종(흉막이나 늑막에 발생하는 암) 등을 일으킨다.

석면이 폐에 침착되는 것은 길이보다는 직경이 중요한데 주로 2 ㎛ 이하의 석면섬유가 호흡기를 통해 폐포에 침착하여 폐기능을 저하시키고 폐암을 유발할 수 있다. 굵은 것은 상기도에 의해 피막되기도 하며 이때 철 염색에 의해 석면체로 나타난다. 그러나 대부분의 석면섬유는 피막되지 않은 상태이며 이때는 광학현미경으로는 관찰할 수 없다.

석면에 의한 폐암 발생은 흡연과 밀접한 관계가 있어 상승효과를 나타내므로 석면취급자는 금연하여야 한다.

특징적으로 석면에 노출되어 나타나는 종양은 흉막과 복막의 악성중피종(malignant mesothelioma)이다. 이 암은 일반인에게는 드물지만 석면에 심하게 노출된 근로자중 2~3%에서 발생한다. 잠복기는 보통 20년이고 40년이 될 수도 있다. 섬유성 흉막 병변이 석면에 노출된 사람에게서 나타날 수 있지만 악성중피종과는 무관하다.

발암의 위해도는 청석면이 가장 높고 황석면은 중간, 백석면이 가장 낮은 것으로 알려져 있다.

(12) 입자상 물질(particulates)

작은 고체 입자로 액체액적상태를 입자상 물질이라 하며 연무질은 가스 내에 고체나 액체가 분산된 것이며 연무(mist), 연기(smoke), 훈연(fume), 먼지(dust)는 분진인 입자상 물질로 표현된다.

연무는 액체 방울이 공기 중에 부유하는 것이며 연기는 보통 연소에 의해 생성되는 미세한 검댕이 입자이다. 훈연은 금속이나 유기물질의 증기가 응축된 것이며 박테리아나 곰팡이 등도 입자상 물질로 공기 중에 부유한다.

입자상 물질의 크기는 0.0002 ㎛에서 대략 5,000 ㎛까지의 범위이며 언젠가는 표면으로 침강하며 인체 내로 흡입되어진다.

인체에 미치는 영향

거의 호흡기를 통하여 인체로 유입되며 호흡기에 직접적인 영향을 미친다.

상부호흡기 내에서는 5 ㎛ 이상의 직경을 가진 입자들이 흡입공기로부터 걸러지며 콧속의 융모가 첫 번째 방어역할을 한다.

이산화황과 같은 물에 용해되는 기체상의 오염물은 거의 상부 호흡기의 습기에 의해 제거된다. 직경이 5 ㎛보다 작은 입자들은 상기도를 통과하여 폐까지 들어간다. 폐포막은 점액으로 싸여 있지 않고 섬모도 없으므로 입자의 제거 속도가 느리고 완전히 제거되지 못한다.

폐속에 침투된 분진들은 다음과 같은 독성을 나타낸다.

- 불활성인 입자들은 호흡기 내에서 청정 mechanism을 방해하거나 다른 해로운 입자들의 제거를 방해하거나 느리게 한다.
- 입자들은 자극성 기체상 분자를 흡착하거나 흡수하여 이동될 수도 있다. 따라서 이 해로운 입자들이 폐의 예민한 부분에 도달되고 머무르게 된다.

(13) 흡연

공기오염 질환을 흡연의 독성을 빼놓고는 말할 수 없을 정도로 흡연의 유해성은 심각하며 또 방치되어 왔다. 흡연으로 인한 독성은 흡연량과 정비례하는 것으로 시거렛 흡연이 궐련이나 파이프 흡연에 비해 가장 위험한 흡연형태이다.

인체에 미치는 영향

- 폐기종, 만성기관지염 같은 만성 폐쇄성 폐질환을 유발한다.
- 심근경색과 같은 허혈성 심장질환을 유발한다.
- 기관지 암을 유발한다.
- 후두암, 구강암, 식도암도 약 7배 정도 많이 발생하고 신장암, 방광암, 췌장암도 많이 발생 한다.
- 임신 중 흡연은 자연유산, 주산기 사망, 저체중아의 원인이 된다.
- 급성위염, 위궤양의 원인이 되고 동맥경화증의 주요 위험인자이다.
- 다른 발암물질에 의한 발암 가능성을 배가시킬 수 있다.

간접흡연

- 미국 환경국은 1992년에 실내공기중의 담배연기를 인체 발암물질로 분류하였다.
- 흡연연기(mainstream smoke): 흡연시 담배 끝으로 빨아드린 연기.
  연소연기(sidestream smoke): 단순히 담배가 타면서 발생하는 연기로 흡연연기보다 일산화탄소, 니트로소아민, 벤조피렌을 더 많이 함유하고 있다.
- 간접흡연은 눈, 코, 점막에 직접적으로 자극을 가하며 어머니가 흡연을 하면 어린이에게 성장장애와 높은 호흡기 질환이 유발된다.

금연효과

- 관상동맥성 심장질환 특히 심근경색의 위험을 경감시킨다.
- 기침, 천명, 과다 객담이 줄고 만성 폐쇄성 폐질환으로 인한 사망이 줄어든다.
- 기관지암에 의한 사망률은 5~9년 후부터 감소하나 14년 이상 금연했을 때 비흡연자의 사망률 수준으로 떨어진다.

2 ·:· 수질오염물질에 의한 피해증상과 응급처치

(1) 트리할로메탄(Trihalomethane, THM)

염소 소독을 하는 수돗물에서 가끔 검출되는 발암성물질로 생성기전은 불명확하지만 물 속에 존재하는 유기물질의 양에 비례하고 수온과 pH가 높거나 염소 주입농도가 높을수록 생성량은 증가한다. 그러므로 수돗물중의 트리할로메탄의 농도는 수온이 상승하는 여름철에 높고 수온이 낮은 겨울철에는 상대적으로 낮다.

인체에 미치는 영향

중추신경계의 작용을 억제하고 간장과 신장에도 나쁜 영향을 미치며 중독되면 의식을 잃거나 혼수상태에 빠지며 심하면 사망한다. 만성 중독시에는 암이 유발되기도 한다.

(2) 합성세제

합성세제는 동식물 기름으로 만든 유지비누와는 달리 원료가 천연 화석자원으로부터 여러 단계의 합성과정을 거쳐 만듦으로 물에 녹아 세정력을 나타내는 이온의 성질에 따라 음이온계, 양이온계, 양성이온계, 비이온계로 구분하고 우리가 가장 많이 쓰는 합성세제는 음이온계 합성세제이다. 양이온계는 거품이 나지 않고 그 자체가 살균력이 있으므로 병원에서 의료기구 소독 등으로 많이 사용한다.

인체에 미치는 영향

합성세제는 세척 후 헹구는 과정을 거치므로 인체에는 거의 무해하나 화학물질이기 때문에 농도, 사용빈도, 시간에 따라 피부에 영향을 미칠 가능성이 있다.

세제의 과다 사용은 화폐상 습진, 진행성 지장각피증, 접촉성 피부염 등의 피부질환을 더욱 악화시킬 수 있다.

(3) 시안화합물(=청산가리 potassium cyanide)

시안화합물은 무색으로 맹독성의 액체이다. 비등점이 25.7℃로 쉽게 기화되며 특유한 고편도(bitter almond) 냄새가 나는데 이 냄새를 못 맡는 사람도 있다. 화합물로는 시안화칼륨(청산가리, potassium cyanide, KCN), 시안화나트륨(청산소다, sodium cyanide, NaCN)

이 대표적이며 염화시안(CNCl), 시안화 2수은($Hg(CN)_2$) 등이 있다.

시안화합물은 은행, 살구, 복숭아 등의 씨앗에 배당체와 결합하여 존재하고 있으며 금속을 잘 녹이는 성질이 있어 광석의 정련이나 금속표면 도금, 수지의 합성공정에 원료로 사용한다. 시안화수소는 살서제, 살충제로 훈증소독에 많이 쓰이며 자살의 목적으로 많이 쓰이고 때로는 타살의 수단이 되기도 한다.

무기시안화합물은 산에 대해 불안정하고 공기 중의 탄산가스와 반응하여 맹독성의 시안화수소를 발생한다. 시안화수소는 끓는 온도가 26.5℃이므로 실온에서도 쉽게 기화하고 공기중에 확산된다.

인체에 미치는 영향

가스로 흡입하면 기관지 점막과 폐포에서 매우 신속히 흡수되므로 폐포로 흡입된 시안화수소는 헤모글로빈과 쉽게 결합하여 산소가 헤모글로빈과 결합하는 것을 방해한다. 시안은 전자이동을 차단하여 산화대사 및 산화이용을 감소시키고 ATP생성을 감소시켜 유산증을 나타낸다.

피부나 소화기계통에서도 신속히 흡수되어 조직세포의 시토크롬 산화효소에 포함되어 있는 철과 결합하므로 동맥혈관에서 산소를 공급받지 못하여 전신 조직세포에 무산소증이 일어나 조직이 괴사하게 된다. 특히 호흡중추나 심장이 무산소증에 빠지면 곧바로 사망한다. 시안화나트륨의 치사량은 200~300 mg이고 하이드로시안산은 500 mg이다.

시안화합물은 종류에 따라 독성이 다르나 인체에 대한 시안화칼륨의 경구투여에 의한 치사량은 0.2~0.3 g 정도이다. 경구투여에 의한 급성중독은 매우 강해서 치사율이 매우 높다. 치사량을 섭취한 후 수분에서 20분 정도 경과하면 호흡이 빨라지고 오심, 구토, 현기증, 발한, 마비, 의식불명, 경련 등이 일어나고 맥박이 불규칙해지고 호흡이 곤란해지며 혈관이 폐쇄되어 수 십분 후에 사망하게 된다(표 13-7).

▶ 표 13-7 시안화수소 흡입이 인체에 미치는 영향

농도(mg/ℓ)	증상
0.02~0.02	변화 없음
0.05~0.06	30분에서 1시간 정도 견딤
0.12~0.15	30분에서 1시간 이내에 사망하거나 생명 위독
0.15 이상	30분 이내에 사망
0.2 이상	10분 이내에 사망, 졸중형(apoplectiform)
0.3 이상	즉시 사망

응급처치

- 인공호흡과 100%산소의 흡입이 필요하지만 구조자에게 오염될 우려가 있으므로 구강대 구강법을 실시해서는 안 된다.
- 눈에 들어간 경우에는 즉시 씻는다.
- 흡수가 빠르므로 최토제를 먹이고 염류하제를 먹인다.
- 정상 헤모글로빈(hemoglobin)의 Fe^{2+}를 메트헤모글로빈(methemoglobin) Fe^{3+}로 만든다. 이렇게 하면 시토크롬(cytochrome) 산화효소의 Fe^{3+}와 결합한 시안이 떨어져 나와 메트헤모글로빈 Fe^{3+}와 결합하고 사이안메트헤모글로빈(cyanmethemoglobin)이 형성된다. 이렇게 급한 상황을 넘긴 후 티오황산나트륨(sodium thiosulfate)을 정주하면 황산이 사이안메트헤모글로빈으로부터 조금씩 유리된 시안과 결합하여 티오시아네이트(thiocyanate)로 된다. 이것은 독성이 낮고 신장으로 배설된다.
- 메트헤모글로빈혈증을 유도하기 위해 아초산나트륨 300 mg을 10 ml에 용해시켜 혈압저하에 유의하면서 5분 이상에 걸쳐 정주한다.
- 성인에게는 12 g의 티오황산나트륨 수용액을, 소아에게는 0.4 g/kg을 정주하고 증상이 없어지지 않으면 1/2의 양을 추가 투여한다.
- 독성에 대한 걱정이 없이 사용할 수 있는 것으로 하이드록소코발라민(비타민 B_{12}) (hydroxocobalamin)이 있는데 이 물질의 코발트(cobalt)부분에 시안이 결합하여 시아노코발라민(cyanocobalamin)이 되어 배설된다. 단독 투여도 좋으나 티오황산나트륨과의 병용이 좋다. 하이드록소코발라민 4 g에 티오황산나트륨 8 g을 각각 정주하다.

시체소견

시체의 비구부나 위, 기관, 흉강 및 두개강에서 사이안산 특유의 고편도 냄새가 난다. 조직은 산소를 소비하지 못하여 혈중에 산소헤모글로빈이 그대로 남아있으므로 시반은 선홍색을 띈다. 입술, 인두와 식도는 미란되어 출혈상을 보이고 알카리성 부식이 나타난다.

(4) 불소화합물(fluorine compounds)

자연계에 널리 분포되어 있는 원소로 화강암이 많은 산간지방의 우물물, 용출수에서 많이 검출되며 치약, 구청제, 추잉껌, 비타민 보충제, 의약품 등에 무기형태로 사용되어 대부분의 식품에 미량의 불소원소가 함유되어 있다.

인체에 미치는 영향

음용수에 함유된 불소화합물은 체내에서 거의 완전히 흡수되어 몸 전체에 신속히 분포된다, 주로 골격에 잔류하며 치아에도 잔류한다. 고농도 흡입시에는 탄수화물, 지질, 단백질, 효소, 무기질 대사가 방해되며 급성독성을 일으킨다.

병리적 변화로 출혈성 위장염, 급성신장염을 일으키며 간 및 심근에 영향이 있으며 심하면 갑상선에도 영향을 준다. 불화나트륨의 급성 치사량은 약 5 g 정도이다.

1 mg/ℓ 정도의 불소화합물이 치아에 접하게 되면 산성 조건하에서 에나멜의 용해도를 감소시켜 충치를 예방해 주지만 1.5~2.0 mg/ℓ 정도로 증가하게 되면 치아에 반점이 나타나 반상치가 된다.

응급처치

- 석회수나 희석한 염화칼슘용액 등을 먹여 해독시킨다.

(5) 페놀(Phenol)류

특유한 냄새가 있는 무색결정으로 페놀수지와 나일론 등 섬유제조에 원료로 이용되며 페놀류의 일종인 크레졸은 페놀에 비해 살균력이 좋아 소독용으로도 이용된다. 페놀류 중 염소와 반응하여 만들어지는 염화페놀류는 독성이 매우 강해 살충제나 농약, 염료, 목재 방부제, 제초제 등으로 사용되고 삼염화페놀은 발암성물질이다.

인체에 미치는 영향

페놀은 주로 증기상태로 호흡기를 통해 체내로 흡수되며 액체상태가 피부에 묻어 흡수되기도 한다.

염화페놀류를 다량 섭취하면 점막부식성이 강해 복통과 구토를 수반하는 소화기계에 염증을 일으키고 혈압강하, 경련, 긴장 및 신장장애 등의 급성중독증상이 나타난다. 섭취량의 대부분은 유리된 형태나 결합된 형태로 소변을 통해 서서히 배설된다.

급성중독 증상은 불안, 빠른 호흡, 둔한 동작, 떨림, 간헐성 경련, 호흡곤란, 혼수 등이며 병리조직학적 소견은 요세관내 출혈을 수반한 신장장애, 간장의 지방변성과 소장의 출혈이 나타난다.

삼염화페놀은 체온상승과 경련을 일으키며 종양 발생률을 증가시킨다. 또한 혈액의 백혈구 감소와 골수의 이상증상이 나타나며 발암성이 있는 것으로 추정된다.

오염화페놀은 피부를 통해 흡수되고 전신중독을 일으키며 강한 자극작용이 있어 10%용액을 단시간 접촉시 국소자극이, 1%용액을 장시간 접촉시 호흡촉박, 혈압강하, 구토, 체온상승이 나타나고 전신에서 많은 땀이 흘린다.

응급처치

- 흡입시에는 노출된 곳으로부터 환자를 옮기고 산소를 투여한다.
- 오염된 옷은 제거하고 피부는 비눗물이나 미네랄 오일(mineral oil), 올리브 오일(olive oil), petroleum jelly 등으로 씻어준다.
- 눈은 충분한 물이나 식염수로 씻고 경련을 유발할 수 있으므로 구토는 시키지 않는다.
- 활성탄과 하제를 투여한다.

제거

산화력이 강한 이산화염소(ClO_2)로 처리하면 수중의 페놀은 산화분해되어 냄새와 독성이 제거된다.

(6) 독성물질 사고처리

독성물질을 운반하는 차량의 교통사고나 유독 화학물질 배출사고 때 취해야할 일반적인 구조법은 다음과 같다.

- 인근 주민이나 사고현장에 있는 사람들을 가능한 바람이 부는 반대방향으로 안전하게 대피시킨다.
- 독성물질에 노출된 지역을 봉쇄하여 주민들의 접근을 막는다.
- 구조자는 산소호흡기, 보호복 등을 완전히 갖춘 후 현장으로 접근한다.
- 화공약품에 노출된 부위가 발견되면 최소 15분간 생리식염수나 깨끗한 물로 씻는다.
- 독성물질이 묻은 사고자의 옷을 제거한다.
- 격리지역에서 환자, 응급구조사, 의료장비, 응급차량을 세척하고 독성물질을 제거한다.
- 부상자에게는 기본적인 응급처치를 시행하고 산소투여 및 손상부 처치를 한다.

3 산과 알칼리류에 의한 피해증상과 응급처치

산류(acids)는 무기산과 유기산으로 대별되며 강한 부식성을 가진다. 가끔 자살의 수단으로도 쓰이며 타살에는 거의 사용되지 않는다.

(1) 무기산(inorganic acid)

무기산으로는 황산(H_2SO_4), 염산(HCl), 질산(HNO_3) 등이 있으며 황산은 무색무취이고 염산과 질산은 무색으로 특유한 냄새를 가지는 액체이다. 이들은 대부분 공업용으로 쓰이며 집에서는 화장실 소독에 많이 쓰이므로 가정에서 섭취하여 응급상황을 유발하는 경우가 많다.

중독기전

강산이 조직에 접촉되면 산의 H^+이온이 조직의 단백질에 작용하여 탈수작용이 일어난다. 그 결과 조직에는 응괴(coagulum)를 형성하는 국소적 부식작용이 일어나 비교적 단단한 느낌을 주는데 이를 응고괴사(coagulation necrosis)라고 한다. 같은 농도라면 황산, 질산, 염산의 순으로 부식작용이 강하며 황산을 흡입했을 때 위의 천공이 가장 잘 일어난다.

산은 응괴를 형성하기 때문에 액화괴사(liquefaction necrosis)를 일으키는 알칼리보다 침투력이 약한데 불화수소산(HF)은 예외적으로 Ca^{++} 및 Mg^{++}과 결합하여 액화괴사를 일으킨다.

인체에 미치는 영향

인체에 흡입되면 거의 구강, 식도 및 위점막이 부식되어 격심한 통증이 일어나고 오심, 구토가 따른다. 구토물은 처음에는 회백색을 띄지만 점점 혈액이 섞여 흑갈색이 된다. 흡수시에는 산혈증이 나타나 호흡촉진, 빈맥, 경련, 허탈 등의 증상을 보인다. 사망의 원인은 산혈증이나 성문수종에 의한 질식이며 때로는 동통에 의한 원발성 쇼크다.

시체소견

구강이나 식도, 위점막에서 응고괴사를 볼 수 있으며 황산에서는 탈수와 발열로 인해 흑갈색이나 흑색, 질산에서는 알부민(albumin)과의 반응으로 크산토프로테인(xanthoprotein)산을 형성하여 황갈색을 띈다. 염산에서는 점막의 괴사로 인해 지저분한 가피를 형성하며 백색이나 회백색을 띈다.

치사량은 황산 약 5~10 ml, 질산 약 30 ml, 염산은 약 10~20 ml이며 대개 수 시간 내지

24시간 내에 사망한다.

(2) 유기산(organic acid)

유기산으로는 초산(acetic acid), 수산(oxalic acid), 석탄산(phenol) 등이 있으며 초산은 특유의 냄새가 나는 무색 액체로 상품으로 판매되거나 실험실에서 많이 사용한다. 빙초산은 99% 이상의 순도를 가지며 일반적으로 말하는 초산은 물을 혼합하여 30%로 사용하고 식용으로 쓰이는 식초는 약 4~6%로 희석시킨 것이다. 농도가 높을수록 부식성이 강하며 복용시 위점막이 부식되어 상복부의 격렬한 통증과 혈성 구토, 설사가 일어나며 용혈로 혈뇨가 생긴다. 이어 호흡곤란, 핍뇨, 무뇨상태에 빠지게 된다. 치사량은 빙초산의 경우 약 10~20 ml이다.

수산은 기둥꼴의 결정체로 무색이며 탈색제 및 표백제로 쓰인다. 접촉시 국소적 부식에 의한 자극증상과 흡수시 산혈증과 저칼슘혈증에 의한 증상을 일으킨다. 식도와 위점막이 부식되어 박리되고 흑갈색의 가피를 형성한다. 치사량은 5~10 g이며 대개 1시간 이내에 사망하는 유독 물질이다.

석탄산은 바늘꼴의 결정체로 무색이며 크레졸(cresol)과 더불어 방부제나 소독제로 쓰인다. 복용하면 구강과 인두의 작열감, 복통 등이 일어나나 다른 부식제와는 달리 구토는 드물다. 치사량 10~15 g이 넘으면 호흡중추와 순환중추를 마비시켜 의식장애와 경련을 일으키며 대개 3~4시간 내에 사망한다.

4 ·:· 소음, 진동에 의한 피해증상과 응급처치

(1) 소음

소음이란 개인의 주관적인 입장에서는 자신이 원하지 않는 소리라고 정의하고 물리적인 면에서는 불규칙음, 비주기적이고 고주파 음역의 특성을 나타내는 음이라고 정의할 수 있다.

소음의 크기는 온도, 습도, 풍향, 주변의 건물과 장애물의 유무에 따라 크게 달라지며 진동은 방향에 따라 크게 달라진다.

단위는 N/m^2(newton per square meter), $dyne/cm^2$, μ-bar 등이다. $dyne/cm^2$는 대략 μ-bar와 같고 1 $dyne/cm^2$는 0.1 N/m^2와 같다.

소리의 음압범위는 아주 넓어서 인간의 청력역치인 약 0.00002 N/m^2으로부터 불쾌감을 느끼는 청력역치인 20 N/m^2에 이른다. 여기서 0.00002 N/m^2을 기준음압 P_0, 측정음압을 P

로 했을 때 음압수준은 20 log 10P/P_0로 구하며 이의 단위를 dB(decibel)이라고 한다.

일본 노동성의 경우 상시 100 dB(decibel)를 초월하는 직장은 유해직장으로 분류하고 정기적인 청력검사를 장려하고 있다.

인체에 미치는 영향

고주파음이 저주파음보다 불쾌하며 불쾌감과 수면장애를 일으키고 생리적, 심리적인 영향을 미치며 작업 능률을 저하시킨다. 반복적인 소음은 심장박동수를 감소시키고 피부의 말초혈관을 수축시킨다. 호흡속도는 감소되나 호흡의 크기는 증가하는 현상이 일어난다.

장기적인 영향은 호르몬 방출에 의해 일어나며 혈행장애와 스트레스를 일으킨다. 소음에 의해 청력이 손실되며 소음성 난청을 일으킨다. 정신적인 영향으로는 학습방해, 수면방해, 작업능률 저하 등이 나타나며 정서적으로는 불쾌, 분노, 놀람, 성욕부진, 의욕저하 등의 생활방해가 나타난다.

135 dB 이상의 소음에서는 적당한 청력보호장치를 해야 하며 150 dB 이상의 소음에서는 어떤 조건하에서도 소음에 노출되어서는 안되며 150 dB 이상의 충격음은 고막파손을 일으키게 된다.

소음관리

- 소음발생 공정의 관리
- 시설물 설치시에 방진장치 이용
- 소음 발생원의 밀폐
- 건물 내벽의 흡음제 처리와 반사음 차단 구조
- 방음벽과 차음 커튼 설치
- 소음에 폭로시간 단축
- 보호구 착용

(2) 진동

진동이란 어떤 물체가 외력에 의하여 평형상태에 있는 위치에서 전후, 좌우 또는 상하로 흔들리는 것을 말하며 단위는 진폭의 경우 mm, 진동의 속도는 cm/sec, 가속도는 cm/sec^2로 표시되며 소리에서와 같이 dB을 쓰기도 한다. 인체에 유의한 생리적 영향이 시작되는 것은 90 dB 이상이며 70 dB을 초과하면 건물에 손상이 미친다.

인체에 미치는 영향

진동 자극의 수용체는 피하, 골막, 내장에 분포된 파치니(pacini)소체이며 촉압각과는 다른 종류의 기계적 감각이다.

트럭이나 트랙터를 오랫동안 운전하면 요천부의 동통이 오기도하고 신장에 경미한 손상을 입어 혈변을 보기도 한다.

불쾌감과 혈압상승, 심박수 증가, 체온상승, 안압상승, 내이위축, 수면장애, 위장장애, 생리불순, 척추이상 등의 증상이 나타난다.

5 중금속에 의한 피해증상과 응급처치

(1) 수은

은백색의 무거운 액체금속으로 상온에서 휘발성이 있고 진한 질산에는 잘 녹으나 물에는 거의 녹지 않는다. 인공적인 발생원은 광산, 광석, 제련공장, 알칼리 전해공장, 펄프 및 제지공장, 플라스틱공장, 농약공장, 수은전구공장, 전지공장, 페인트공장 등이며 일상생활에서 널리 사용되고 있는 휴대용 소형 라디오, 보청기, 시계, 카메라 등에 들어있는 은백색 단추형 건전지에 대부분 함유되어 있다.

환경 중에 노출되는 수은은 금속수은, 무기수은 화합물, 유기수은 화합물 등으로 매우 다양하며 산업장에서는 증기상태의 수은이 호흡기를 통해 체내로 유입된다.

중독을 일으키는 형태는 금속수은, 수은염, 유기수은에 의한 경우가 대부분이다.

모든 수은 화합물은 충분한 양이 존재할 때 인체에 대한 독성이 있으며 종류에 따라 독성, 분배, 축적 및 인체의 체류시간이 다르다. 또한 한 형태의 수은화합물에서 다른 화합물로 변할 때 인체나 환경 내에서 생화학적인 변형이 일어난다.

인체에 미치는 영향

수은화합물의 종류에 따라 차이가 있으나 일반적으로 위장염 증상으로 복통, 메스꺼움, 구토, 혈변을 일으키며 중증이 되면 신장이 손상되고 요독증을 수반하는 요폐가 발생한다.

무기수은화합물의 급성중독 증상은 구기, 구토, 토혈, 구강내 적반, 저혈압 등이며 심하면 무뇨, 혈뇨가 나타나고 사망한다. 만성중독으로는 두통, 현기증, 불면, 기억장애, 운동 실조 등이 나타나고 구내염, 치육염, 시신경염, 신장애 등이 나타난다. 만성적 폭로는 주로 신경계에 영향을 미치는데 신경정신 의학적 증상으로는 인격의 변화, 수줍음, 불안, 기억력 상실, 감정의 불안정 등이 있고 진전이 신경독성의 첫 징후이다.

유기수은화합물의 급성중독 증상은 전신권태, 식욕부진, 구기, 구갈, 구내염과 청력, 시력, 언어, 보행장애 등이 나타나고 경련을 일으키며 단시간 내에 사망한다. 만성중독으로는 입술, 혀끝, 사지 등에 이상 감각을 느끼고 일상동작 중의 운동 실조, 구심성 시야 협착, 난청, 언어장애, 보행장애, 정신장애 등을 일으킨다.

유기수은에 중독된 어머니에서 태어난 어린이도 수은 중독 증상이 나타나 과긴장상태, 정신박약, 실명 등을 동반한 뇌성마비증후군을 보이기도 한다.

수은중독에 의한 미나마타병의 증상은 팔, 다리의 끝이나 입주위가 저리고 마비를 일으키며 갑자기 걷기가 곤란해진다 또한 시야가 좁아지고 듣기도 어려우며 젓가락을 사용할 수 없거나 옷의 단추를 잠글 수 없는 등 간단한 동작이 어려워지거나 심한 언어장애, 몸 전체가 떨리고 경련이 계속되며 심하면 불구가 되어 사망한다.

비 유기(非 有機) 수은은 간장이나 신장조직에 축적되는 경향이 있는 반면 비뇨기계통을 통해 급속히 제거되기도 한다.

응급처치

- 수은염은 소화관에 대한 작용이 급격하기 때문에 섭취 후 처음 15분간의 응급처치가 매우 중요하다.
- 초기 치료를 적절히 하지 않으면 부식작용으로 인해 위출혈과 궤양성 대장염이 유발 된다.
- 우유를 먹이고 토하게 한다.
- 구토가 안되면 활성탄과 하제를 투여하고 위세척을 실시한다.
- 다이머카프롤(dimercaprol)을 최초 2일간은 3~5 mg/kg씩 4시간 간격으로, 다음 2일간은 2.5~3 mg/kg씩 6시간 간격으로, 다음 1주일간은 동량을 12시간 간격으로 근주한다.
- 디-페니실라민(D-penicillamine)을 1일량 0.5~1.5 g을 4회로 나누어 3~10일간 경구투여 후 뇨중 수은량을 측정하고 필요하면 10일 간격으로 재 투여하다. 소아의 경우는 100 mg/kg/day(1 g/day까지)을 투여한다.
- 만성 중독시 N-acetyl-d-penicillamine(NAP)을 투여하면 수은의 배설효과 뿐 아니라 임상증상도 좋아진다.

(2) 카드뮴(cadmium)

성상은 은백색이면서 광택이 나는 연한 금속으로 식물에 의해 토양으로부터 잘 흡수되고 분말형태는 가연성이다.

순수한 카드뮴은 산에 의해 전혀 침식되지 않으므로 철이나 강철의 침식 방지 도금용으로 많이 사용되고 합성수지 및 도료용 색소, 축전지 및 저융점 합금제조 등에 이용된다.

자동차와 항공기 제작, 형광등, 반도체, 축전지, 광전지 등의 제조 산업장에서 증기나 미세한 먼지 상태로 대기 중에 배출되어 호흡기계통으로 유입되거나 음식물을 통해 체내로 유입된다.

인체에 미치는 영향

인체내에 흡수된 것은 주로 간장과 신장, 장점작, 근육 등에 축적되어 메탈로티오네인(metallothionein)이라는 저분자 유도단백질 결합체로 변한다. 이 메탈로티오네인은 안정화되어 독성 증상이 나타나지 않으나 메탈로티오네인으로 형성되지 못한 나머지 카드뮴 때문에 독성이 나타나게 된다.

만성중독의 경우 당, 아미노산, 뇨중 카드뮴의 배설, 뇨의 산성화, 고환의 혈관계 장애가 나타나며, 카드뮴 흄을 반복 흡입할 경우 만성 비카타르, 폐기종을 일으키고 장기 폭로시에는 후각신경의 마비가 일어난다.

카드뮴 중독에 의한 이따이이따이병의 증상은 신장장애 후 골연화증이 나타나며 임신, 수유, 내분비의 변화, 노화 등이다. 환자는 허리, 사지 등 전신이 쑤시고 아프며 더욱 진행되면 다리를 펴거나 오므릴 수 없게 된다. 기침을 하거나 물체에 부딪치면 골절을 일으키게 되며 전신이 아프기 때문에 이따이이따이(아프다 아프다)라고 울부짖게 된다. 의식은 말기까지 분명하나 점차 쇠약해지고 뼈의 골절과 연화가 나타나며 요세관 장애가 나타난다.

응급처치

- 폐증상에 대해서는 안정을 취하고 산소흡입과 적절한 부신피질호르몬의 투여로 효과를 볼 수 있다.
- 칼슘 소실이나 골 질환이 있으면 칼슘과 비타민 D의 보충을 해준다.

(3) 납(lead)

부드럽고 회색빛을 띄며 용융점이 낮아 가공이 쉽고 잘 부식되지 않으므로 일상생활에 널리 이용되는데 여러 경로를 통해 인체에 흡수된 납은 직·간접적인 중독증상을 일으킨다[그림 13-2]. 납은 납축전지의 극판재료, 안료, 합성수지공업, 전자제조업, 요업, 납합금 제조 등의 다양한 산업활동에 의해 생활환경 중으로 방출된다.

도시 주거자의 경우 식품이나 공기를 통해 흡입되고 자동차 녹킹방지제로 사용하는 사에칠납이 연소 후 배출가스로 대기 중에 오염되어 체내로 흡입되어진다.

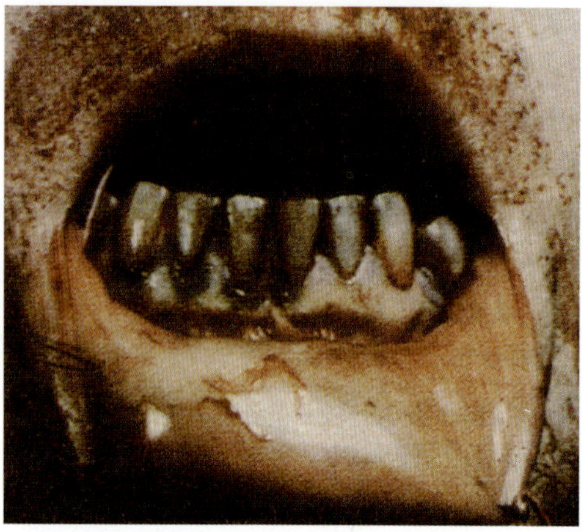

▶ 그림 13-2 납중독에 의한 치아의 착색

인체에 미치는 영향

납 중독은 노출량, 노출시간, 인체 내 축적량 등에 따라 다르나 거의 만성적으로 나타나고 초기에는 피로감, 두통, 수면장애, 신경과민, 식욕부진, 근육 및 관절통 등을 느낀다.

납중독의 진단은 혈액검사인데 혈중 납농도가 10 ㎍/㎗에서는 혈색소내의 분해효소인 아연 프로토포르피린(zinc proto-porphyrin, ZPP)의 축적이 나타나 적혈구의 산소운반 기능이 저하되며, 20 ㎍/㎗에서는 헤모글로빈 생성과정에 필요한 효소물질인 아미노레블린산(ALA) 탈수소효소의 활성이 저해됨으로써 헤모글로빈 합성이 방해를 받는다.

50 ㎍/㎗에서는 말초신경계에 이상이 오고, 80 ㎍/㎗에서는 빈혈, 130 ㎍/㎗에서는 신장기능의 손상, 150 ㎍/㎗에서는 뇌질환이 나타난다. 빈혈은 납중독으로 볼 수 있는 첫 번째 증상이다.

납중독의 임상적 유형은 위장형, 신경근육형, 뇌증형의 3종류로 구분할 수 있다.

위장형은 혈중 납농도가 80 ㎍/㎗ 이상인 경증의 경우로 피로, 구토, 식욕부진, 빈혈, 근육통 등을 느낀다.

신경근육형은 혈중 납농도가 100 ㎍/㎗ 이상의 더욱 심한 중독증상으로 근육과 관절의 장애가 일어난다.

뇌증형은 가장 심한 중독증상으로 두통, 불면증, 악몽, 신경과민, 경련, 혼수상태가 되며 위장형이나 신경근육형이 더욱 진전되어 나타난다.

응급처치

- 함연 도료를 섭취한 경우에는 토하게 한다.
- 경련이 있으면 다이아제팜(diazepam)을 정주한다.
- diazepam은 성인의 경우 1회 2~10 mg으로 1일 2~4회, 노인의 경우 초기에 1회 2~2.5 mg씩 1일 1~2회, 소아는 초기에 1회 1~2.5 mg씩 1일 3~4회 투여하고 주사인 경우에는 2~10 mg을 근주 또는 정주하고 필요시 3~4시간에 반복 투여한다.
- CaNa2EDTA {EDTA(ethylenediamine tetra acetic acid)산 칼슘 2-나트륨}을 성인의 경우 1회에 1 g(5 ml)을 250~500 ml의 5% 포도당, 혹은 생리식염수에 용해하여 1시간 이상에 걸쳐 1일 2회 점적 정주한다. 이것을 5일간 지속하며 2일 이상의 간격을 두고 혈중 납농도가 50 ㎍/㎗ 이상이 나오면 다시 반복한다. 소아의 경우는 체중 15 kg에 대해 1회에 0.5 g 이하를 1일 2회 점적 정주한다.
- 신기능 저하가 나타나면 혈액 투석을 병행하여 납과 착체를 제거한다.
- 혈 중 납농도가 70 ㎍/㎗ 미만인 경우는 $CaNa_2EDTA$ 만으로도 효과가 있으나 그 이상인 경우에는 재분배에 의한 뇌내 농도의 상승과 증상의 악화를 방지하기 위해 다이머 카프롤(dimercaprol)을 병용한다.
- dimercaprol은 3 mg/kg씩 1일 4~6회 2일간 근육주사한 후 3일 째는 3 mg씩 2~4회, 다음에는 1일 1~2 mg씩 10일간 투여한다.

(4) 비소(arsenic)

회색, 황색, 흑색의 3종류가 있으며 살충제 등의 농약이나 유리, 도자기, 염료, 합금, 반도체 등의 제조에 많이 쓰인다. 비소는 피부뿐 아니라 호흡이나 음식물을 통해서 인체 내로 들어온다. 과거에 임금들이 사약으로 이용하였던 독살용 물질이 비소화합물인 아비산이었다. 원소상태의 비소 단독으로는 독성이 그리 크지 않으나 아비산, 비화수소, 염화비소, 비산칼슘 등과 같은 비소화합물은 독성이 매우 크다.

인체에 미치는 영향

피부에 닿으면 헐거나 염증이 생기고 눈에 들어가며 통증이 유발되며 결막염과 같은 염증이 발생한다. 짧은 시간에 다량 섭취했을 때와 장기간에 걸쳐 소량을 섭취했을 때 는 증상이 다르게 나타난다.

일단 흡수되면 sulfhydryl기와 반응하거나(3가 비소) 인을 대치함으로써(5가 비소) 세포 대사에 결정적인 효소반응을 와해시킨다.

다량을 음독했을 때는 한 시간 내에 급성 중독증상이 나타나는데 식도가 따갑고 화끈거리며 침을 삼킬 수 없고 위와 배가 심하게 아프며 토하거나 설사를 한다. 특히 탈수가 심해 갈증이 고조되고 혈관이 마비되어 피부가 차가워지고 혈압과 맥박수가 저하된다. 심하면 심장장애 등의 쇼크증상이 나타나 사망하게 된다. 아비산의 치사량은 100~300 mg이며 즉시 응급처치를 하지 않으면 사망한다.

만성 중독이 되었을 때는 처음에는 식욕이 떨어지고 무기력해지며 설사, 변비, 구토증상이 있다가 눈꺼풀이 붓거나 눈에 염증이 생기고 목구멍이 아프며 콧속에 구멍이 뚫린다. 또한 피부가 검게 변하며 손과 발바닥이 딱딱해지고 모발과 손톱이 변질되며 신경과 혈관이 괴사되고 신경염과 다리의 마비가 온다. 손톱에 나타나는 백색 횡선(Aldrich-Mees lines)은 급성 중독 수개월 후에 명확해질 수 있다.

중독으로 인한 후유증으로 시력저하, 난청, 학업성적 불량, 뇌파이상, 간질과 같은 발작, 두통, 현기증, 수족냉증 등이 나타난다.

응급처치

- 급성 중독의 경우 활성탄을 투여하고 대량 섭취시에는 위세척을 고려한다.
- 쇼크를 일으키면 강력한 정맥 수액제와 혈압상승제를 투여한다.
- 확진이 되면 첫 이틀 동안 매 4시간마다 BAL(영국에서 만든 항비소제) 3~4 mg/kg을 투여하고 요중 비소량이 50 ㎍/㎗로 떨어질 때까지 매 12시간마다 3 mg/kg을 계속 투여한다.
- 증상이 있는 환자에게는 다이머카프롤(dimercaprol) 3~5 mg/kg을 4~6시간마다 근주한다.
- 다이머카프롤(dimercaprol)의 수용성 동족체인 Dimercaptosuccinic acid(2,3- DMSA)도 효과가 있다.
- 만성 중독일 경우는 BAL이 별 효과가 없고 심혈관 질환 및 말초혈관 질환을 호전시키기 위해 아드레날린, 비타민 B1, B6를 투여한다.
- 비화수소 중독시에는 헤마토크리트(hematocrit)와 신기능의 세심한 감시가 필요하며 알칼리를 이용한 이뇨요법으로 신세뇨관에 혈색소의 침착으로 인한 신장애를 감소시킬 수 있다. 혈장 유리색소가 1.5 mg/㎗ 이상이거나 빈뇨가 있다면 교환 수혈을 하고 급성 신부전이 생기면 혈액 투석을 해야 한다. BAL투여는 별 도움이 안 된다.

(5) 구리

구리는 높은 전기전도도 및 열전도도를 갖고 있으며 주조하기가 쉽고 다른 금속과 합금력이 좋으며 부식이 적고 광택이 좋아 오랜 옛날부터 무기, 장신구, 동전, 용기, 동상 등을 만드는데 사용되어 왔다.

다른 금속에 비해 독성이 적고 동식물의 성장에 필수적인 미량금속 중의 하나이다. 정상 성인의 하루 섭취량은 4~5 mg이며 체내에서 혈색소 합성에 관여하며 철흡수, 성장촉진, 색소침착, 조직방어 등의 작용을 한다.

인체에 미치는 영향

독성은 그리 크지 않으나 황산구리 등을 다량 섭취한 급성 중독인 경우에는 구토, 복통, 설사 등이 나타나지만 대부분 24시간 이내에 회복된다. 자살 목적으로 수 g의 구리화합물을 섭취한 경우에는 소화관 천공, 용혈, 간괴사, 위장장애, 요독증, 경련, 혼수 등이 나타나고 치아의 청록색 착색, 혈변, 비점막 충혈, 피부궤양, 간경변 등의 증상이 나타난다.

(6) 크롬(chromium)

크롬은 단단하면서 부서지기 쉬운 회색 금속으로 주로 2가(chromous), 3가(chromic), 6가(chromate)가 중요한데 2가 크롬은 매우 불안정하고 3가 크롬은 매우 안정된 상태로 존재하며 6가 크롬은 비용해성으로 대부분 산소와 결합하고 있어 강력한 산화제, 색소로서 널리 사용하고 있다.

주요 발생원은 도금, 피혁제조, 염색, 강철합금, 시멘트 제조 공장 등이며 화학적 안정성과 내열성, 내부식성, 전기저항성 등이 강하고 매우 불용성이다.

미량원소로 체내에서 당 및 지방대사에 관여하고 인슈린의 기능에도 필요하다. 동물의 경우 크롬이 부족하면 당뇨병과 비슷한 증상이 나타나며, 인체에서 결핍시에는 동맥경화증이나 고농도의 혈중 콜레스테롤치와 관련이 있는 등 동식물의 필수 영양소로 인정되고 있다.

인체에 미치는 영향

일반적으로 금속 크롬과 3가 크롬은 비교적 안정하고 인체에 무해하나 수용성의 6가 크롬화합물은 매우 자극성이 강하고 부식성이 있으며 인체 조직에 대해 독성을 나타낸다.

비수용성의 크롬화합물은 장기간 폐에 머물은 경우 폐암을 유발하기도 한다.

급성 중독시에는 피부 접촉시 화상을 입으며 피부 괴사가 국부적으로 일어나고 흡입시에는 기침, 호흡곤란, 구토, 복통이 발생한다. 전신작용으로는 심한 출혈성 신장장애와 혈뇨증이 나타나며 더욱 심하면 무뇨증과 요독증으로 수 일 내에 사망하게 된다.

만성 중독시에는 비점막염증과 비중격 궤양이 나타나며 더욱 심한 경우 비중격 연골천공이 온다. 장기간 크롬먼지를 흡입하게 되면 기관지 만성 염증과 기관지 폐렴이 같이 나타나고 폐의 섬유화를 초래하여 크롬폐를 일으키게 된다.

응급처치

- 중독시 즉시 폭로를 중단하고 작업전환 등의 조치를 취한다.
- 피부 궤양이 발생하면 5% sodium thiosulfate 용액이나 5~10% sodium citrate용액 또는 10% Ca-EDTA연고가 효과적이다.
- 필요시 기관지 확장제를 투여하고 급성 신부전이 의심되면 수분 전해질 균형을 해주어야 한다.

(7) 아연(zinc)

청백색의 금속원소로 납과 철의 황화물과 함께 주로 광석중에 황화아연(ZnS)상태로 존재한다. 건전지, 인쇄용 활판 및 잉크, 도자기 유약, 농약, 도료, 화장품, 고무제조 등에 널리 쓰인다.

생체 내에서는 핵산과 단백의 대사에 관여하고 알콜 탈수소효소, 초산화물 디스뮤타제, 카르복시펩티다제, 기타 효소의 보조인자로 활동하므로 결핍되면 여러 가지 병태가 유발된다. 그러나 염화아연으로 농도가 10%를 넘는 것은 산으로서의 부식작용이 강하고 1~10%의 것은 강한 자극이 있다.

인체에 미치는 영향

아연 금속 단독으로는 인체에 미치는 영향이 그리 크지 않으나 염화아연($ZnCl_2$)과 유산아연은 점막에 대해 자극작용이 강하고 독성이 강하여 피부에 닿으면 피부염이나 피부 부식을 일으키고 다량 흡수시 연하곤란, 복통, 구토, 설사, 탈진을 일으킨다.

가장 많은 아연중독 증상으로는 아연증기(fume)를 다량 흡입했을 때 일어나는 아연열인데 이것은 주로 산화아연의 증기가 발생하는 공장에서 작업을 하는 사람에게서 나타난다. 처음에는 기침을 하고 놀람, 식욕부진, 구토를 일으키고 수 시간 후에는 열과 오한, 두통이 일어난다. 4~12시간에 금속맛, 후두의 자극, 근육통, 관절통, 전신권태감 등이 나타나고 체온이 상승한다.

응급처치

- 아연열에 대해서는 안정과 해열진통제의 투여 외에는 특별한 치료법이 없다.
- 염화아연을 흡입한 경우는 즉시 숨을 내쉰 후 우유를 마시게 하면 인두부의 증상을 막을 수 있다.
- 경구 섭취시는 즉시 우유 200~250 ml를 마시게 하면 효과적이다.
- 고농도의 염화아연은 부식작용이 강하기 때문에 무리하게 토하게 하거나 위세척을 시행하면 안 된다.
- 고농도를 대량 섭취하면 탈수증상이 있으므로 수액을 보충한다.
- $CaNa_2EDTA$ {EDTA(ethylenediamine tetra acetic acid)가 아연에 특히 유효하다. 10 mg/kg을 5% 포도당에 용해하여 1시간에 걸쳐서 천천히 정주 한다. 1~2회 투여로 혈중 아연 농도가 정상치 가까이까지 내려간다.
- 피부에 묻거나 눈에 들어간 경우에는 산(acid)에 준하는 처치를 한다.

(8) 니켈(nickel)

은백색의 금속원소로 주로 황, 구리 등의 물질과 함께 광석에 존재하고 산화되거나 부식이 잘 안되는 성질이 있다. 니켈전지나 진공관, 실험기구, 가구나 장신구 등을 만드는데 이용되고 화학반응의 촉매제로도 이용한다.

인체에 미치는 영향

니켈 단독으로는 독성이 크지 않으나 산화니켈, 염화니켈, 황화니켈, 니켈카르보닐($Ni(CO)_4$) 등과 같은 니켈화합물이 피부에 닿으면 홍진이나 습진 등의 피부염을 일으키고 많이 섭취했을 경우에는 구토하거나 급성위장병을 일으킨다.

특히 니켈카르보닐은 니켈과 일산화탄소가 결합되어 생기는 물질로 독성이 커 분진이나 증기를 흡입하게 되면 호흡이 곤란하고 폐에서 출혈이 있고 폐렴을 유발한다. 만성 중독의 경우에는 빈혈, 간장애, 신경장애가 오고 폐암과 비암이 발생한다.

응급처치

- 오염원으로부터 즉시 격리시킨다.

• 중추신경증상이 나타나면 일산화탄소 중독 처치와 같이 시행한다.
• 피부염은 국소 스테로이드 제재로 치료한다.

(9) 망간(manganese)

망간은 부서지기 쉬운 회색 금속으로 지각, 토양, 침전물, 생물체에 풍부하다. 직업성 폭로는 찰강제조에서 가장 많으며 알루미늄, 마그네슘, 구리와의 합금제조, 건전지, 도자기, 유리의 제조장에서 흔히 사용한다.

인체에 미치는 영향

이산화망간 흄에 급성 폭로되면 열, 오한, 호흡곤란 등의 증상을 특징으로 하는 금속열을 일으키나 자연히 치유된다. MMT(methylcyclopentadienyl manganese tricarbonyl)에 호흡기나 피부가 폭로되면 약간의 피부화상, 두통, 금속성 맛, 오심, 설사, 호흡곤란, 흉통 등의 증상을 호소하고 급성으로 과다 폭로되면 화학성 폐렴, 간독성, 신독성 등을 일으킨다.
만성적인 망간의 폭로는 수 년 후에 신경계에 만성효과를 나타내는데 초기에는 무력, 피로, 두통, 행동장애 등의 모호한 증상을 보인다. 망간성 정신병은 흥분, 말이 많아지고, 성욕 증가 등이 주증상이다. 폭로가 계속되면 파킨스 증후군과 비슷한 증후군으로 진전되어 말이 느리고 단조로워지며 가면양 얼굴을 나타낸다.
특히 중추신경계 장애는 폭로 3개월~10년 후에 발현되며 다음과 같이 3기로 나눌 수 있다.
• 제1기: 망간 신경증, 무기력, 무관심, 식욕감퇴, 권태, 불면증
• 제2기: 가면양 얼굴, 언어장애 등의 파킨스 증후군
• 제3기: 근 긴장 항진 및 현저한 운동 실조

응급처치

• 망간 사용을 즉시 중단하는 것이 중요하다.
• 치료제로는 Ca-EDTA가 있으나 큰 효과는 없고 중증의 추체외 증상을 보일 경우 일시적으로 진정제 사용을 병행한다.
• 특별한 치료법은 없으므로 예방이 중요하다.

(10) 탈륨(thallium)

탈륨은 살충제로 사용되며 불꽃의 촉매제이고 모조 보석과 안경 렌즈를 만드는데 사용된

다. 산업에서는 합금, 심장관류 검사에도 사용된다. 유행성 중독은 탈륨이 함유된 곡식을 섭취함으로서 발생할 수 있고 의도적이거나 사고로 섭취를 할 수 있다.

인체에 미치는 영향

피부를 통하여 흡입되거나 경구로 흡수되어 신장, 췌장, 비장, 간, 폐, 근육과 뇌에 분포한다. 가장 주된 배설 경로는 소변이며 하루에 용량의 3%를 제거하나 체내 총 제거율이 75 ml/min을 보인다. 탈륨은 생리적 pH에서 용해성이 높고 ATP 분해효소를 억제하여 인산화를 방해한다.

중증의 중독은 1 g 이상 또는 체중당 8 mg/kg을 섭취했을 때 일어나며 15 mg/kg을 섭취하면 사망한다. 즉시 나타나는 증상과 징후는 오심, 구토, 복통, 설사, 토혈, 혈변이다. 말초신경계는 운동과 감각신경을 모두 침범하여 지각이상, 근육통, 쇠약, 진전과 운동 실조를 보인다. 안과적 이상으로는 신경염, 안근마비, 안검하수, 사시, 뇌 신경마비가 있을 수 있다.

응급처치

- 위장관 세척
- 소변 배설의 강화와 투석
- 활성탄을 투여하고 만니톨이나 마그네슘 사이트레이트는 완하제로 작용하여 위장관 제거를 촉진시킨다.
- 염소산 칼륨은 탈륨 대신 칼륨으로 바뀌어 소변 배설을 촉진시킨다.

6 환경성 폐질환

많은 급만성 폐질환이 작업장에서 마주치는 여러 독성물질의 흡입과 직접적인 관련이 있다. 이산화황(sulfur dioxide)같은 아주 쉽게 용해되는 가스들은 상기도에서 흡수되며 기관과 큰 기도의 민감한 신경섬유의 반사작용에 의해서 작용이 나타날 것으로 추측된다. 반대로 용해도가 더 낮은 이산화질소는 세기관지와 폐포까지 도달하여 충분한 양이 쌓이면 생명을 위협할 수도 있다. 이러한 화학적 물질에 의한 질환은 다음과 같이 분류된다.

- 진폐증
- 과민성 폐염
- 폐쇄성 기도질환
- 독성 폐손상

- 폐암
- 흉막질환 등

(1) 진폐증(pneumoconioses)

진폐증은 석탄진과 여러 불활성, 무기성, 규폐진, 모든 에어로졸(aerosol)의 흡입으로 발생되는 만성 섬유화성 폐질환이다(표 13-8). 불활성 먼지의 흡입으로 생긴 진폐증은 흉부 방사선상 광범위한 결절성 침윤을 보이지만 보통 증상은 없다. 임상적으로 중요한 진폐증은 광부진폐증, 규폐증과 석면증 등이 있다.

발생기전

진폐증 발생은 폐와 기관지에 침착된 분진의 양, 크기, 모양 등의 물리적 성상과 분진의 용해도 및 세포독성, 그리고 흡연 등의 추가적 자극요인에 의해 좌우된다. 이중 폐와 기관지에 침착된 분진의 양을 결정하는 세 가지 변수는 공기 중의 분진농도, 노출기간, 기관지 섬모 및 폐포 대식세포에 의한 분진 제거 능력이다. 분진의 크기와 모양은 진폐증에서 조직손상의 위치를 결정한다.

직경 5 ㎛ 이상의 분진은 대부분 상기도 섬모운동에 의해 제거되며 직경 0.5 ㎛ 이하의 분진은 공기 중에 부유되어 폐포나 세기관지에 침착되지 않고 바로 호흡에 따라 배출된다. 따라서 진폐증을 유발할 수 있는 크기는 대개 1~5 ㎛이며 특히 직경 2 ㎛ 미만의 분진이 주로 폐포에 손상을 유발하고 직경 2~5 ㎛의 분진은 주로 호흡세기관지에 손상을 가져온다.

또한 일반적으로 용해도에 따라 다르지만 분진이 작으면 작을수록 폐포액에 쉽게 용해되어 급성삼출성 반응을 일으키는 반면에 큰 분진은 용해되지 않아 폐실질 내에 오랫동안 머물러 섬유화 진폐증을 유발한다.

▶ 표 13-8 진폐증의 예

질환	원인물질	작업환경
철침착증	금속철 또는 산화철	탄광, 용접, 주조
주석증	주석, 산화주석	탄광, 주석업, 제련
바륨 폐진증	바륨염	유리와 살충제 제조
광부진폐증	석탄분진	석탄광
규폐증	유리규소	암석광, 채석, 갱도굴착, 모래분사, 도자기 제조, 규조토 제조
석면증	석면	탄광, 절연, 건축, 조선
활석증	규산마그네슘	탄광, 절연, 건축, 조선
고령토 진폐증	모래, 운모, 규산알루미늄	도자기, 진토탄광, 시멘트제조

• 광부 진폐증

- 폐포 대식세포에 의해 흡입된 석탄진이 섭취되어 보통 직경 2~5 mm의 석탄 황반을 형성하게 되는데 이는 흉부 방사선상 특히 주로 상폐에 뚜렷하게 보이는 미만성 작은 음영들로 나타난다[그림 13-3]. 광부 진폐증은 보통 증상에 따라 단순형과 복잡형으로 나눈다. 단순형은 대식세포들이 응집하여 작은 결절양 반점만을 보이며 복잡형은 점점 탄분이 축적되어 섬유성 반흔이 동반되고 폐기능 이상 등의 임상 징후가 뚜렷이 나타난다.

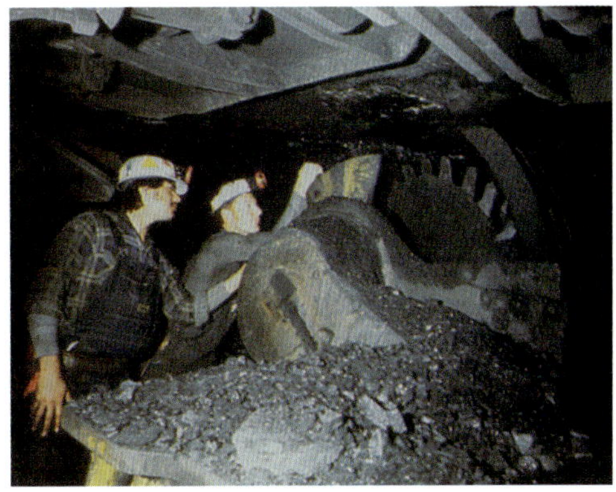

그림 13-3 석탄광산
많은 호흡기질환을 유발하며 사고시에는 부상과 사망을 초래한다.

- 단순형 광부 진폐증의 임상소견은 일반적으로 임상증상이 없다. 만일 만성 기침과 호흡곤란이 있으면 광부 진폐증 보다는 만성기관지염 등의 동반질환에 의한 것이며 복잡형 광부 진폐증은 흑색 가래를 동반한 만성기침, 호흡곤란, 흉통 등의 증상이 나타나고 병변이 진행됨에 따라 호흡곤란이 심해지고 폐고혈압 등이 나타난다.

• 규폐증(silicosis)

- 규폐증은 실리카 분진을 장기간 흡입하여 생기며 가장 흔한 만성 직업병이다.
- 규폐증에서는 0.3~5 ㎛의 호흡기에 영향을 줄 수 있는 크기의 유리규소가 광범위하게 장기간 흡입되어 폐 전체에 작고 둥근 음영을 형성한다.
- 폐문 림프절의 말초부위의 석회화는 규폐증을 강력히 의심하게 한다.
- 합병증을 동반한 규폐증에서는 폐상부에 큰 집적 음영이 보이고 호흡곤란과 폐쇄성 및 제한성 폐기능 이상을 초래한다.
- 규폐증의 형태학적 소견은 폐포 단백증의 소견과 거의 같다. 넓은 부위에 걸쳐 폐포에 무정형의 지방단백 덩어리로 충만된 연회색의 경화를 볼 수 있으며 폐포 격막에 단핵구 염증세포 침윤과 국소적인 섬유증식을 동반한다. 급성 규폐증에서 섬유소성 늑막염은 자주 동반된다.
- 만성 결절성 규폐증은 아주 작은 교원질 결절이 폐상부에 생기는 것이 특징인데 가는

모래를 촉지하는 느낌이다. 폐실질 침범은 초기에는 폐상엽과 폐문 주위에 위치하나 병이 진행함에 따라 폐 전체로 확대되어 1~5 mm의 검고 단단한 결절이 폐실질과 늑막에 널리 퍼지게 된다.

• 석면증(asbestosis)
- 석면을 다루는 노동자나 광부에게서 결절성 간질성 섬유화가 생기는 석면증은 호흡곤란, 흡기성 악설음, 곤봉 모양의 손가락과 청색증을 보이기도 한다.
- 고해상 CT scan 이 폐실질의 섬유화를 발견하고 동반된 흉막판의 존재 여부를 알아내는데 탁월하므로 석면증 진단에서 가장 좋은 방법이다.
- 석면증 환자가 흡연을 하게 되면 방사선상 흉막과 폐실질의 변화가 더 증가하게 되고 폐암 발생률이 훨씬 증가한다.

• 베릴륨증(berylliosis)
- beryllium은 급성폐장염과 이것 보다 더욱 흔히는 만성간질성 폐장염을 일으킨다. 합금, 세라믹, 기술집약적 전자산업에 종사하는 사람에게서 주로 나타난다.
- 증상이 나타날 때 까지 노출 강도에 따라 2~15년이 걸린다. 개흉생검에서 유육종증과 유사한 육아종을 형성하며 조직 내 베릴륨 농도를 측정하지 않으면 감별이 어렵다.

(2) 과민성 폐염(hypersensitrivity pneumonitis)

과민성 폐염은 비아토피성, 비천식성, 알러지 폐질환을 말한다. 과민성 폐염은 주로 흡입된 유기물질로 급성, 결국 만성 폐질환을 야기하는 주로 직업성 질환으로 나타난다.

즉, 건초 때문에 농부폐가 발생하고, 썩은 단풍나무로 인한 단풍나무병, 곰팡이 버섯혼합물로 인해 버섯재배 노동자폐 등이 발생한다.

급성시는 원인물질에 노출한 후 4~8시간 후에 갑자기 쇠약, 오한, 발열, 기침, 호흡곤란, 구토 등이 발생한다. 양폐 하부에서 악설음, 빈호흡, 빈맥과 청색증이 나타난다.

응급처치

• 원인물질을 알아내고 더 이상의 노출을 피한다.
• 급성일 때는 스테로이드, 즉 프레드니소론 0.5 mg/kg을 매일 한 번에 투여한 후 4~6주에 걸쳐 줄여나가는 경구투여를 한다.

(3) 폐쇄성 기도질환(obstructive airway disorders)

폐쇄성 기도질환의 직업성 폐질환에는 직업성 천식, 산업장 기관지염, 면폐증 등이 있다.

- 직업성 천식
  - 모든 천식의 2~5%가 직업과 연관이 있으며 원인물질들은 곡물분진, 나무분진, 담배, 꽃가루 등이 있다.

응급처치

기관지 확장제를 투여한다.

- **산업장 기관지염**
  - 석탄광, 아마나 대마의 분진, 면 분진 등에 노출된 작업환경에서 발생하는 만성 기관지염이다.
- **면폐증(면화분진**, byssinosis)
  - 직물 공장의 환경에서 면 분진을 흡입하여 발생하며 흉부 불편감, 기침과 호흡곤란이 특징적으로 나타나고 대개 월요일이나 직장으로 돌아오는 첫날 악화되어 주말에 좋아진다.
  - 배기 뚜껑의 사용, 환기개선, 분진 방지시설 등을 통해 오염량을 줄일 수 있다.
  - 폐기능이 감소되어 있거나 호흡기 알러지가 있는 사람은 면폐증을 일으킬 가능성이 높다.

(4) 독성 폐손상

농작물을 쌓아놓은 사일로에서 이산화질소를 흡입하여 생긴 급성 독성 비심인성 폐부종으로 silo filler질환이 있다.

(5) 폐암

석면, 라돈 가스, 비소, 철, 크롬, 니켈, 석탄타르 연기, 이소프로필 오일 등으로 발생하며 흡연은 석면과 라돈 가스와 같이 폐암을 일으키는 보조 발암제로 작용한다. 석면 단독으로 악성 중피 세포암이 발생되기도 하며 특히 chloromethylmethyl ether는 세포 폐암을 일으킨다.

(6) 흉막질환

석면이나 활석에 의해 흉막 손상이 오고 양성 석면에 의한 흉막 삼출은 일부 석면 노동자에게 발생된다.

제 14 장

환경 알러지

Environmental Allergy

1. 대기오염으로 인한 알러지
2. 기후에 의한 알러지
3. 식품에 의한 알러지
4. 약물에 의한 알러지
5. 물리적 자극에 의한 알러지
6. 직업성 알러지

학습목표

- 대기오염, 기후, 식품, 약물에 의한 알러지의 종류를 구분할 수 있다.
- 물리적 자극에 의한 알러지를 처치할 수 있다.
- 직업성 알러지 종류를 알고 응급처치를 할 수 있다.

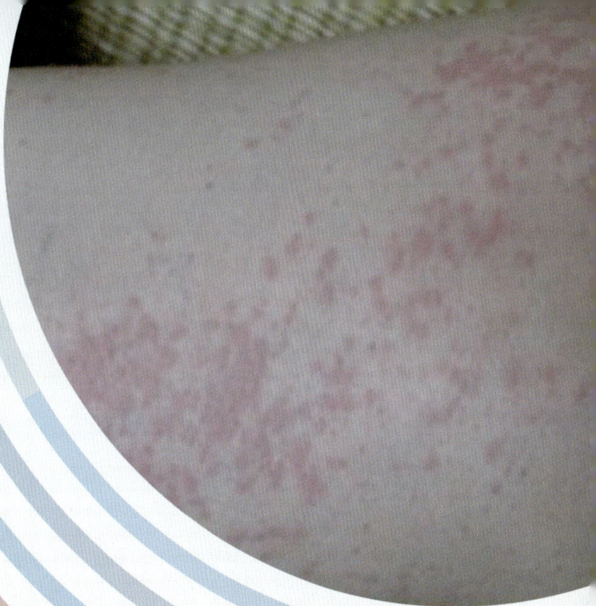

알러지는 이물질 항원(allergen)에 대한 면역매개성 반응(IgE항체)으로 인해 조직염증과 기관 장애를 일으키는 질병으로 국소성 또는 전신성 질환이다. 알레르겐이 주로 환경에서 유래되는 이물질이므로 피부와 호흡기에 빈번하게 나타나고 알러지 반응은 혈관계와 위장관계에서도 국소적으로 나타난다. 모든 외부 환경의 물질들은 이론적으로 볼 때 알러지성을 보이지만 다른 항원에 비해 보다 자주 접촉되는 항원들이 있는데 이들은 노출 경로에 따라 꽃가루, 집먼지, 곰팡이 아포 등은 흡입에 의해 알러지를 일으키며, 음식물, 주사물, 접촉물 등에 의해서도 흔히 알러지를 일으킨다. 여러 알러지 중 아나필락시스는 전신성 알러지의 가장 심한 형태이다.

반면 비알러지성(intrinsic) 천식 등과 같이 흡입된 먼지, 연기, 날씨변화, 스트레스 등의 비면역학적 기전으로도 나타날 수 있다.

일반적으로 인체는 이러한 정상적인 면역반응에 의해 항원에 노출되는 것을 불편해 하거나 알아차리지 못하지만 어떤 사람들은 특정 항원에 대해 과민반응을 나타내 불편함은 물론 쇼크 상태에까지 빠지는 수가 있다.

1 대기오염으로 인한 알러지

대기 오염에 의해 가장 민감하게 나타나는 알러지는 호흡기계 알러지로서 대표적인 것이 천식이다. 알러지를 일으키는 원인으로 본 대기오염의 특징은 다음과 같다.

- 오염원에서 직접 배출되는 오염물질이 인체에 위해를 가할 수 있음은 물론 이들 물질의 상호작용이나 이들 오염물질과 태양에너지가 서로 반응하여 제2의 오염물질을 만들어 이들이 다시 인체에 해를 입힐 수 있다. 이들을 2차성 오염물질이라 하며 알러지 질환을 일으키는데 중요한 역할을 한다.
- 흔히 자동차의 배기가스, 소각장이나 공장에서 배출되는 연소물질이나 화학물질들만을 대기 오염물로 생각하지만 대기 중에 떠다니는 각종 항원 특히 꽃가루, 집먼지 진드기 [그림 14-1], 곰팡이 포자 등 생물학적 인자들도 대기오염물의 주범들이다.
- 대기오염을 평가할 때 오염물질만을 생각해서는 안되고 기상여건 및 기후조건 등을 고려해야 한다.
- 대기오염에 의한 피해는 환자가 생활하고 있는 생활환경까지 포함해야 한다.
- 인체에 유해한 몇 가지 중요한 대기오염물질들은 황산화물(SO_x), 질소산화물(NO_x), 부유 미립자(particulate matter), 오존(O_3) 등이다.

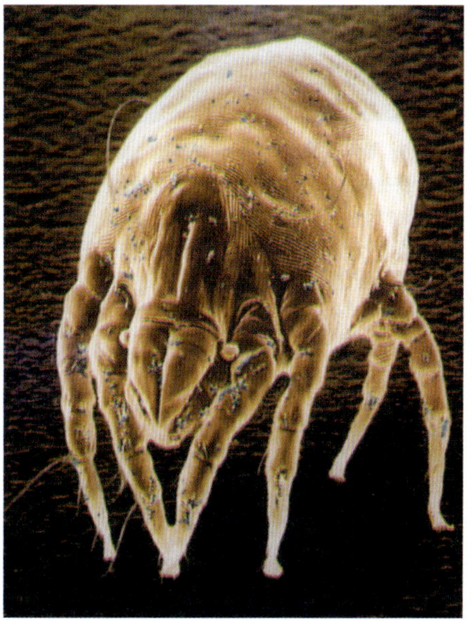

▶ 그림 14-1 집먼지 진드기
이 진드기와 관련된 진드기종의 분변입자는 세계적으로 가장 흔한 알러지성 천식의 원인이다. 이 분변입자는 작아서 폐의 말초기도로 흡입될 수 있다. 집먼지 진드기는 습하고 따뜻한 환경에 많으며 인체에서 떨어진 인설이나 동물의 피부를 먹고 살며 메트레스, 베개, 카펫, 부드러운 가구 등에 서식한다. 현대식 단열처리된 주택에서 환기가 잘 되지 않은 경우에 잘 자라며 길이가 약 0.5 mm이고 육안으로는 볼 수 없다.

(1) 천식의 진단

천식이라 하면 알러지부터 떠올리는 경향이 있으나 소아에서는 알러지에 의하지 않는 비아토피성 천식이 아주 많으며 성인도 내인성 천식, 즉 알러지에 의한 것이 아닌 천식이 많은 것

▶ 표 14-1 천식의 유형

유형	임상적 특징
소아 발병형	대개 아토피성 환자로 매우 다양하고 뚜렷한 촉발인자가 있다.
성인 발병형	뚜렷한 아토피는 드물고 대개 지속적이며 감염은 흔한 촉발인자이지만 다른 촉발인자는 흔하지 않다.
직업성	진단이 간과되는 경향이 있으므로 세심한 평가가 필요하다.
야간형	모든 유형의 천식에서 올 수 있고 천식이 잘 조절되지 않는 상태를 의미하며 기도의 과민성이 증가된 상태이다.
기침형	소아에서 흔한 형태로 유의한 기도폐쇄에 선행하여 나타날 수 있고 항염증제에 반응한다.
운동 유발형	여러 유형의 천식에서 흔히 동반되며 소아에서 주요한 문제가 되기도 한다.

으로 알려져 있다. 따라서 환자가 알러지 피부시험에 양성으로 나타나면 그 환자는 천식환자가 아니더라도 알러지성 천식으로 진단되는 경우가 있으며 더 큰 문제는 분명히 천식환자인데도 알러지 피부시험이 음성으로 나올 경우 천식이 아닌 것으로 진단하는 것이다.

천식환자 중에는 진찰할 때 발작이 이미 나타나고 있어서 쉽게 진단하는 경우도 있지만 많은 환자들은 밤이나 새벽에 발작이 나타나기 때문에 낮에 진찰할 때는 아무런 증상이 나타나지 않는 경우가 많다. 나이가 어린 소아들은 기관지 내경이 작아서 사소한 호흡기질환에 의해서도 천명음이 나타나는 경우가 많아 천식으로 오진할 가능성이 매우 높다. 영유아 천식과 감별해야할 중요한 질환들은 세기관지염(bronchiolitis), 천식성기관지염(wheezy bronchitis), 만성기관지염(chronic bronchitis), 보통의 감기(common cold), 기도내 이물(foreign body), 후두 또는 기관연화증(laryngo or tracheomalacia) 등으로 이중 천식성 기관지염은 천식 또는 천식의 전단계로 보며 만성 기관지염과 보통의 감기는 자세히 관찰하면 쉽게 감별이 되는 질환들이다(표 14-1).

(2) 천식의 특징

다른 유사한 질환과의 특징적인 차이는 다음과 같다.

- 환자에게 습진이나 두드러기 등의 알러지 병력이 있거나 가족 중에 알러지질환을 앓고 있는 사람이 있다.
- 주로 늦은 저녁이나 이른 새벽, 특히 운동 후에, 소아는 놀이 후에 기침을 한다.
- 6개월 전후의 소아에서 R-S virus가 유행하는 계절에 천명음이 들리면 세기관지염일 가능성이 있다.
- 천명이 자주 재발된다.
- 혈청내 총 IgE치가 높다.

• 에피네프린 주사 후에 증상이 호전되나 심한 천식증을 일으키는 영아는 오히려 효과가 적다.
• 환자의 객담이나 비즙 내에서 호산구가 발견된다.

(3) 직업성 천식의 특징

직업성 천식은 일반천식과 다를 것이 없을 것 같지만 꼭 그런 것만은 아니다. 나타나는 증상에 따라 분류를 하면 비염, 천식, 결막염, 접촉성 피부염 등이 있고 원인이 되는 항원에 따라 분류를 하면 동물성, 식물성, 무기물이나 약물성 등이 있다.

원인물질의 특징으로 보면

• 직업성 천식을 일으킬 수 있는 항원은 그 수가 매우 많은데 산업이 발달함에 따라 그 수는 더욱 늘어날 것으로 보인다.
• 일상적인 생활하에서는 흡입될 것 같지 않은 인공물질에 자기도 모르게 노출되어 감작되는 일이 있은데 이것은 완전항원인 것도 있고 불완전항원인 것도 있다.
• 어떤 종류의 분진, 예컨대 곰팡이가 난 곡분이나 건초 등은 항원으로서가 아니라 보체의 제3 성분을 직접 활성화시켜 소위 2차 경로를 통해서 알러지반응과 유사한 반응을 일으키는 것도 있다.
• 어떤 물질은 알러지성이 아닌 비특이적인 자극에 의해 병을 일으키는 것도 있다.
• 동일한 물질이라도 증상의 발생상태는 그 물질의 화학적 성분 이외에 물리적 성상에 의해서도 다르게 나타난다.
• 직업성 천식을 일으키는 항원 중에는 항원으로만이 아니라 자극성 물질로서도 작용하는 것이 많은데 이를 MSIS(micromolecular substances having both irritation and sensitizing properties)물질이라고 한다.

노출조건으로 본 특징은

• 일반적으로 직업성 특징은 직장의 종업원 등 그 직장에서 일하는 사람들이 항원에 심하게 노출되어 발병하는 경우가 많으며 가끔 주변에 거주하고 있는 주민들에게서 나타나는 수도 있다.
• 작업장의 구조에 따라 항원에의 노출 정도와 이에 따른 발증에 차이가 나는 것도 직업천식의 특징이다.

(4) 천식의 중증도

• 매우 경증

– 40% 정도 나타난다.

– 간헐적 기침이나 천명이 있으나 심한 장애는 없다.

– 감염과 심한 한냉에 대한 기도의 과민성 알레르겐이 증상을 일으킨다.

• 경증(mild)

– 20% 정도 나타난다.

– 1주 1회까지 간헐적이며 1시간 이내의 짧은 증상

– 천식의 악화 사이에는 증상이 없다.

– 활동시에는 30분 이내의 짧은 동안의 증상

– 1개월에 2회 이내의 야간 증상

– 꽃가루나 찬공기 등의 촉발인자에 반응한다.

• 중등증(moderate)

– 20% 정도 나타난다.

– 증상이 매일 있으며 하루 중 변화는 적다.

– 악화시 수면이나 활동에 지장이 있어 운동을 회피한다.

– 악화시 증상이 수일간 지속한다.

– 때로 응급치료가 필요하다.

• 중증(severe)

– 18% 정도 있다.

– 매일 천명이 나타나고 지속되는 증상으로 잦은 입원을 한다.

– 빈번한 악화로 1년에 수 주간 직장이나 학교에서 업무수행이 불가능하다.

– 신체활동의 제한으로 삶의 질이 저하된다.

– 빈번한 야간 증상

– 간헐적인 응급치료를 필요로 하는 경우

• 심한중증

– 2% 정도 나타난다.

– 장애를 초래하는 질환상태이며 입원을 요한다.

– 직장이나 학교에서 업무수행이 불가능하고 생명을 위협하는 발작을 일으킨다.

(5) 천식의 처치

급성 천식의 경우는 산소요법, 기관지확장제 연무치료와 전신성 스테로이드제 등의 사용을 위해 일반적으로 입원을 요한다. 경구 스테로이드제의 장기투여는 부작용의 위험이 있으므로 피해야 한다. 흡입제를 투여하기 위해서 다양한 기구[그림 14-2]가 있으며 연무기(nebulizer)를 이용한 흡입치료는 중증처치에서 유용하고 3가지 형태의 주요 흡입기는 압력화 정량식 흡입기(PMDI, pressurized metered-dose inhaler), 보조용기(spacer)를 부착한 압력화 정량식 흡입기 및 건조분말 흡입기(DPI, dry powder inhaler) 등이다[그림 14-3].

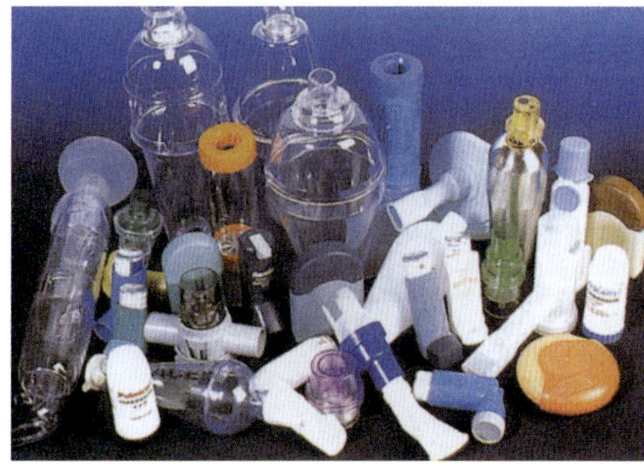

▶ 그림 14-2 천식 흡입기구
압력화 정량식 흡입기, 보조용기, 건조 분말 흡입기와 연무기 등이 있다.

• 경증

– 알부테롤, 메타프로테레놀, 비톨테롤, 터부탈린, 피르부테롤 같은 단시간 적용 β자극

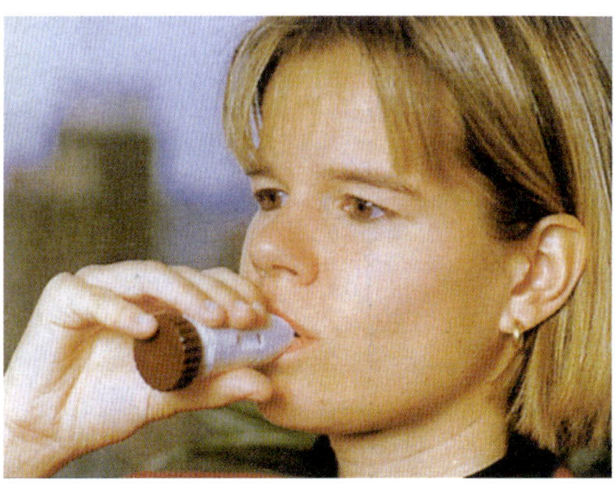

▶ 그림 14-3 건조분말 흡입기
흡입기류에 의해 활성화되고 가동되어 정량식 흡입기의 동기화에 있어서의 문제점을 극복할 수 있게 한다. 건조분말 흡입기는 정량식 흡입기보다 훨씬 많은 양이 폐에 축적되며 하나의 기구에 200회 분량까지 넣을 수 있다.

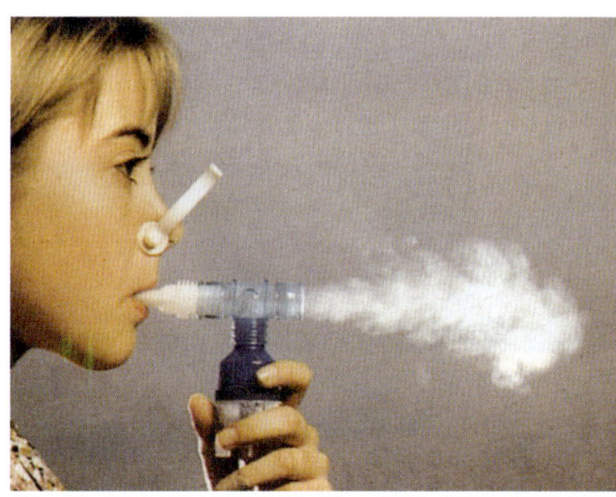

▶ 그림 14-4 심한 천식의 연무치료
고용량의 기관지확장제를 세심하게 관리하는 조건으로 연무기로 투여한다. 스테로이드 연무기 치료는 경구 스테로이드 치료를 대체할 수 있고 경구제 용량 감소에 도움이 된다.

제 흡입제를 증상의 완화나 운동전이거나 방아쇠 인자의 노출 전에 투여한다.
- 정량 분무 흡입제는 정량분무 흡입기로 1회 내지 2회 흡입시킨다[그림 14-4].

• 중등증
- 코티코스테로이드(corticosteroid) 흡입제를 매일 200~500 ㎍을 2~4회 분할 투여하는 유지치료를 하고 크로몰린이나 네도크로밀을 쓰기도 한다.
- 증상이 심하면 단시간 작용흡입형 β자극제를 1일 3~4회 필요한 만큼 추가한다.
- 증상이 지속되면 스테로이드 흡입제의 용량을 800~1,000 ㎍/일로 올리거나 경구서방형 테오필린, 경구 β_2자극제, 살메테롤 같은 장시간 작용 흡입형 β_2자극제를 추가한다.

• 중증
- 간헐적 양압 환기 치료(intermittent positive-pressure ventilation)가 필요할 수도 있다.
- 코티코스테로이드(corticosteroid) 흡입제를 매일 800~1,000 ㎍을 1일 2~4회 분할 투여
- 경구 서방형 테오필린, 경구 β_2자극제, 살메테롤 같은 장시간 작용 흡입형 β_2자극제를 매일 투여한다.
- 야간 천식으로 힘들어하면 장시간 작용제제로 이프라트로피움 같은 흡입형 항콜린 제제를 투여한다.

2 기후에 의한 알러지

기온과 습도의 변화와 천식의 발작과는 밀접한 관계가 있다. 기온이 변하면 그 자체 때문에 천식이 발작될 수도 있지만 항원의 농도가 높아짐으로써 2차적으로 기도가 영향을 받을 수도 있다.

천식환자는 흡기에 의해서 기도가 냉각되면 기관지가 수축된다. 또 기도의 냉각은 호흡수를 증가시키고 이는 기도내의 온도를 낮추는 결과를 초래하며 상대습도의 저하를 일으킨다.

일반적으로 온도와 습도가 높으면 천식환자에게는 유리하게 작용하는 것으로 알려져 있다. 그러나 먼지진드기와 같은 항원 및 항원성 미생물의 번식을 촉진시키기 때문에 천식환자에게 불리하게 작용할 수도 있다. 특히 기온의 급격한 변화가 있는 9~11월 사이와 3~4월 사이에

천식환자가 급증한다. 이때의 기후적 특성은 상대습도가 낮고 기온의 차이가 급격하게 나타나는 상태이다.

결국 천식이나 기타 호흡기질환을 유발하는 대기오염물질은 여러 가지가 있으나 실제적으로 문제가 되는 것은 SO_x이며 이와 공동으로 작용할 때 부유미립자도 문제가 될 수 있다.

3 ·:· 식품에 의한 알러지

식품 알러지가 아니면서도 식품이 관계되어 일어나는 유사한 질환이 많이 있다. 식품 자체 때문에 일어나는 것으로는 식품 불내성(food intolerence), 식품독성(food toxicity), 식중독(food poisoning), 약리적 식품반응(pharmacologic food reaction) 및 대사성 식품반응(metabolic food reaction) 등이 있다.

식품 알러지 때 나타나는 증상 중 가장 흔한 것은 두드러기로 모든 검사식품 중 86.5%가 두드러기를 일으키며 위장관 증상은 6.7% 정도 밖에 안 된다(표 14-2).

식품 항원이 인체에 침입하기 쉬운 시기는 출생 직후부터 생후 3~4개월이 될 때까지인 어

▶ 표 14-2 원인식품에 따라 유발된 증상

식품	검사한 식품 수	증상				
		A	B	C	D	E
메밀	25	22	16	4	3	2
꽃게	19	16	6	4	1	
계란	14	11	7	1	1	
우유	9	7	5		1	
복숭아	8	8	4		1	
새우	8	6	6	2		
토마토	4	4	1			
이스트	4	3	1			
땅콩	2	2	1	1		
기타식품	11	11	7	3		
계	104	90 (86.5)	54 (51.9)	15 (14.4)	7(6.7)	2(1.9)

A: 두드러기
B: 천식, 비염 및 결막염
C: 목이 타는 듯한 느낌
D: 복통, 구토 및 설사
E: anaphylaxis shock

* ( ) 안은 %

린 시절이다. 이처럼 어린아이 때는 위장관 조직이 미숙하여 항원이 쉽게 침입하기 때문이며 소화기능도 미숙하여 장염을 일으키기 쉽고 장염이 일어나 점막이 파괴되면 항원은 더욱 침입하기가 쉬워진다. 따라서 어린아이 때는 가능한 소화장애가 일어나지 않도록 해 주어야만 후에 알러지 질환이 생기는 것을 예방할 수 있다.

4 약물에 의한 알러지

약물 알러지라면 흔히 페니실린(penicillin)주사를 맞고 쇼크에 빠진 환자를 연상하는데 이런 환자는 사실 극소수에 불과하고 약물에 의해 나타나는 유해반응(adverse reaction)의 발생 빈도는 전체 입원환자 중 3%에서 30%로 실로 다양하며 약물 알러지에 의한 임상증상은 면역학적 분류와 장기별 분류로 나눌 수 있다.

(1) 약물에 의한 유해작용

약물에 의한 유해작용과 부작용은 다르다. 부작용은 약의 유해작용에 속하며 약물 알러지도 유해작용에 속한다. 이러한 약물반응의 혼동을 막기 위해 DeSwarte는 1972년에 약물의 유해반응(adverse reactions)을 다음과 같이 7가지로 구분하였다.

- 과량투여(overdose)
  - 약물을 과량으로 투여해서 나타나는 독성 약리작용
- 부작용(side effect)
  - 보통 사용량을 투여했을 때 나타나는 유해한 약리작용
- 2차효과(secondary effect)
  - 일차적인 약리작용과는 무관하고 또 모든 환자에게서 나타나는 것도 아닌 약의 유해작용
- 상호작용(interaction)
  - 투여한 약물이 다른 약물의 약효나 독성에 미치는 약리작용으로 어떤 약물이 다른 약물의 대사, 흡수 또는 약물 수용체에 대한 단백질 결합을 간섭함으로써 발생한다.
- 불내성(intolerance)
  - 투여한 소량의 약물에 대하여 특징적으로 나타나는 유해한 약리작용

- 특이체질(idiosyncrasy)
  - 감수성을 지닌 환자에서 투여량과 관계없이 약리작용과는 다른 이상반응을 나타내는 현상으로 임상적으로 볼 때는 알러지와 비슷하나 면역기전이 관여하지 않는 점이 서로 다르다.
- 알러지 또는 과민반응(allergy or hypersensitivity)
  - 비교적 소수에서 나타나며 투약용량이나 약리작용과는 관계없이 면역기전에 의하여 나타나는 약물의 유해작용으로 투약 후 7~10일간의 잠복기가 필요하며 재 투여시 같은 증상이 나타나고 투약 중지 후 약 3~5일 뒤에 증상이 소실된다.

(2) 면역학적 반응

제 I 형 과민반응(anaphylactic reaction)

가장 경한 증상은 두드러기이며 혈관부종, 비염, 천식, 결막염 등이 나타난다. 가장 심한 증상은 기도폐쇄, 쇼크, 순환장애, 의식불명 및 사망이다. 일반적으로 anaphylactic 반응은 소아보다 성인에게서 심하게 나타나며 수혈을 받거나 수용성 페니실린, 세팔로스포린(cephalosporin)을 주사로 투여했을 때 흔히 나타난다.

제 II 형 과민반응(cytotoxic reaction)

주로 손상받는 장기는 피부, 신장, 폐, 심장, 간, 근육, 말초신경, 혈관 내 고형성분 등이다. 약물 유발성인 용혈성 빈혈, 혈소판 감소증 및 무과립 세포증 등이 이에 속한다.

제 III 형 과민반응(immune complex reaction)

혈청병, 발열, 두드러기, 혈관염, 신경염, 관절염, 사구체신염 등이 이에 속한다.

제 IV 형 과민반응(cell mediated reaction)

접촉성 피부염, 간질성 폐렴, 간질성 신장염 등이 이에 속한다.

(3) 장기별 반응

천식, 간염, 발열, 과민반응(anaphylactic) 및 피부발진 등 전신 또는 장기에 따라 나타나는 증상은 (표 14-3)과 같으며 표에서 보는 바와 같이 약물 알러지에 의해서 나타나는 증상은 다양하기 때문에 나타난 증상만 보고는 알러지에 의한 것인지 혹은 다른 이유 때문인지 불확실한 경우가 많다. 진단이 어려울 뿐 아니라 알러지의 원인약을 찾기란 더욱 어렵다. 약물 알러지 증상 가운데 가장 흔히 나타나는 것은 피부 발진인데 그 형태는 두드러기, 혈관부종, 반점상 구진, 홍역양 발진, 홍반성 발진, 습진, 광선과민증 및 고정약진 등으로 매우 다양하다.

(4) 약물 알러지의 진단

약물 알러지를 진단하는데는 병력이 매우 중요하다. 또한 시간과 관계없이 환자의 진술에서 진단에 도움이 될만한 단서를 찾아야 한다. 임상 증상을 보고 진단하기도 하며 고전적인 검사방법으로 수동피부전달 시험(passive cutaneous transfer test), 수동 피부아나필락시 반응(passive cutaneous anaphylaxis), 마크로화지 유주저지시험(macrophage mimgration inhibition test), 림프구 유약화시험(lymphocyte transformation test) 등을 이용하기도 했으나 현재는 다음과 같은 새로운 검사법을 이용하여 인체의 면역병리학적 반응을 찾아내고 있다.

- Mast cell tryptase
  - 혈청, 세척제
- Prostaglandin D_2
  - 세척액, 소변내 대사물질
- Anaphylatoxines $C3_a$, $C4_a$, $C5_a$
  - 혈장, 소변, 뇌척수액, 세척액
- C5b-p Complexes
  - 혈장, 뇌척수액, 조직편

▶ 표 14-3 약물 알러지에 의한 임상 증상

1. 전신 또는 여러 장기를 침범하는 반응
   - anaphylactic 반응
   - 혈청병양 반응
   - 약물열
   - 전신성 홍반성 낭창양 반응
   - 혈관염
2. 주로 하나의 장기를 침범한 반응
   - 피부
     - 발진, 두드러기, 혈관부종
     - 고정약진(fixed drug eruption)
   - 호흡기
     - 천식, 과민성 폐염
     - 호산구 증다증을 동반하는 폐침윤
     - 혈관염
   - 혈액
     - 세포 감소증
     - 호산구 증다증
   - 간장
     - 담즙 정체
     - 간장 세포 손상
   - 신장
     - 사구체염
     - 간질성 신장염
   - 망상 내피계
     - 림프절증
   - 신경
     - 경련, 뇌병증

약물 알러지는 면역학적기전에 의해 발생되는 질환이기 때문에 이들 방법을 이용하면 원인 약물을 알아낼 수가 있다.

(5) 흔히 알러지를 일으키는 약물의 검사방법

• 페니실린(penicillin)

- 가장 대표적인 알러지 약물로 페니실린 G(10,000 U/ml 용액)와 penicilloyl poly-lysine(PPL)을 동시에 사용하여 검사한다(표 14-4).
- 페니실린 G는 10,000 U/ml로 희석한 것을 가지고 단자 또는 소피검사를 실시하는데 검사 후 20분 뒤에 팽진과 발적을 측정한다. 만일 음성으로 나타나면 이번에는 동일한 농도의 용액 0.02 ml를 피내로 주사한다. 이때 생리식염수를 대조액으로 하여 동시에 피내주사를 한다.
- 만약 어떤 환자가 페니실린 G나 PPL 중 어느 한쪽에라도 양성반응을 나타내면 일단 페니실린 알러지를 갖고 있는 것으로 보아야 한다.
- 만약 PPL에만 양성반응을 나타내면 두드러기 등 비교적 경한 페니실린 알러지를 지닌 것으로 추측할 수 있고 페니실린 G에 양성 반응을 나타내면 아나필락 시 반응 등 보다 심한 알러지 반응이 나타날 것을 예측할 수 있다.

▶ 표 14-4 페니실린 피부검사

피부검사	페니실린 G 농도(U/ml)	용량(ml)	투여량(unit)
단자 또는 소피 피내검사	10,000 100 1,000 10,000	1방울 0.02 0.02 0.02	2 20 200
	penicilloyl polylysine (농도 6×10^{-5} M)		
단자 또는 소피 피내검사	피부검사용 제품 피부검사용 제품	1방울 0.02	

* 반응은 10분 간격으로 판독한다.
* 피부검사용 제품은 이미 피부검사용으로 제조되어 나오므로 희석할 필요가 없이 그대로 사용한다.

• 엠피실린(ampicillin)

- 이 약물로 인해 나타나는 가장 흔한 피부알러지 증상은 발진으로 대개 투약 후 1~20일 뒤에 나타나고 투약을 중지하면 1~7일 후에 소실된다.
- 피부 발진이 나타난 환자로 PPL과 페니실린 G로 실시한 피부검사에 음성반응을 나타내는 환자는 이 약물을 재투여해도 발진이 나타나지 않는 경우가 많으므로 이 발진은 알러지 반응에 의한 것이 아니고 독성반응에 의한 것으로 본다.

- 이 약물에 의해 두드러기가 나타날 경우 이는 알러지 반응에 의한 것으로 페니실린이나 엠피실린을 계속 투여하면 더욱 심한 알러지 반응을 일으킬 위험이 높아진다.

• 쎄파로스포린(Cephalosporin)

- 이 약물에 대한 알러지가 많이 나타나고 있는데 이 약물로 실시하는 피부검사는 0.25 mg/ml, 2.5 mg/ml, 25 mg/ml의 단계별 농도로 실시한다.

• 아스피린(aspirin)

- 아스피린 특이체질, 비용종(nasal polyp), 난치성 천식을 아스피린의 3주징(triad)이라고 한다.
- 천식과 아스피린과는 관계가 깊어 중증 천식환자 중 약 6%가 아스피린 과민증이 있어 투여 후 폐기능(FEF25~75%)이 현저히 감소하는 것을 볼 수 있다.
- 대부분의 아스피린 과민증은 알러지가 아닌 비 면역반응에 의한 것이므로 아스피린 알러지는 아스피린 알러지라 하지 않고 아스피린 과민증이라고 한다. 그러므로 진단이 애매할 때는 경구 유발검사를 실시한다.
- 천식 환자의 경우 아스피린의 단계적인 증량투여로 유발검사를 실시한다. 처음에는 극소량인 3 mg으로 시작하여 60 mg, 120 mg, 300 mg을 매 4시간 간격으로 폐기능 검사를 실시해 가면서 단계적으로 투여해 간다. 만일 FEV1.0이나 FEF25~75%가 30% 또는 그 이상 감소되면 양성반응으로 간주한다.

• 인슈린(insulin)

- 인슈린에 의한 과민증은 면역반응에 의한 것으로 보고 있으며 특정 인슈린에 대한 과민증은 10분 후에 판독하는 즉시형 알러지 피부검사로 진단이 가능하다.
- 처음에는 단자시험을 실시하는데 u-10, u-5, u-2의 농도로 검사하고 이들 검사가 음성이면 피내검사를 실시한다. 피내검사는 u-0.01부터 시작하여 u-0.02, u-0.1, u-0.4, u-1 및 u-2의 농도로 진행해 나간다.

• 국소 마취제(local anesthetics)

- 국소 마취제에 의한 아나필락시양 반응은 소아에서는 드물지만 치과치료를 많이 받는 성인의 경우에는 흔히 볼 수 있다. 이들은 거의 약물의 과량투여나 약물의 급속한 흡수로 인한 약물 중독반응이다.
- 증상은 접촉성 피부염이나 국소부종 등의 형태로 나타난다.

5 ·:· 물리적 자극에 의한 알러지

물리알러지는 온열, 한냉, 압박, 광선 등 다양한 물리적 자극을 받은 피부가 과민반응을 일으켜 두드러기가 나타나는 현상으로, 달리기만 하여도 위쪽 팔뚝에 두드러기가 발생하거나 팬티의 고무줄, 단추에 눌린 자국으로 두드러기가 발생하는 등 우리 주위에서 빈번히 볼 수 있는 것들이 있다.

- 피부묘기증(dermographism)
  - 피부가 어떤 물체에 긁히거나 꽉 조이는 옷을 입었을 때 그 자극된 자리에 두드러기가 나타나는 현상으로 물리 알러지 가운데 가장 흔하지만 실제 치료를 받을 만큼 심각하지는 않다.
  - 만성 두드러기 환자에서 잘 나타나고 원인 불명의 후천성 피부묘기증은 어느 나이에서나 나타날 수 있는데 대개 1~2년 뒤에는 증상이 호전되지만 어린 나이에 발병하는 경우에는 일생동안 지속될 수도 있다.
  - 진단방법: 끝이 뭉툭한 물건으로 피부를 두드리거나 손톱, 나무막대로 힘을 약간 주어 긁는다.
  - 판정: 긁은 자리는 반사성 혈관 수축으로 흰색을 띈 후 수 분 후에 두드러기가 돋아난다. 10분 후에 가장 강한 반응이 나타났다가 20분 후에는 자연히 소실된다.
- 한냉 두드러기(cold urticaria)
  - 찬 공기나 찬 물에 자극된 피부가 과민반응을 일으켜 두드러기가 나타나는 현상으로 극단적으로 예민한 환자는 찬물에서 수영을 했을 경우 전신성 두드러기, 저혈압 및 천식 증상이 나타날 수도 있다.
  - 한냉 두드러기는 가족성인 것과 후천성인 것이 있는데 전자는 드물고 상염색체성 우성 유전에 의해 발병되고 두드러기는 지발형으로 나타나는데 발열, 관절통, 오한, 두통 및 백혈구 증다증 등이 동반된다.
  - 후천성 한냉 두드러기는 흔히 성인에서 발생하며 두드러기는 한냉에 자극된 후 수분뒤에 국소적 또는 전신적으로 나타나는데 냉각되었던 피부가 다시 더워질 때 나타난다. 수동 피부 감작을 일으키며 IgE 등이 관여하는 면역반응에 의해서 발병된다.
  - 이 질환은 2~5년간에 걸쳐서 호전되나 일생동안 가끔 증상이 재발될 수 있다.
  - 진단방법: 얼음을 넣은 고무주머니 또는 작은 얼음 조각을 팔의 내측에 5~10분 동안

접촉시킨다.

- 판정: 5~10분 이내에 팽진이 나타난다.

• 온열 두드러기(heat urticaria)

- 국소적인 것과 전신적인 것이 있는데 국소적인 것은 온열에 자극된 피부에만 두드러기가 나타나는데 대단히 드물고 수동 피부감작은 일어나지 않는다.
- 전신성은 매우 흔하고 콜린성 두드러기(cholinergic urticaria)라고도 부른다. 환자가 심한 운동을 하거나 뜨거운 물로 샤워를 하거나 정신적인 스트레스를 받은 수분 후에 나타나는 두드러기로 그 크기는 2~3 mm로 작으나 매우 가려운 것이 특징이다.
- 진단방법: 국소성 온열 두드러기는 시험관에 44℃로 데운 물을 넣어 팔의 안쪽에 약 4~5분간 접촉시키고, 콜린성 두드러기는 10~15분간 땀이 날 정도의 운동을 시키거나 0.02% methacholine chloride 0.05 ml를 피내에 주사한다.
- 판정: 국소성 온열 두드러기는 수분 후 두드러기가 나타나는데 때로는 지발형으로 나타나기도 한다. 콜린성 두드러기는 20분 내에 두드러기가 돋아난다.

• 압박두드러기 및 혈관부종(pressure urticaria and angioedema)

- 속발형과 지발형이 있는데 속발형은 지발형보다 드물고 과호산구증후군과 동반되는 일이 많고 피부가 압박을 받거나 피부를 문지른 후 수분 내에 두드러기가 발생한다.
- 꽉 조이는 옷이나 고무줄에 눌린 피부에 나타나는 경우도 있다.
- 지발형 두드러기는 압박을 받은 뒤 4~6시간 후에 나타나며 권태감, 발열, 두통 등의 전신증상이 동반되고 두드러기는 나타난 후 2~24시간 동안 지속된다.
- 진단방법: 5~15 Lb의 무게가 나가는 물체를 멜빵에 메달아 팔이나 어깨에 약 10~20분간 걸치도록 한다.
- 판정: 속발형은 드무나 멜빵을 걸쳤던 자리에 두드러기가 나타나 2~24시간 계속된다.

• 진동 두드러기(vibration urticaria)

- 상염색체 우성 유전에 의해서 발병되는 드문 질환으로 피부가 진동에 의해 자극된 후 두드러기가 돋아나는 질환이다.
- 영아기에 발병되며 성인에서도 계속되나 나이가 들면 점점 약화된다. 수동 피부 감작은 일어나지 않는다.
- 진단방법: 전기 믹서기나 전기 안마기를 작동시킨 후 환자의 팔을 약 4분 정도 대고 있게 한다.

- 판정: 속발형으로 반응이 즉시 나타난다.

• 일광두드러기(solar urticaria)

- 태양광선에 노출된 후 수분내에 발생되는 드문 알러지 질환으로 발병 부위는 광선이 닿은 자리에 국한되고 대개 2시간 이내에 소실된다.
- 일광 두드러기를 일으키는 광선의 파장은 다음과 같다.

  I형: 280~320 nm

  II형: 320~400 nm

  III형: 400~500 nm

  IV형: 400~590 nm

  V형: 280~500 nm

  VI형: 400 nm
- 진단방법: fluorescent light는 광범위한 파장을 지니고 있으므로 먼저 이것을 환자의 피부에 조사시켜 양성반응자를 찾아낸 후 filter를 사용해서 여러 다른 파장의 광선을 조사시켜 위 I형이나 II형 등 특정 파장을 찾아낸다.
- 판정: 속발형 반응으로 나타난다.

• 물에 의한 두드러기(aquagenic urticaria)

- 피부가 물에 접촉된 후 즉시 나타나는 두드러기로 물의 온도와는 아무런 관련이 없는 것이 한냉 두드러기나 온열 두드러기와 다른 점이다.
- 진단방법: 피부를 직접 물에 접촉시킨다.
- 판정: 속발형 반응으로 나타난다.

6 ·:· 직업성 알러지

직장에서나 일상생활을 하면서 접할 수 있는 항원성 물질은 수없이 많고 다양한 직업에 따라 접촉하게 되는 물질들도 각기 다르다.

직업과 관계된 알러지의 병력을 조사하기 위해서는 환자의 직업, 직장 근무기간, 주말이나 휴가 시 증상의 호전 정도, 주로 노출되는 물질, 천식증상이 가장 심한 시간 등을 파악하여야 한다.

용접용제에 의한 천식, 제빵공 천식, 쌀겨에 의한 천식, 사슴이나 닭의 깃털에 의한 천식 등이 많이 유발된다.

제 15 장

생물테러

Biological terror

1. 생물테러분석
2. 생물테러 조치 및 감시체계
3. 생물테러 질병별 조치

학습목표

- 생물테러에 관한 용어를 안다.
- 생물테러에 대한 조치를 할 수 있고 감시체계를 이해한다.
- 생물테러로 인한 질병별 처치를 할 수 있다.

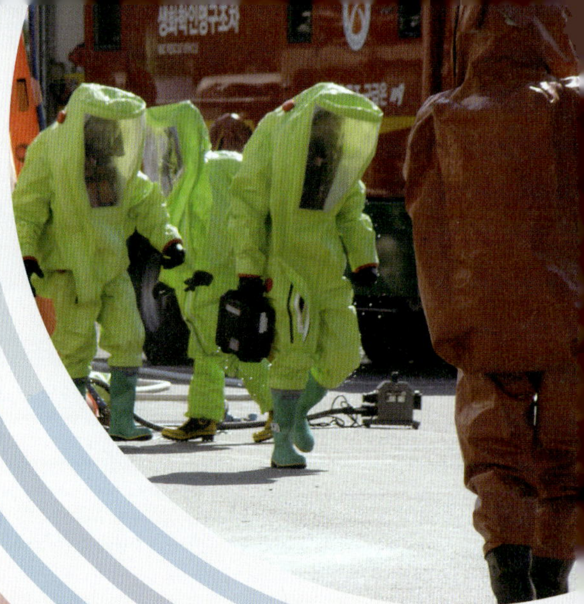

생물테러는 인체에 치명적인 감염을 유발하는 세균 등을 이용하는 화생방전(화학전, 생물전, 방사능전)의 일종으로 20세기의 대표적인 화생방 무기가 일본 히로시마에 떨어진 원자폭탄이었다면 21세기 최고의 공포무기로 등장한 병원성 생물체는 탄저균이다. 생물학적 무기로는 "백색가루"라는 별명으로 세계인을 공포로 몰아넣는 탄저균을 비롯하여 천연두, 페스트, 이질, 황우독소 등이 있으며 화학무기로는 신경작용제, 질식 작용제, 수포작용제 등을 이용한 화학무기가 있다. 화생방전에 대한 방어는 예방과 인체보호, 노출금지 등이 있으며 일단 노출된 후에는 급·만성 장애를 일으키므로 응급상황으로 처치하지 않으면 대단히 위험하다.

1 생물테러 분석

(1) 생물테러 대응 용어

▶ 표 15-1 생물테러 대응 용어

용어	정의
생물테러	잠재적으로 사회 붕괴를 의도하고 바이러스, 세균, 곰팡이, 독소 등을 사용하여 살상을 하거나 사람, 동물 혹은 식물에 질병을 일으키는 것을 목적으로 하는 행위
생물테러 전염병	고의 또는 테러 등을 목적으로 이용된 병원체에 의하여 발생된 전염병(전염병예방법 제2조6호)을 의미하며 이때 탄저, 두창, 보툴리눔 독소, 페스트 등이 이용됨
생물무기	• 사람, 동물, 식물에 질병을 유발시키기 위해 군사작전 또는 생물테러에 사용하는 미생물과 독소를 말하며 전투병력 및 민간인을 살상 혹은 무능화시키거나 음식물 및 보급품 사용을 거부하도록 하기 위해 사용될 수 있음 • 미생물은 살아 있는 유기체로서 인체에 피해를 주는 곰팡이, 세균, 리켓치아, 바이러스 등이며 최근에는 마이코플라즈마 등도 생물무기로 사용 가능성이 증가하고 있음 • 독소는 화학 및 생물학 기술의 발달과 더불어 동물, 식품, 병원균의 신진대사 과정에서 추출한 물질로서 인공적으로 대량생산이 가능한 유독성 생화학 물질로 보툴리눔 독소 등 8가지의 독소들이 생물무기로 분류되어 있음
이중감시체계	• 응급실 증후군 감시체계: 어떤 질병이 생물테러 전염병으로 확산되기 전에 환자의 임상적 상태, 증상 혹은 증후에 근거하여 응급실을 대상으로 지속적으로 감시하는 체계 • 감염내과 네트워크: 생물테러 및 신종 재출현 전염병에 대한 정보 교류를 통하여 조기 인지 및 확산을 조기 차단토록 감염내과 전문의를 중심으로 이루어지는 네트워크
실험실 네트워크	각 기관의 기능, 생물안전시설 보유여부, 기술 수준 등에 따라 A~D(4등급)까지 구별되어, 등급별 역할 부여, 기술 확보, 병원체 진단 등이 이루어지는 체계
생물안전밀폐 실험실	잠재적 감염가능성이 있는 생물체 또는 생물재난으로부터 실험자를 비롯한 사람과 실험실 환경, 그리고 외부환경을 보호하기 위하여 설치 · 운영되는 시설

(2) 생물테러 양상 및 분석

(가) 생물테러 목적

개인이나 단체가 생물 작용제의 사용 또는 위협을 통해 정치적, 종교적, 생태학적 또는 기타 이념적인 목적을 달성하려는 행위를 의미한다(표 15-2).

(나) 테러 형태

에어러졸 살포, 음식물 오염, 전화 협박, 우편물(대부분을 차지), 손잡이 오염, 인체주사, 투척, 공기환풍구 살포 등으로 최근 발생한 테러 형태와 유사하며, 에어러졸 살포는 대규모 지역에 대해 생물 작용제를 살포할 수 있으며 한 번의 공격으로 대량의 인원에게 영향을 줄 수 있다.

▶ 표 15-2 생물 작용제 사용목적

구분	계	테러분자	일반범죄자	기타/미확인
계	141	21	49	73
살인 · 살상	23	7	16	0
테러	23	5	5	13
금품요구 · 보복	17	0	14	3
국가분열	5	0	5	0
기타	73	9	9	57

(다) 생물테러 위력

1) 워싱톤 지역에 100 kg의 탄저균 살포시 1백만에서 3백만 명의 사람들을 치사시킬 수 있다.
2) 백만 명의 인구가 살고 있는 도시에 대하여 사용된 건조 형태의 탄저균 50 ㎏으로 36,000명의 인명을 살상시킬 수 있으며 기타 54,000명을 무력화시킬 수 있다.

(라) 생물무기의 특징

1) 생산비가 저렴하고 제조기술 및 대량 생산이 용이하며 소량으로도 대량 살상이 가능하다.
2) 생물무기는 공격 초기단계에 징후식별이 곤란하고 현재 생물무기에 대한 탐지 및 식별장비의 제한으로 조기경보 전파가 지연으로 피해가 급증한다.
3) 생물무기 사용 후 발병시까지 수 시간에서 수 주 동안 공격여부 확인이 곤란하고 감염환자의 이동에 따른 감염경로 및 공격위치에 대한 추적이 불가하며 환경요인에 의한 자연 발생적인 질병인지 적의 공격인지 판별 제한된다.
4) 생물무기는 핵, 화학무기에 비해 다양한 투발수단에 의해 은밀히 사용이 가능하며, 또한 감염경로가 다양하다.
5) 생물무기는 세균의 종류, 살포방법, 기상 및 지형 등의 환경 영향에 따라 생존기간이 상이하며 특히 바이러스와 리켓치아는 바람, 비, 태양광선과 같은 기상영향에 의해 쉽게 소멸된다.

(마) 생물무기의 효과

▶ 표 15-3 생물무기의 효과

구분	직접효과 범위	인원피해 (비보호시)	직접효과 발휘기간	생산비 ($/TON)
생물무기 (탄저균 450 L/B)	88,000 km^2	25~70% 발병	수일~14일(병균) 수초~수시간(독소)	화학무기 보다 저렴
화학무기 (사린 5 TON)	260 km^2	30% 사상	수초~30분	10,000
핵무기 (수소폭탄 20 MT)	190~260 km^2	98% 치사	수초	1,000,000

(3) 표본 수집 수거용 장비

수거기구는 집게, 붓, 쓰레받이 등이 있으며, 1차 밀봉용기는 밀봉용 비닐백(지퍼형), 2차 밀봉용기는 스테인레스 또는 강화플라스틱 소재의 견고한 통으로 나사식 뚜껑에 의해 완전 밀봉이 가능한 것이 좋다. 3차 밀봉용기는 스테인레스 또는 강화플라스틱 소재의 견고한 통으로 2차 밀봉용기를 수납하여 나사식 뚜껑에 의해 완전 밀봉이 가능해야 하며, 밀봉테이프 등이 좋다.

(4) 생물 공격시 나타나는 현상

다음과 같은 현상이나 증상이 있을 때 대량의 사상자가 발생되었을 때는 생물공격을 의심해 보아야 한다[그림 15-1].

① 안개를 형성시키거나 살포하는 저공 비행기를 관측했을 때
② 살포기구를 발견했을 때
③ 즉각적인 효과가 없는 소형 폭탄을 관측했을 때
④ 비정상적인 환자가 많이 발생할 때
⑤ 항공기가 즉각적인 효과가 없는 용기를 투하 후 모기와 같은 곤충이 비정상적으로 많이 관측될 때
⑥ 원인을 알 수 없는 환자가 발생하거나 많은 병사와 민간인이 원인불명의 질병을 일으킬 때
⑦ 독감과 같은 증상, 고열, 목감기, 피부발진, 정신착란, 폐렴, 설사, 이질, 출혈, 황달 등으로 인한 증상이 있을 때

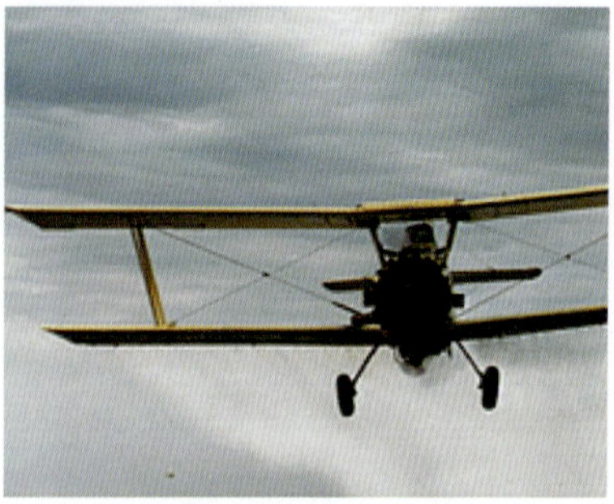

[항공기 살포]

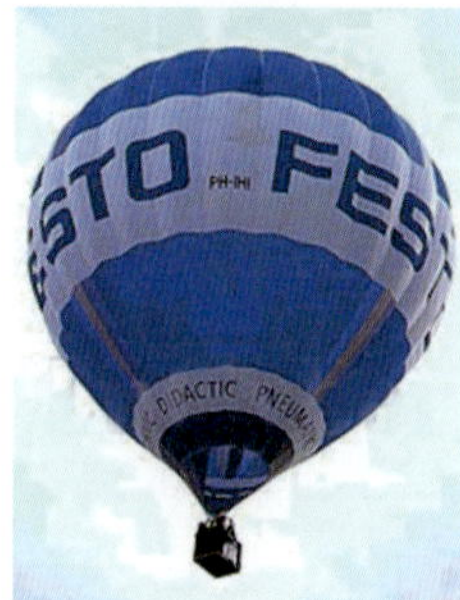

[살포기구 발견]

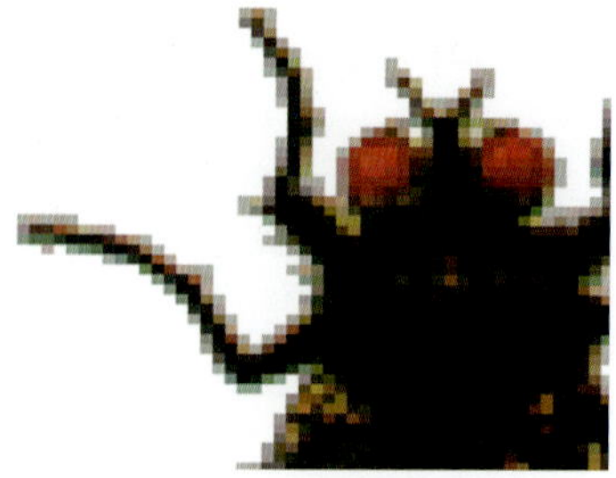

[곤충무리증가]

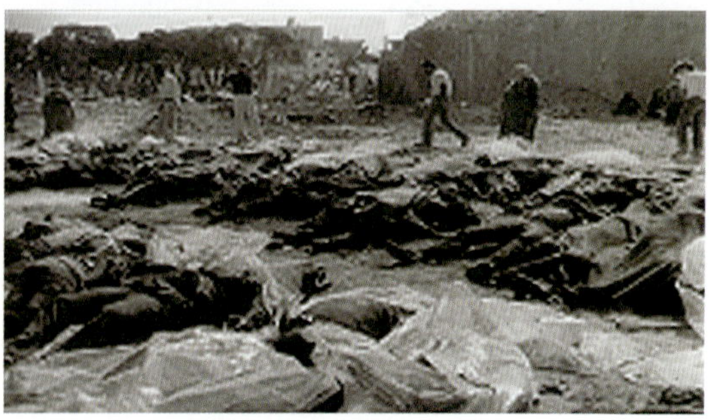

[비정상적인 사상자 증가]

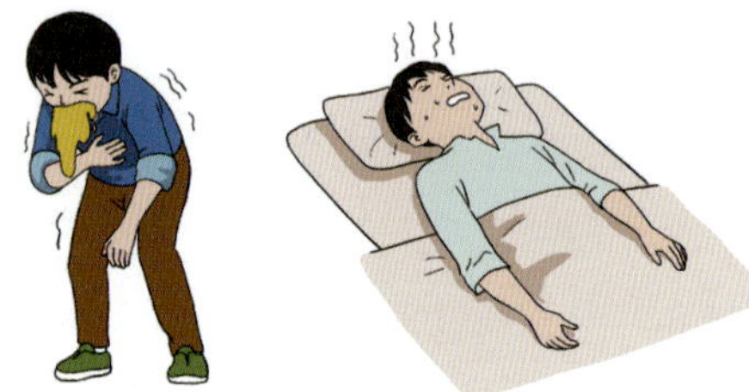

[비정상적인 증상]

▶ 그림 15-1 생물 공격시 나타나는 현상들

2 생물테러 조치 및 감시체계

(1) 생물테러 의심환자 발생시 일반적 조치내용

(가) 역학조사

1) 환자 사례조사(발병일, 증상적 특성, 감염원 조사)

2) 접촉자, 공동 폭로자 조사

3) 검체채취: 환자, 접촉자, 환경 검체

(나) 방역조치

1) 환자관리: 격리 및 치료

2) 접촉자, 공동 폭로자 관리: 제독, 예방적 항생제 투여

3) 환경관리: 환경제독

4) 교육, 홍보: 생물테러 증상 특성 및 예방법 등[그림 15-2]

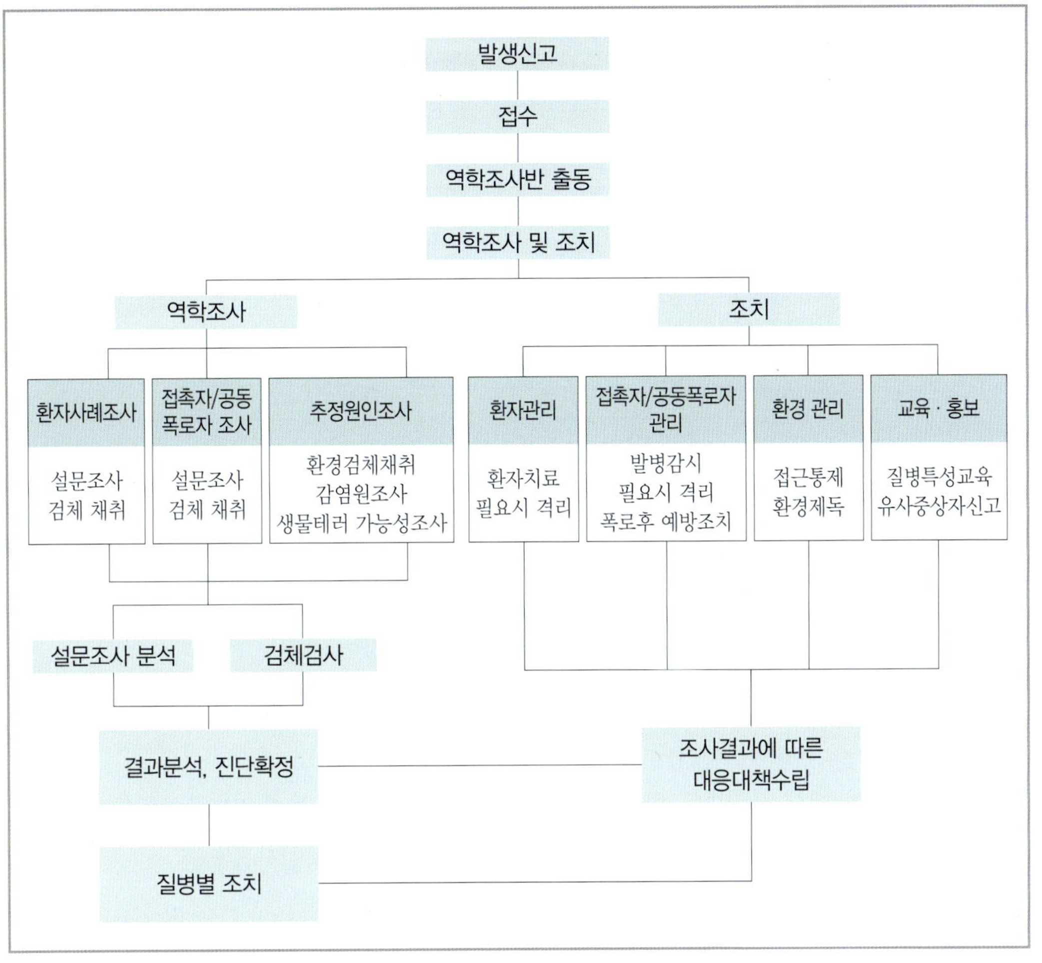

▶ 그림 15-2 생물테러 의심환자 발생시 조치

(2) 법정감염병 감시체계

생물테러 가능 감염병을 법정감염병으로 추가하고, 신고 및 보고주기를 단축하며 생물테러 전염병에 대한 의료인 교육 · 홍보를 강화한다. 인플루엔자 표본감시를 통한 인플루엔자 의사환자(급성호흡기증후군)의 감시를 강화한다(표 15-4).

(3) 응급실 증후군 감시체계

(가) 구축개요

1) 목적

가) 생물테러 가능 전염병 발생 조기 인지

▶ 표 15-4 대상감염병의 지정현황 및 신고보고주기

대상감염병		지정현황	신고보고주기	비고
탄저		제1급	즉시	2000. 8. 지정
두창		제1급	즉시	2002. 5. 지정
보툴리눔 독소증		제1급	즉시	2002. 5. 지정
페스트		제1급	즉시	–
바이러스성 출혈열	에볼라	제1급	즉시	2000. 1. 지정
	라싸열	제1급	즉시	–
	마버그열	제1급	즉시	–

나) 식수 및 식품매개 수인성 전염병, 인플루엔자 등 호흡기 전염병 유행의 조기인지 및 대처

2) 의료기관 지정

가) 지정절차: 시 · 도지사의 추천에 의해 질병관리본부장이 지정

나) 지정기준: 중앙 · 권역 · 전문 · 지역 응급의료센터 및 응급의료기관

3) 보고대상

가) 생물테러 대상 전염병을 의심할 수 있는 의사환자나 증후군 환자: 급성호흡기증후군, 급성신경증후군, 급성발진증후군, 급성출혈열증후군, 급성설사증후군

나) 급성설사증후군(개별/집단) 발병환자(표 15–5)

▶ 표 15-5 감시대상 증후군별 감시대상 질병

감시대상 증후군	감시대상 질병	
	생물테러 감염병	일반 감염병
급성발진증후군	두창	–
급성신경증후군	보툴리눔 독소증	–
급성출혈열증후군	바이러스성 출혈열 (에볼라열, 마버그열, 라싸열)	–
급성호흡기증후군	탄저, 페스트, 야토병	인플루엔자, 사스
급성설사증후군	–	식중독, 세균성이질 등 식품 매개 · 수인성 감염병

3 ·:· 생물테러 질병별 조치

(1) 탄저(Anthrax)

(가) 역학 및 임상적 특성

1) 정의

탄저란 사람과 동물에게 공통으로 전염되는 병으로 소, 양, 말 등 초식동물 등에서 발생한다. 동물의 오염된 털, 가죽, 고기, 혈액 및 분비물과 접촉하거나, 골분과 같은 가공식품으로부터 감염되며, 아포(포자)의 살포에 의해서 발생하며, 테러로 사용된 백색가루의 탄저는 탄저균을 장기간 보존하고 테러시 편리성을 도모하기 위해 건조 상태로 아포를 형성시킨 것으로 마치 알처럼 되어 있기 때문에 백색가루로 불리고 있으며 다음과 같은 특성을 가지고 있다[그림 15-3, 4, 5].

가) 탄저균(Bacillus anthracis) 감염에 의한 인수공통질환

나) 오염된 목초지에서 B. anthracis의 아포에 의해 동물(소, 양, 염소, 돼지 등)이 감염되며 인간 감염은 주로 감염된 동물이나 그 부산물에서 B. anthracis 포자의 흡입, 섭취에 의해 이루어진다.

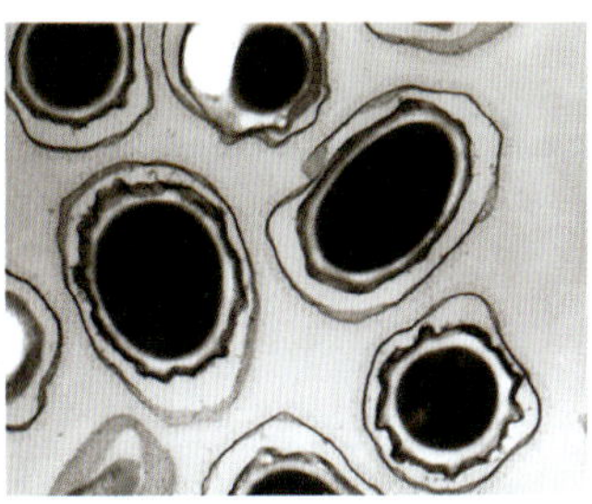

▶ 그림 15-3 탄저균 아포

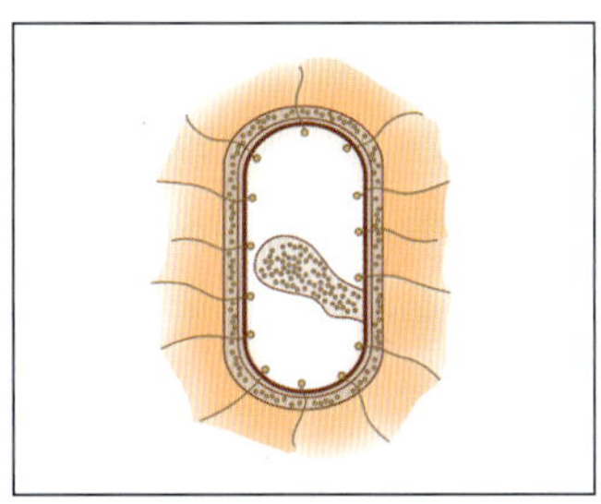

▶ 그림 15-4 세균 협막 형성

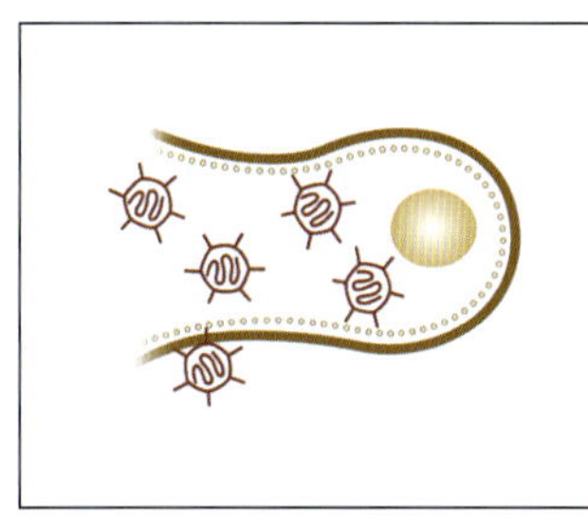

▶ 그림 15-5 바이러스 증식

2) 역학적 특성

가) 전파경로

① 포자 또는 포자에 감염된 물질과 피부손상 부위와의 접촉시

② 포자의 흡입

③ 오염된 육류의 섭취

나) 감염량

① 노출된 50% 중 병을 유발하는데 요구되는 감염량: 10,000 포자

② 잠복기

- 1일~8주(최소 5일)이며 폭로량과 폭로경로에 따라 다름
- 피부손상시: 3~7일
- 흡입시: 1~6일
- 섭취시: 1~7일

③ 전염기간

- 사람에서 사람으로 전파는 거의 일어나지 않음
- 피부 손상과 접촉시 피부손상 감염이 일어날 수 있음
- 공기로 운반되어서 사람에서 사람으로의 전파는 일어나지 않음

3) 임상적 특성

가) 임상적 유형

① 피부 탄저

- 피부상처를 통한 감염부위(손, 팔, 얼굴, 목 등)에 벌레에 물린 듯한 구진이 나타난다[그림 15-6].
- 1일 내지 2일이 지나면 지름 1~3 cm 크기의 둥근 수포성 궤양이 형성된 후 중앙부위에 괴사성 가피(eschar)가 형성되며 부종과 소양감을 동반한다.

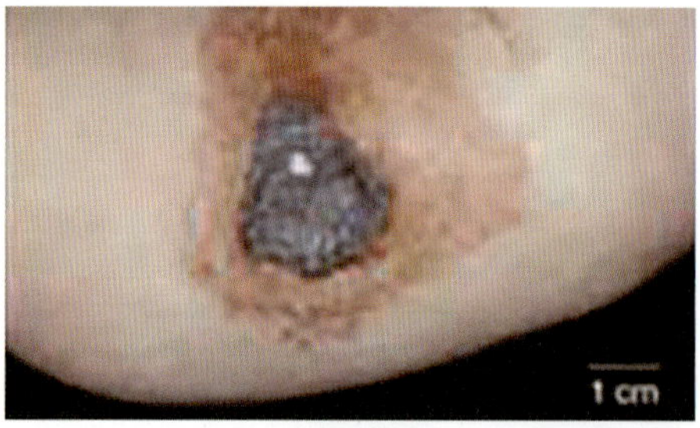

▶ 그림 15-6 피부탄저[7개월 미세혈관병증용혈빈혈 여아의 피부탄저 가피 병변(입원 12일째, 2 cm)]

- 1주 내지 2주가 지나면 병변이 건조되어 가피는 떨어지고 흉터가 남는다.
- 전신증상으로 발열, 피로감, 두통이 동반될 수 있다.

② 폐탄저

- 초기에는 미열, 마른기침, 피로감 등 가벼운 상기도염의 증세를 보인다.
- B. anthracis가 종격동으로 침입하면 출혈성 괴사와 부종을 유발하여 종격동 확장, 호흡곤란, 고열, 빈맥, 마른기침, 토혈 등이 동반되고 패혈성 쇼크로 급속히 진행되어 사망한다[그림 15-7].

③ 장탄저

- 장탄저의 경우 초기에는 구역, 구토, 식욕부진, 발진 등 비특이적 증상이 있는 후 토혈, 복통, 혈변 등의 증상이 나타나고 패혈증으로 진행한다.

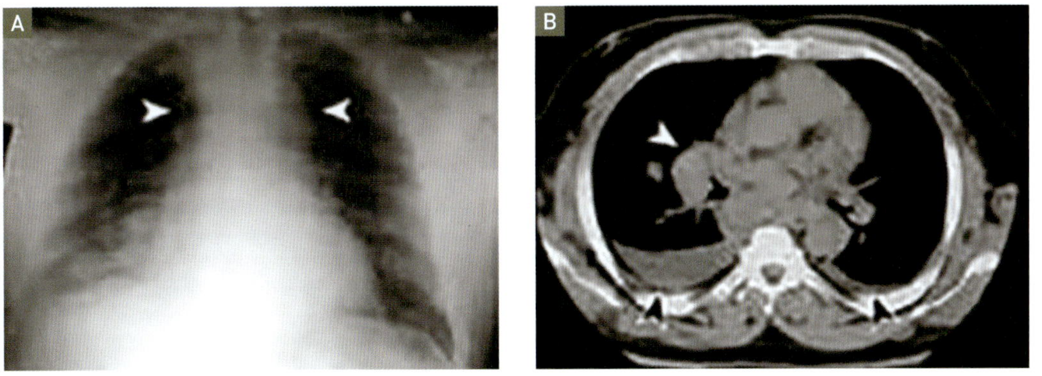

▶ 그림 15-7 흡입탄저[56세 흡입 탄저 여성의 임상적 징후: (A) 흉부 X선 촬영에서의 종격동 확장, (B) 컴퓨터 단층 촬영(B)에서의 우측 폐문림프절의 확장(흰색 화살표) 및 양측성 흉막 삼출액(검은 화살표)]
(출처: Thomas V Inglesby et al. (2002). Anthrax as a biological weapon, 2002: updated recommendations for management. Jama.)

- 인두 탄저의 경우 구강과 인두에 피부 탄저에서 보이는 병변이 나타나고 발열, 인 후통, 연하곤란, 경부 림프절 종창이 있은 후 패혈증으로 진행한다.
- 합병증: 수막염(탄저 환자의 5%에서 발생)

④ 치명률

- 흡입에 의한 전신성 감염은 증상 발현 후에 100% 치명률을 보이며 가장 흔한 피부 탄저는 항생제로 대부분 치료 가능하다. 장탄저의 치명률은 다양하나, 역시 100%에 가깝다.

나) 탄저병감염 시 나타나는 일반증상은 (표 15-6)과 같다.

4) 징후 포착시 조치방법

가) 휴대가방에서 이상 물질 누출자 발견시

① 신속히 신고, 주변 구두전파(경비, 청원경찰, 경찰 등)

▶ 표 15-6 탄저병감염 시 나타나는 일반증상

구분	피부형	호흡기형	소화기형
증상	• 감염 후 벌레에 물린 듯 가렵다가 통증 없는 종기로 발전 • 직경 2~3 cm 검은 가피 형성 • 주변 림프 부음	• 초기: 감기와 유사하여 호흡 지장 • 수일 후 쇼크	• 장기 염증 발생 • 초기: 복통, 피토함, 심한 설사(현기증, 구토, 식욕감퇴, 고열 동반)
잠복기	2~5일	1~7일	3~7일
치사율	20%	80~90%	25~60%

② 건물지역 봉쇄, 안내방송(마스크 착용: 호흡기 보호, 물건, 시설 접촉금지)

③ 환풍 장치 정지

④ 건물내 인원 안전지역 격리

⑤ 경찰이나 의료요원 투입까지 대기

나) 이동차량이나 항공기에서 백색가루 누출시

① 신속히 신고, 인근 구두전파

② 차량이용 경적 등

③ 차량시 번호 신고(차량문 폐쇄)

④ 건물창문이나 출입문 폐쇄(관공서)

다) 수취인 또는 발신인 불명 특히, 소포와 편지 발견시

① 구두 전파, 손 세척

② 마스크 착용, 신고

③ 건물내 반입금지

④ 환풍 시설 보유시 작동중지

⑤ 경찰, 의료인 지시이행

라) 자신이 사용한 시설이나 지역에서 탄저병 발병 사실을 알았을 때

① 의료시설 검진, 의사 지시이행

② 피복, 소지품, 차량 등 소독

(나) 개인보호

1) 개인 방호구 종류별 방호율은 (표 15-7)과 같다[그림 15-8, 9].

2) HEPA Filter(High Efficiency Particulate Air Filter, 고효율미립자공기필터): 0.3 ㎛ 이상 입자를 99.97% 제거

3) 식약처인증 보건용마스크 3가지(KF, Korea Filter)

- KF 80: 황사방지 0.6 ㎛ 80% 차단
- KF 94: virus 방지 0.4 ㎛ 94% 차단
- KF 99: virus 방지 0.4 ㎛ 99% 차단

▶ 표 15-7 개인 방호구 종류별 방호율

구분	방독면	면수건(8겹)	타올(2겹)
생물작용제 방호율	100%	89%	85%

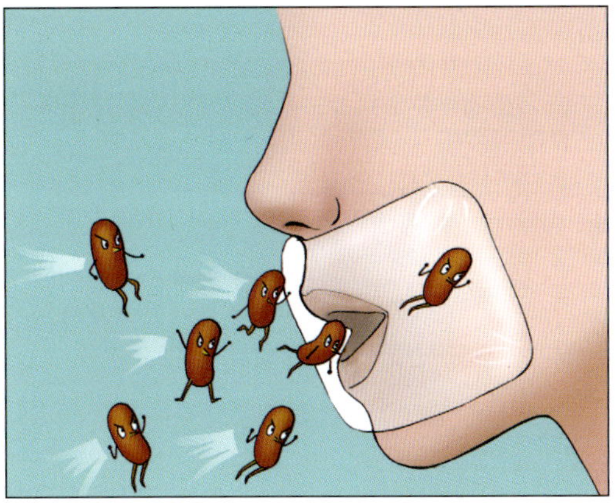

▶ 그림 15-8 마스크 착용시 방호 효과

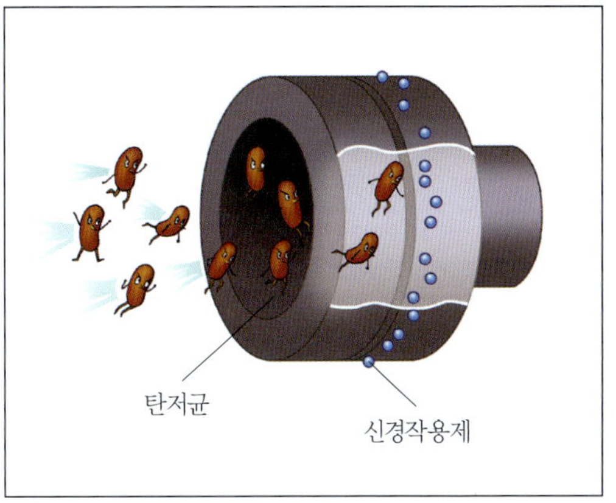

▶ 그림 15-9 정화통의 탄저균 방호 효과

4) 탄저균 테러 출동시 출동대원 보호대책

출동 전 예방적 화학요법인 독시사이클린이나 시프로플록사신계열 약물 복용(독시사이클린: 4주 동안 1일 2회 100 mg 복용, 시프로플록사신: 4주 동안 1일 2회 500 mg 복용)

5) 탄저균 감염 경과 일수별 치료시 생존률은 (표 15-8)과 같다.

▶ 표 15-8 탄저균 감염 경과 일수별 치료시 생존률

구분	항생제+백신투여	항생제투여	미치료
당일	92%	75%	7%
1일 경과	88%	71%	7%
2일 경과	67%	53%	7%
3일 경과	32%	25%	7%
4일 경과	21%	17%	7%
5일 경과	13%	13%	7%
6일 경과	10%	10%	7%

(다) 치료

1) 폐탄저는 급격히 진행되므로 의심되는 경우는 실험실적 확진검사 결과를 기다리지 말고 조기에 항생제를 투여함

2) 폐탄저 항생제 치료 지침

가) 초기에는 정맥주사용 시프로플록사신으로 치료를 시작하며 항생제 감수성 검사를 실시하여, 검사결과에 따라 적절한 항생제를 선택한다(표 15-9).

▶ 표 15-9 폐탄저 항생제 치료 지침

구분	초기치료	적정치료(감수성 확인 후)	치료 기간
성인	• 시프로플록사신 400 mg, 12시간 간격, 정주	• 페니실린 G 400만 단위, 4시간 간격 정주 • 독시싸이클린 100 mg, 12시간 간격 정주	60일
소아	• 시프로플록사신 20~30 mg/kg/일(1 g이내), 2회로 나누어 정주	• 12세 미만: 페니실린G 50,000/kg, 6시간 간격 정주 • 12세 이상: 페니실린G 4백만 단위 4시간 간격 정주	60일
임산부	• 성인과 동일		

나) 환자 상태가 호전되면 경구 투여로 전환이 가능하다.

- 시프로플록사신 대신 오플로사신(Ofloxacin) 400 mg 12시간 간격 정주, 레보플록사신(Levofloxcin) 500 mg 24시간 간격 정주 가능하다.
- 소아에서도 독시싸이클린 사용 가능하다(45 kg 이상일 경우는 성인 용량을 사용하며, 45kg 미만일 경우는 2.5 mg/kg를 12시간 간격으로 정주).
- 시프로플록사신은 소아나 임신부에서의 사용이 허가되어 있지 않으므로 적절한 시기에 다른 경구용 항생제로 전환한다.

3) 경구용 항생제 예방치료: 집단발병 시 치료, 기타 탄저치료, 폭로 후 예방화학요법(표 15-10)

- 시프로플록사신 대신에 Ofloxacin(400 mg, 12시간 간격 경구투여), Levofloxcin(500 mg 24시간 간격 경구투여) 사용가능하다.
- 아동에서도 독시싸이클린 사용이 가능하다(45 kg 이상일 경우는 성인용량을 사용하며,

▶ 표 15-10 경구용 항생제 예방치료

구분	초기치료	적정치료(감수성 확인 후)	치료 기간
성인	• 시프로플록사신 500 mg, 12시간 간격 경구투여	• 아목사실린 500 mg, 8시간 간격 경구투여 • 독시싸이클린 100 mg, 12시간 간격 경구투여	60일
소아	• 시프로플록사신 20~30 mg/kg/일(1 g이내) 2회로 나누어 정주	• 20 kg 미만: 아목사실린 40 mg/kg/day을 3회로 나누어 8시간 간격으로 경구투여 • 20 kg 이상: 아목사실린 500 mg, 8시간 간격 경구투여	60일
임산부	• 시프로플록사신 500 mg, 12시간 간격 경구투여	• 아목사실린 500 mg, 8시간 간격 경구투여	60일

45 kg 미만일 경우는 2.5 mg/kg를 12시간 간격으로 경구투여).

• 피부탄저의 경우는 보통 7~10일간 항생제를 투여하는데, 생물학적 테러로 일차적으로 호흡기를 통하여 노출된 경우는 60일간 치료하도록 권장하고 있다.

(라) 검체채취

1) 검체종류 및 검체채취시 보호장비는 (표 15-11)과 같다.

2) 검체의뢰처

가) 서울 지역: 서울 보건환경연구원

나) 경기 지역: 경기 보건환경연구원

다) 기타 시 · 도: 질병관리본부

▶ 표 15-11 검체종류 및 검체채취시 보호장비

검체 구분	검체종류	검체채취자	검체채취시 보호장비*
환자/ 의사환자	비강면봉 혈액(약 10 cc), 객담, 피부상처로부터 면봉법	의료진	LEVEL D
부검검체	혈액(약 10 cc), 혈청삼출액 및 체액 면봉법, 비장조직, 림프절조직	의료진	LEVEL D
환경검체	공기, 사람 또는 동물의 삼출액 등에 의해 오염되었다고 생각되는 환경내 모든 물질(토양, 먼지, 의복, 걸레), 집기류	소방대원	LEVEL C
공동폭로자	비강면봉법, 혈액	보건소	LEVEL D

(마) 환자 치료 및 관리

1) 환자 · 의사환자 격리: 독실 격리는 필요 없다.

가) 감염된 환자로부터 공기전파는 일어나지 않는다.

나) 피부병변은 감염성이 있을 수 있으므로 직접적인 피부접촉은 피한다.

2) 치료

가) 폐탄저는 급격히 진행되므로 의심되는 경우는 실험실적 확진검사 결과를 기다리지 말고 조기에 항생제를 투여한다.

나) 폐탄저 항생제 치료 지침

다) 초기에는 정맥주사용 시프로플록사신으로 치료를 시작하며 항생제 감수성 검사를 실시하여, 검사결과에 따라 적절한 항생제를 선택한다.

라) 환자 상태가 호전되면 경구 투여로 전환이 가능하다.

3) 사망자 처리: 화장 처리. 탄저가 의심되면 사체부검은 권장되지 않는다.

(바) 공동 폭로자에 대한 조치

1) 조치 대상: 탄저로 확인된 환자와 공동으로 탄저균에 폭로되었을 가능성이 있는 사람

2) 폭로 대상자의 선정

가) 탄저균이 살포된 장소나 방법에 따라 탄저균(포자)의 확산 범위가 다양할 수 있으므로, 확진환자 발생시 중앙역학조사반이 현지 조사 후 폭로의 범위(시간 및 공간)를 결정한다.

나) 폭로지역에 있었던 모든 사람들의 파악(명단 및 연락처 등 확보)한다.

3) 조치 내용

가) 공동폭로자들을 오염지역에서 신속히 벗어나도록 조치

나) 제독: 즉시 비눗물 샤워로 오염물질이 신체에 부착되지 못하도록 하며, 입었던 옷, 신발 등의 장구 등은 소독 혹은 폐기

다) 항생제 예방요법 즉시 실시: 탄저감염이 배제될 때까지 예방약 투여

라) 발병여부 추가관리: 폭로 추정 시점으로부터 60일까지 추가 관리

마) 2차 감염 예방: 사람과 사람간의 2차 감염의 우려는 무시할 만하므로 2차 감염을 막기 위한 별도의 조치는 필요하지 않는다.

(사) 소독 및 제독

1) 탄저균은 건조분말 상태에서는 사멸곤란(아포형성으로 고온에서 살균)

- 살균온도: 100℃ 끓는 물에서 5분 이상, 건열 120~140℃에서 3시간(표 15-12)

2) 보유 S.T.B 이용 탄저균 제독가능(DS-2 제독불가)

※ DS-2 제독제: 아포를 형성하는 생물작용제에는 비효과적이다.

3) 염소/O_3 계열 소독제 효과적 사용가능

※ 염소 소독제(BIOSPOT) 살균력

- 주성분: 염소화합물인 이염화이소시아닐산 나트륨

4) 환경제독

가) 오염지역은 충분한 방재 이전에는 폐쇄하고, 일반인의 출입을 통제한다.

나) 제독장소 및 방법 제독대상

5) 폐기물 처리

가) 모든 폐기물은 소각 또는 고압증기멸균

▶ 표 15-12 탄저균의 환경제독

제독대상	테러 목적으로 탄저균이 살포된 지역: 건물 내부, 환기구, 토양 등
제독방법	• 밀폐 가능한 장소 – 건물 내부 등의 공간은 밀폐 후 훈증소독을 한다. – 일반적으로 1~3 m^3 용량의 훈증기에서 물에 2~3배 희석된 37% 포르말린 용액 15~50 ㎖를 사용한다. – 실험실과 같이 표면을 소독할 수 없는 장소는 25~30 m^3까지는 400 ㎖의 포르말린 원액을 4 ℓ의 물에 타서(37% 포르말린 용액) 사용함(공간 온도는 15℃ 이상으로 유지되어야 한다). – 훈증작업 이전에 모든 창, 문, 기타 환기시설을 봉쇄하고 테이프로 밀폐시키며 위험표지를 붙여둔다. • 토양 – 일반적으로 흙을 갈아엎은 경우에 포자가 토양 표면에서 발견되므로 근처 풀은 태우고 소독한다. – 가능한 탄저의 잔해가 있는 토양은 깊이 20 cm까지 제거하여 소각하거나 열처리(121℃, 20분)하여야 한다. – 불가능한 경우 5% 포르말린용액을 m^2당 50 L 뿌려 살균한다.
제독자	• 소방대원
제독시 보호복	• 표준예방조치 안전보호장비(LEVEL C)

나) 우편물, 봉투 등의 용기

• 오염된 물품은 소각 또는 121℃에서 30분간 고압증기멸균(autoclaving)을 한다.

다) 옷, 신발 등

• 옷, 신발, 도구 등 일회용이 아닌 제품의 경우 붙어있는 먼지는 긁어내 소각하거나 고압증기멸균(autoclave)하고, 옷, 신발, 도구 등 제품은 4%포르말린 용액 혹은 2% 글루타알데하이드용액(최소 8시간 이상 24시간)에 담가서 소독한다.

• 고압증기멸균, 삶기, 포르말린 등의 용액에 담그기 어려운 것들은 1~3 m^3 훈증기에서 물에 2~3배 희석된 37% 포르말린 용액 15~50 ㎖를 사용해 18℃ 정도로 적어도 4시간 이상(12시간 이상 24시간까지) 훈증한다.

(2) 두창(Smallpox)

천연두, 마마라고도 불리며 인간에게만 감염이 되고 자연 발생적 질병으로 1977년 완전 박멸된 세균으로, 환자 직접 접촉, 매개물, 에어로졸을 통해 전염이 되며, 숙주 외부에서도 매우 안정적이며 오랜 기간 감염성을 유지하는 특성이 있으며, 대기 중 전파가 가능하고, 대량복제가 용이하다. 영국의 제너가 만든 종두법으로 예방이 가능하고 이 종두를 맞으면 흔적이 남아 있는 사람이 많다.

(가) 역학 및 임상적 특성

1) 역학

가) 전파: 공기 전파가 가장 흔하며 수포액, 타액, 호흡기 분비물 등에 의한 직접 전파도 가능

나) 잠복기

① 노출 시점으로부터 발진의 출현 사이의 기간: 7~19일(평균 12일)

② 노출과 발열 및 전염성이 나타나기까지의 기간: 보통 10~14일

다) 전염기간

① 발열시작부터 전염성이 있으며 발열 후 2~3일째에 가장 높음.

② 발진이 변하면서 전염성은 점진적으로 떨어지며, 피부병소가 딱지로 덮일 때에 급격히 감소

2) 임상양상

면역이 되지 않은 인구집단에서 발생하는 일반적인 형태는 [그림 15-10]과 같다.

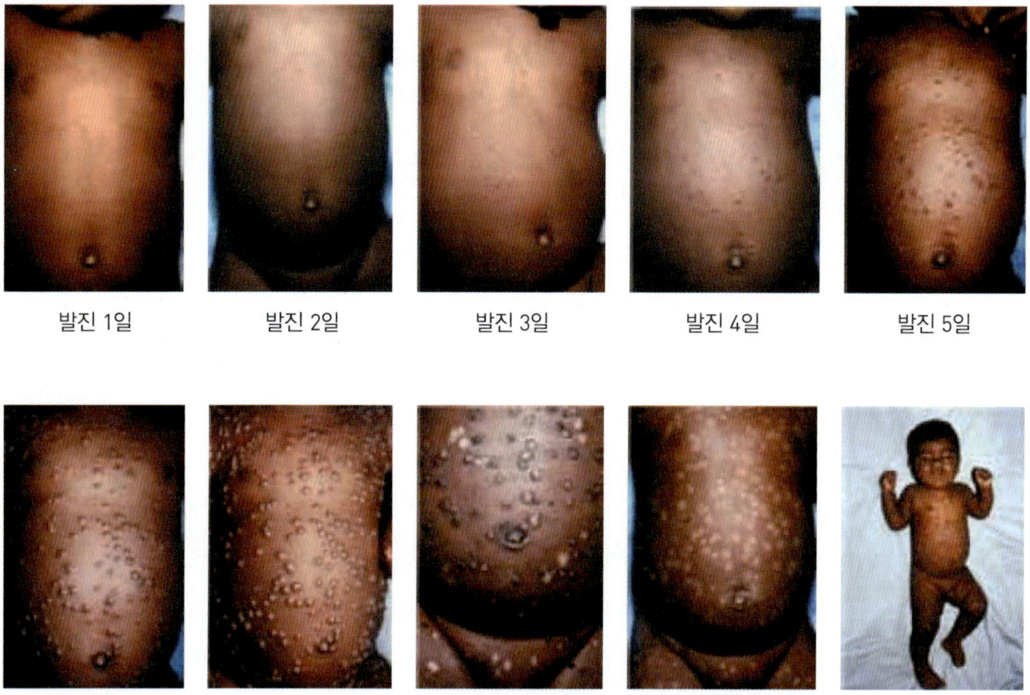

▶ 그림 15-10 두창 발진 양상(† 일반적으로 얼굴, 사지 등에서 밀도가 높고 몸통은 상대적으로 낮음)

3) 치사율

가) 대두창(variola major)은 병원성이 매우 높으나, 소두창(variola minor)은 훨씬 덜하다.

나) 자연적인 유행시 대두창의 경우 치사율이 15~50%로 보고되고 있으며 소두창은 1% 정도이다.

다) 전혀 두창이 발생된 적이 없는 인구집단에서 발생한 경우 치사율이 50~90%로 보고되고 있다.

라) 가장 높은 치사율은 1세 이하의 영아와 노년층에서 관찰된다.

4) 치료

가) 두창에 대한 특별한 치료는 없다.

나) 대중적인 치료를 한다.

5) 환자 또는 부검 검체 채취시 사용 도구

가) 수포액을 흡인하기 위한 투베르쿨린용 주사기와 바늘, 수포액을 담을 수 있는 멸균된 용기

나) 깨끗한 현미경용 슬라이드와 병소 부위를 열어서 수포액을 수집할 수 있는 멸균된 해부용 메스 및 수포액을 점적하고 공기 중에 건조시킬 안전한 장소

다) 혈액 시료를 채혈할 때 사용할 10 cc 주사기와 피하접종용 바늘: 혈액을 담을 수 있는 표준 EDTA 및 헤파린이 들어있는 시험관 및 항응고제가 없는 시험관

라) 병소를 열고 상부조직을 떼어내고 가피를 들어낼 때 사용할 작은 일회용 해부용 메스

마) 멸균된 가피 운반용 용기

바) 병소의 기저로부터 압박 도말 표본을 만들 때 사용할 유리 슬라이드(도말 표본은 해부용 메스의 무딘 날을 사용하여 병소의 기저에서 조직을 떼어낸 다음 슬라이드 위에 도말해도 됨.)

사) 환자의 ID나 유리 슬라이드에 날짜를 표기할 연필

아) 슬라이드의 안전한 운반을 위한 슬라이드용 용기

자) 바늘, 주사기, 메스 및 사용하지 않은 슬라이드를 담을 수 있는 방수되는 용기

차) 봉합 가능한 플라스틱 시료백, 흡수 포장제, 금속으로 외장된 용기, 용기 밖을 봉합할 생물학적 위해성을 나타내는(Baiohzard) 테이프, 실험실에 운송하기 전에 용기를 소독할 소독제

카) 폐기할 붕대와 개인 보호 장구의 폐기를 위한 임상 폐기물 백

(나) 환자 및 의사환자

1) 사례조사

가) 폭로력 조사: 최근 3주 동안의 외국 여행력, 타지 방문력, 방문장소, 의심환자와의 접촉력

나) 가족 및 친구 등 친밀한 접촉자 발병유무 조사

다) 가족 및 이웃의 유사 증상자 유무 조사

라) 환자사례 조사시 세균테러에 의한 가능성 조사

2) 검체채취

가) 검체종류 및 검체채취시 보호장비검체종류 및 검체채취시 보호장비는 (표 15-13)과 같다.

나) 검체의뢰처: 질병관리본부

다) 환자, 부검검체 채취시 사용 도구: 역학 및 임상적 특징 참조

라) 부검검체 채취시 유의점

① 만약 진단이 알려졌다면, 사망자의 검사는 최소 범위로 시행함.

② 수포성 발진이 발생하기 전에 정상적으로 보이는 피부 생검에서 조차도 두창 바이러스가 존재함.

③ 면역이 있는 의료진이 사체 검사를 담당

3) 환자 치료 및 관리

가) 환자, 의사환자 격리: 진단 즉시 격리

▶ 표 15-13 검체종류 및 검체채취시 보호장비

검체 구분	검체종류	검체채취자	검체채취시 보호장비*
환자/ 의사환자	수포액, 병소기저부, 가피	의료진	LEVEL C
부검검체	혈액(심장)	의료진	LEVEL C
환경검체	공기, 오염되었다고 생각되는 환경내 모든 물질	소방대원	LEVEL A
접촉자/ 공동폭로자	혈액	보건소	LEVEL C

① 의사환자 및 확진환자는 헤파필터 환기 장치가 된 음압 격리 병동에서 격리 치료 받아야 함.

② 환자는 절대로 격리장소를 떠나서는 안 됨. 환자는 감염성이 높은 호흡기 비말의 생산을 최소화하기 위해 수술용 마스크를 착용해야 함.

③ 격리기간: 모든 가피가 피부병소에서 떨어질 때까지(보통 3주, 환자에서 떨어진 가피가 상온에서 약 30일까지도 감염성이 있음.)

나) 치료: 대증적 치료

① 사망자처리: 사체의 처리는 화장이 가장 좋은 방법이며 가능한 한 빨리 우선적으로 처리되어야 함.

② 사체보존은 강력히 금함.

4) 접촉자에 대한 조치

가) 대상자: 현증 환자와 같은 방 혹은 집에 있었던 사람

나) 조치: 폭로 후 예방접종(질병관리본부와 협의) 및 최장 20일까지 발병여부 추구관리

5) 공동 폭로자에 대한 조치

가) 모든 의복을 제거하여 안전한 세탁 백에 넣어 이동시킨 후 소독 또는 소각

나) 샤워를 하고 머리를 감고 난 다음 깨끗한 옷으로 갈아입고 의학적인 검사

다) 폭로 후 예방접종(질병관리본부와 협의) 및 최장 20일까지 발병여부 추구관리

- 폭로 후 예방접종시 발병률을 24~50%까지 낮춤.

6) 환경오염 제거

가) 노출지역 명명: 노출된 장소를 둘러싼 지역은 충분한 시간이 경과하고 감염의 위험이 없어질 때까지 노출지역으로 명명됨.

나) 제독장소 및 방법노출폭로 추정지역의 환경오염 제독장소 및 방법은 (표 15-14)와 같다.

▶ 표 15-14 제독장소 및 방법

제독장소	노출 폭로추정 지역
제독방법	물품은 가능한 소각 또는 고압증기멸균하며 소각 · 멸균이 불가능한 물품 및 환경표면은 5% 차아염소산 세척 또는 분무 소독
제독자	소방대원
제독시 보호복	고급안전보호장비(LEVEL A)

7) 폐기물 처리

모든 폐기물은 소각 또는 고압증기멸균처리를 한다.

(다) 백신

천연두 백신은 한 번 접종을 하면 10년 동안 유효기간을 가지며, 통상 3년에 한 번씩 추가 접종을 해야 한다. 백신이 확보될 경우 테러나 무기로 사용되더라도 7일 이내에 접종하면 안전하게 된다. 현재 WHO에 50만 도즈(dose)의 백신이 확보(추정)되어 있으나 현재 생산라인이 준비된 공장은 없다.

(라) 발병 시

발열, 경직, 구토 등 임상증상이 발현 후 2~3일 후 사지와 얼굴에 수포가 발현한 경우,

① 따뜻한 물로 세척

② 의료기관 진료 및 의사 지시이행

③ 동행이나 동거인 동시 진료의뢰

④ 사용물건 및 주거방역

⑤ 격리치료

(마) 징후 포착시

1) 기구, 차량, 비행기에서 살포탱크 이용 에어로졸 발생시

가) 신속히 신고, 주변 구두전파(경찰, 관공서 등)

나) 건물지역 봉쇄 및 안내방송(관공서)

다) 마스크 착용, 호흡기 보호, 물건 및 시설 접촉금지

라) 환풍 장치 정지(각 건물)

마) 경찰이나 의료요원 투입까지 건물내 대피

2) 공공장소나 시설에서 휴대용기를 이용 에어러졸 발생시

가) 신속히 신고, 주변 구두전파(경비, 청원경찰, 경찰 등)

나) 건물지역 봉쇄 및 안내방송(마스크 착용, 물건이나 시설 접촉금지)

다) 환풍 장치 정지

라) 건물내 인원 안전지역 격리수용

마) 경찰이나 의료요원 투입까지 대기

3) 자신의 주변 인물 및 주거 지역에서 환자 발생시

가) 의료시설 검진 및 의사 지시이행

나) 피복, 소지품 등 소독

(바) 개인, 집단 보호

1) 환자 격리 치료(화장실, 세면대, 이불 등 혼용 사용금지)

2) 환자와 접촉한 물건소각 또는 차아염소산나트륨 용액으로 소독

3) 물과 음식물은 끓여서 취식

Tip 두창과 수두의 구분

구분	두창(Smallpox)		수두(Chickenpox)	
발열	발진 발생 2~4일 전 발생		발진 발생 1~2일 전 발생	
발진 발현	동시 · 동일 단계의 발진 발현 및 진행	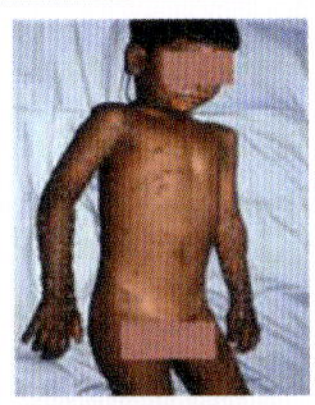	동시 · 다양한 단계의 발진 발현 및 진행	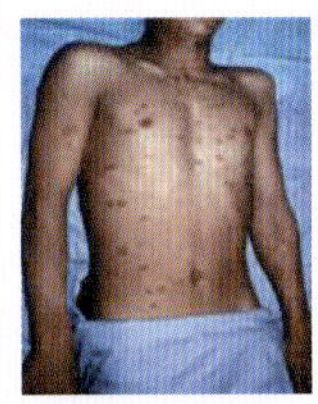
분포	팔 · 다리에 보다 많음		몸통에 보다 많음	
손, 발바닥 발진	일반적으로 발현	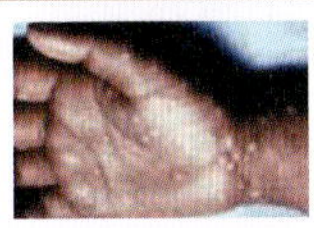 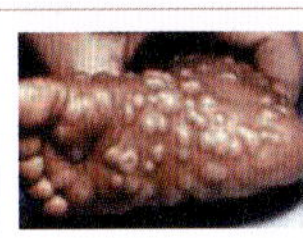	일반적으로 미 발현	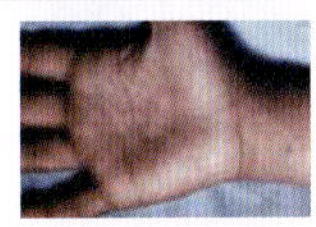 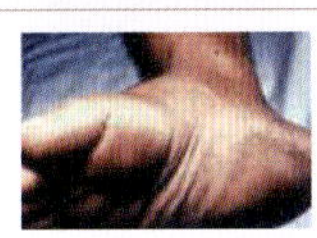
진행 속도	느림		빠름	

* 출처: WHO

4) 개인 위생관리 철저(음식물 취급전 배변 뒤에 손세척)

(3) 콜레라(Cholera)

Vibrio cholera는 쉼표모양의 그람음성균으로 뜨물 같은 심한 설사는 01-serotype V. cholerae에서 분비되는 창자독소에 의해 나타나며, non-01 serotype를 지닌 균은 멕시코만의 오염된 조계류에 의해 발생한다. 감염원은 환자와 보균자이며 적조가 발생하는 지역의 생선, 어패류 등에 대량 노출되어 있다. 특히 적조가 대량 발생하는 연근해에서 대량 서식하므로 전어나 새우, 병어, 소라, 굴 등을 날로 섭취하는 것을 피해야 한다.

(가) 발병시

1) 따뜻한 물로 세척
2) 의료기관 진료 및 의사지시 이행
3) 동행이나 동거인 동시 진료의뢰
4) 사용물건 및 집, 차량 등 방역
5) 격리 치료

(나) 징후 포착시

1) 공공 약수터, 대중식당 등에서 거동수상자가 이상한 물질 누출시
   가) 신속히 신고, 주변 구두전파(경비, 청원경찰, 경찰 등)
   나) 건물지역 봉쇄 및 안내방송(마스크 착용: 호흡기 보호, 물건 및 시설 접촉금지)
   다) 환풍 장치 정지
   라) 건물내 인원 안전지역 격리수용
   마) 경찰 및 의료요원 투입까지 대기
2) 자신이 이용한 시설 및 음식점 등에서 콜레라가 발병된 사실을 알았을 때
   가) 의료시설 검진이나 의사 지시이행
   나) 피복, 소지품 등 소독

(다) 개인, 집단 보호

1) 환자 격리 치료(화장실, 세면대, 이불 등 혼용 사용금지)
2) 물이나 음식물은 끓여서 취식
3) 개인 위생관리 철저(음식물 취급전 배변 뒤 손 세척)

(라) 소독, 제독

오염 환자가 사용한 모든 비품과 시설은 (표 15-15(a, b))와 같이 소독을 실시하여야 한다.

▶ 표 15-15(a) 소독 및 제독

구분	소독방법
화장실	락스, 뜨거운 비눗물 씻음, 방역실시
집안	방역, 청소실시
이불	뜨거운 비눗물로 세탁, 일광건조
그릇, 옷, 신발 등	일광건조, 뜨거운 물에 세탁

(마) 세척제/소독제(액체 살균제)

▶ 표 15-15(b) 소방 및 민간에서 사용하는 소독제

소방	민간
S.T.B, DS-2 제독제 등	락스, 차아염소산, 요오드 류, 사암모늄 화합물, 초산, 포르말린 등

* STB(Super Tropical Bleach): 화학 및 생물학 작용제의 표준 제독제로서 소석회에 염소가스를 혼합하여 만든 백색분말, 30%의 유효염소 성분 함유.
* DS-2(활성작용제, Diethylene Triamine Sodium Hydroxide)

(4) 페스트(Plaque)

Yersinia pestis에 의한 급성전염병으로 인수 공통전염병이나 사람간 전파도 일어날 수 있으며, 감염성 비말을 통하여 전파가 가능한 질환으로 쥐벼룩에 의해 야생설치류에서 전파되는 전염병이다. 증상에 따라 폐 페스트, 림프절 페스트, 폐혈증 페스트로 분류한다.

(가) 일반적 증상

페스트에 걸리면 나타나는 일반적인 증상은 (표 15-16)과 같다.

▶ 표 15-16 기관별 페스트질환의 일반적 증상

구분	폐 페스트	림프절 페스트	폐혈성 페스트
증상	오한, 복통, 구토, 혈변, 점상/반상 출혈	• 림프절염, 발열, 쇼크, 패혈증, 출혈성폐렴 • 급성형은 고열, 빈맥, 근육통 발현 3~5일 쇼크, 사망	• 고열, 오한, 두통, 피로감 증상
	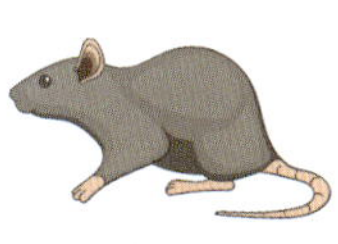	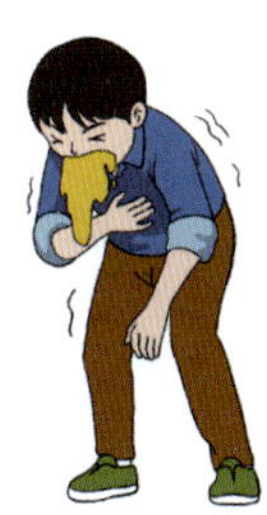	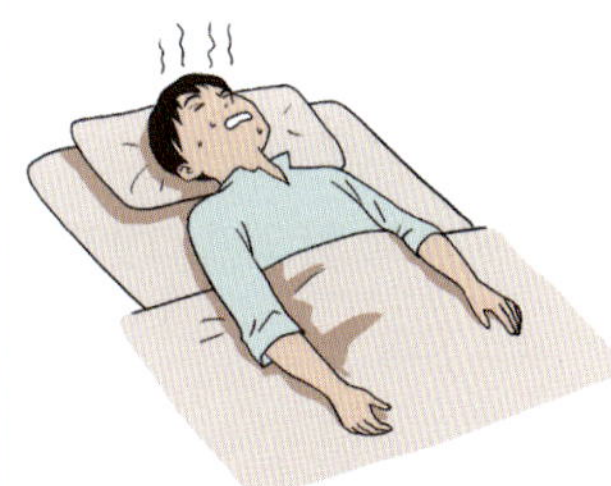
잠복기	2~3일	2~10일	2~10일
살상율	100%	50%	60~90%

(나) 발병시

발병시 상황 및 조치는 (표 15-17)과 같다.

▶ 표 15-17 발병시 상황 및 조치

상황	조치내용
• 페스트의 증상 및 징후발병 시 – 고열, 오한, 객혈, 호흡곤란, 천명, 호흡부전 등 • 산, 들에서 쥐벼룩에게 물리고 페스트 증상 발현시	• 의료기관 진료 및 의사지시 이행 • 동행이나 동거인 동시 진료의뢰 • 사용 물건 및 집, 차량 등 방역 • 격리 치료

(다) 징후 포착시

1) 거동수상자가 공공시설이나 지역에 들쥐, 에어라졸 등을 방사

가) 신속히 신고, 주변 구두전파(경비, 청원경찰, 경찰 등)

나) 건물지역 봉쇄 및 안내방송(마스크 착용: 호흡기 보호, 물건이나 시설접촉 금지)

다) 환풍 장치 정지

라) 건물 내 인원 안전지역 격리수용

마) 경찰 및 의료요원 투입까지 대기

2) 쥐벼룩이 불특정적으로 증가하였을 때

가) 의료시설 검진 및 의사 지시이행

나) 피복, 소지품 등 소독

다) 벼룩박멸

(라) 역학 및 임상적 특징

1) 역학

① 발생수준

여전히 아프리카, 아시아, 남아메리카, 미국 등지에서는 고립된 환자나 집단 발병이 되고 있으며, 1997년에는 5,000명의 환자가 발생하였다.

② 전파

• 자연 발생 감염: 감염된 벼룩에 물려 전파된다.

• 사람 간 전파: 호흡기 페스트 환자의 감염성 호흡기 비말을 통해 전파된다.

③ 감염량

• 에어러졸 흡입으로 감염시키기 위해서는 대략 100~500개의 균이 필요하다.

④ 잠복기

• 일차적인 폐렴의 경우 잠복기는 1~3일로 짧다.

• 림프절(bubonic)이나 패혈성(septicemic) 페스트의 경우는 대략 2~8일로 더 긴 편이다.

⑤ 전염기간

- 호흡기 페스트는 객담을 통해 균이 배출되는 기간 동안 전염성이 있으며, 효과적인 항생제 사용 후에도 72시간 동안은 균을 배출할 수 있다.

2) 임상적 특성

가) 호흡기 페스트(Pneumonic plaque)

① 일차 호흡기 감염이나 림프절 또는 패혈증 페스트의 합병증으로 발생한다.

② 자연적으로 발생하는 페스트에서는 드물지만 생물 테러시에 가능하다.

③ 대개 심한 두통, 피로, 발열, 구토와 현저한 쇠약감으로 시작되어, 수액성 혈담과 함께 기침, 호흡곤란이 발생한다.

④ 청진상 특별한 소견은 없으나 흉부 방사선에서 다엽성 경화와 기관지 폐렴 소견을 나타내고 급속히 호흡 부전으로 진행되어 사망한다.

⑤ 증상 발현 24시간 이내에 적절한 항생제 치료를 시작하면 치명률을 줄일 수 있다.

나) 림프절 페스트(Bubonic plaque) [그림 15-11A]

① 자연 발생 페스트에서 가장 흔한 임상상으로, 감염된 벼룩에게 물려 발병한다.

② 염증에 의해 커진 림프절의(Buboes) 심한 통증과 종창, 현저한 압통이 특징이다.

③ 사타구니, 겨드랑이, 목주위 림프절이 흔히 침범되며, 주변 피부는 발적되고 열감이 동반된다.

④ 합병증: 패혈증, 폐렴, 수막염 등

다) 패혈증 페스트(Septicemic plaque) [그림 15-11B]

① 림프절 페스트나 호흡기 페스트가 적절히 치료되지 않을 때 나타날 수 있다.

② 뚜렷한 일차 질환의 증거 없이 생기기도 한다.

③ 임상적으로 다른 그람음성 패혈증과 구별되지 않고, 패혈성 쇼크나 범발성 혈관내 응고증을 일으킨다.

라) 페스트 수막염(Plaque menigitis)

① 드물지만 일차 병변이 적절히 치료되지 않을 경우 합병증으로 생길 수 있으며, 다른 화농성 수막염과 동일한 증상과 징후를 나타낸다.

② 인두 페스트(Pharyngeal plaque)

- 매우 드물지만 균의 섭취나 흡입으로 생길 수 있으며 전경부 림프절염과 귀밑 부분이 부으면서 편도가 붓고 염증이 생긴다.

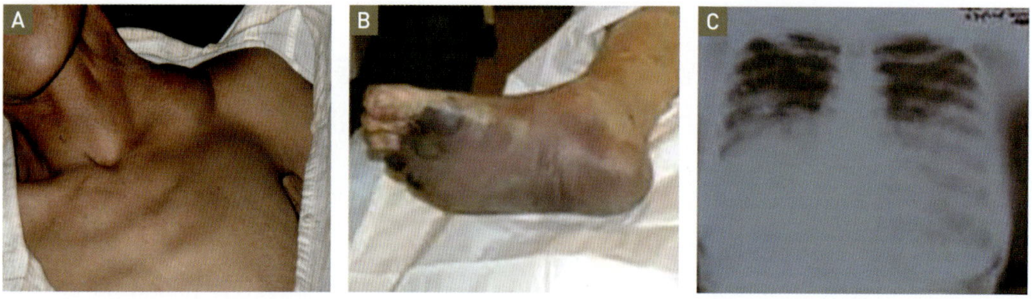

▶ 그림 15-11 페스트 환자의 임상 양상 A. 림프절 페스트 B. 패혈증 페스트 C. 패혈성 페스트

출처: Prentice, 2007, 미국 CDC

3) 치사율

가) 효과적인 항생제의 사용으로 1990년대에 보고된 환자들의 경우 치사율이 7%이다.

나) 합병증을 동반하지 않은 림프절 페스트의 경우 치사율이 5%까지 낮으나 패혈성 페스트의 경우 33% 정도로 높은 편이다.

다) 다른 질환이 폐를 침범하거나 호흡기 페스트의 경우 24시간 이내에 치료되지 않으면 치사율이 높다.

4) 치료

가) 전통적으로 스트렙토마이신(Streptomycin), 테트라사이클린(tetracycline), chloramphenicol(클로람페니콜) 등이 쓰인다.

나) 선호 약제로 Gentamicin(젠타마이신), Streptomycin(스트렙토마이신) 있다.

- Streptomycin
  - 성인: 1일 2회 1 g 근육주사
  - 소아: 1일 2회 15 ㎎/kg 근육주사(1일 최대 2 g)
  - 혈중 약제 농도 측정 및 신장기능 모니터링이 필요하다.
- Gentamicin
  - 성인: 5 mg/kg/일 근육주사 또는 정맥주사, 혹은 2 mg/kg 부하량 다음에 8시간마다 1.7 mg/kg 근육주사 또는 정맥주사
  - 소아: 2.5 mg/kg을 8시간마다 근육주사 또는 정맥주사

다) 선호약제가 적절하지 않으면 시프로플록사신(Ciprofloxacin)

- 성인: 1일 2회 400 mg 정맥주사 또는 500~750 mg 경구복용
- 소아: 1일 2회 15 mg/kg 정맥주사 또는 1일 2회 20 mg 경구복용) 투여

라) 경증의 경구 항생제 치료: 시프로플록사신, 독시사이클린(Doxycycline)

- 성인: 1일 2회 100 mg
- 소아: ≥45 kg의 소아는 1일 2회 100 mg 투여
  <45 kg 소아에는 1일 2회 2.2 mg/kg 투여

마) 페스트 수막염의 치료: 클로람페니콜(Chloramphenicol)

- 1일 4회 25 mg/kg 정맥주사

(마) 환자 및 의사환자

1) 사례조사

가) 폭로력 조사: 최근 3주 동안의 외국 여행력, 타지 방문력, 야영력, 동물과의 접촉력, 의심환자와의 접촉력

나) 가족 및 친구 등 친밀한 접촉자 발병유무 조사

다) 가족 및 이웃의 유사 증상자 유무 조사

라) 환자사례 조사시 세균테러에 의한 가능성 조사

2) 검체채취

가) 검체종류 및 검체채취시 보호장비

나) 검체의뢰처: 질병관리본부검체에 따른 종류 및 보호장비는 (표 15-18)과 같다.

▶ 표 15-18 검체에 따른 종류 및 보호장비

검체 구분	검체종류	검체채취자	검체채취시 보호장비*
환자	혈액, 객담, 림프절종대, 뇌척수액, 급성기와 회복기 혈청	의료진	LEVEL D
부검검체	혈액 림프절 종대, 뇌척수액, 폐, 림프절, 비장	의료진	LEVEL D
환경검체	공기, 벼룩, 쥐, 의심물질	보건환경연구원, 검역소	LEVEL C
접촉자/공동폭로자	혈액(정맥)	보건소	LEVEL D

3) 환자 · 의사환자 관리

가) 환자 · 의사환자

① 호흡기 페스트가 의심되거나 확진된 환자는 격리 치료

② 격리기간: 치료 시작 후 72시간 동안 격리, 배양 검사에서 양성인 경우에는 임상적 호전이 있을 때까지 격리

③ 사체 · 부검검체: 화장 권고

나) 환자처치시 유의점

① 호흡기 페스트 환자도 감염성 호흡기 비말을 최소화하기 위해 외과적 마스크를 착용

② 환자의 이동은 반드시 필요한 경우로만 제한하여야 하며, 이동시에도 외과적 마스크를 반드시 착용해야 함.

③ 치료(역학 및 임상적 특징 참고)

4) 접촉자에 대한 조치

가) 항생제 예방요법

① 증상이 있는 호흡기 페스트 환자와 접촉한 모든 사람은 권장된 처방에 따라 항생제 예방요법을 받아야 함.

② 발병여부 추구관찰: 7일간

5) 공동 폭로자에 대한 조치

가) 폭로된 사람에 대한 오염 제거

① 과다하게 폭로된 사람의 겉옷은 씻기 전에 벗어서 봉인된 낭에 넣어두도록 함. 상황에 따라 소각, 고압증기 멸균

② 폭로자 제독: 비누와 물로 세척

나) 공동폭로자 조치

① 고의적 유포에 폭로시 최대한 빨리 항생제 예방요법을 시작해야 함.

② 항생제 예방요법의 기간: 7일

6) 환경오염 제거(표 15-19)

▶ 표 15-19 환경오염 제거

제독장소	노출 폭로추정 지역
제독방법	물품은 가능한 소각 또는 고압증기멸균하며 소각 · 멸균이 불가능한 물품 및 환경표면은 5% 차아염소산 세척 또는 분무 소독
제독자	소방대원
제독시 보호복	표준예방조치 안전보호장비(LEVEL C)
제독자 예방요법	폭로 후 예방 요법을 시행

7) 보건요원 및 의료인 보호

가) 폭로지역 조사자 및 폭로지역 환경검체 채취자: LEVEL A(고급안전보호장비) 착용

나) 환자를 치료하는 의료인과 영안실 직원

① 개인보호장비 LEVEL C(장갑, 가운, 손씻기와 같은 표준예방조치 이외에 고효율 마스크와 눈 보호장구 착용)

② 소독이 끝난 폭로자를 돌보는 의료인: 표준예방조치 준수(장갑, 가운, 마스크, 고글을 착용하며 손씻기 준수)

다) 예방적 항생제 요법(질병관리본부와 협의 후 시행)

① 대상자

- 폭로지역 조사자 및 폭로자 제독자
- 치료를 시작한지 72시간이 지나지 않은 호흡기 페스트 환자나 의증 환자를 돌보는 의료인들과 사망자를 다루는 영안실 직원들

② 방법: 시프로플로사신(500 mg 1일 2회), Doxycycline(100 mg 1일 2회) 7일간 복용

(5) 보툴리눔 독소증(Botulism)

혐기성 아포형성 간균인 클로스트리디움 보툴리눔(Clostridium botulinum)에 의해 생성된 보툴리눔 독소에 의한 마비성 질환으로 독소는 신경근 말단에서 아세틸콜린이 방출되는 것을 막아서 마비가 일어난다. 공중으로 살포한 독소일 경우 호흡을 통해 흡입되어 중독을 일으키거나 식품과 용수를 오염시켜 장관성 보툴리눔 중독을 일으키게 된다.

(가) 역학 및 임상적 특성

1) 역학

가) 전파

① 사람에서 사람으로의 전파는 일어나지 않는다.

② 일부 환자의 대변에서 독소가 발견되나 일반적인 감염예방 주의사항으로도 독소의 섭취를 막을 수 있다.

나) 식품매개 보툴리눔 독소증

① 이미 형성되어 있는 독소의 섭취에 의해 발생한다.

② 식품매개 보툴리눔 독소증은 집에서 직접 저장한 육류, 어류 및 야채 등과 연관되어 저장 전에 오염된 음식은 혐기성 조건에서 균이 증식한 후 독소가 생성되는데

이 독소를 섭취한 후 중독이 일어난다.

③ 식수를 통한 보툴리눔 독소증: 보툴리눔 독소증은 일반적인 상수원의 처리과정에서 불활성화되기 때문에 고의적인 독소투여가 아니면 발생하기 어렵다.

④ 외상성 보툴리눔 독소증수상(受傷)후 C. Botulinum이 오염되어 있는 흙 등으로 상처가 오염되었을 때, 주사를 맞을 때 또는 세균에 오염된 약제의 비경구 투여로도 발생할 수 있다.

⑤ 장내정착성 보툴리눔 독소증생후 6개월 이하의 유아가 C. botulinum 포자로 오염된 음식을 섭취한 후 이 포자가 장내에서 발아, 정착하여 독소를 생성할 때 발생하는 형태

⑥ 흡인형 보툴리눔 독소증자연 상태에서는 발생하지 않지만 고의적으로 독소를 비말형태로 살포할 경우 발생할 수 있다.

⑦ 잠복기

- 증상 발현까지는 섭취한 독소가 독소작용부위까지 도달하는 시간에 따라서 달라지며, 취한 독소의 양과 독소형에 영향을 받는다.
- 자연 발생 예에서 증상의 시작은 독소섭취 후 2시간에서 8일 사이에 일어난다.
- 비말형태의 보툴리눔 독소에 노출된 후에는 증상발현이 보다 빠를 것으로 생각되며 노출 후 1시간 이내에 증상이 나타날 가능성이 있다.

2) 임상양상

신경계 증상은 독소가 어떤 경로로 유입되더라도 같은데, 호흡을 통해서 유입된 경우 다른 경로보다 빨리 증상을 나타낼 가능성이 있다.

가) 신경계 증상

① 갑자기 발열이 없는 하행성 마비를 보이는 경우

② 아래로 내려가는 양측성 근력저하 및 마비 형태

③ 뇌신경 마비 증상: 복시, 안검하수, 안면근육 근력 저하, 연하곤란 및 발음곤란 등

④ 발열은 없으며 감각도 소실되지 않는다.

⑤ 자율신경계 증상: 구갈, 동공 고정이나 산대 외에 심혈관계와 위장관계, 비뇨기계에서 자율신경계 이상증상

⑥ 호흡근 마비: 치명적인 결과를 낳을 수 있으며, 만약 증상발현이 매우 빠른 경우 갑작스런 호흡근마비가 발생하기 전에 다른 증상이 없을 수도 있다.

나) 소화기계 증상

① 오심과 구토: 변비 후 설사, 음식매개 보툴리늄 독소증에서만 나타난다.

② 섭취한 독소가 곧장 신경학적 증상을 일으킬 수 있으므로 소화기계 증상이 없더라도 보툴리늄 독소증을 의심해야 한다.

3) 치료

가) 성인(음식매개형, 창상매개형, 비말형)

① 독소 검사를 위해 채혈하고 검사 결과에 상관없이 삼가 항독소(trivalent equine antitoxin)를 정주한다.

② 호흡부전이 있는 경우는 중환자실에서 기계호흡 치료 시행

나) 장내정착형(유아 보툴리늄 독소증)serum sickness 또는 아나필락시스의 위험이 있으므로 항독소 치료 시행 여부는 반드시 각 사례별로 따져봐야 하나 독소에 한번 노출되는 식품매개 보툴리늄 독소증과는 달리 계속적으로 독소가 장내로 배출되는 장내정착형 보툴리늄 독소증에서는 항독소 사용이 대개 권장되지 않는다.

다) 외상성 보툴리늄 독소증항독소 투여 이외에도 상처의 괴사 조직을 제거하고 페니실린을 투여한다.

(나) 환자 및 의사환자

1) 사례조사

가) 폭로력 조사: 최근 2주 동안의 외국 여행력, 타지 방문력, 야영력, 동물과의 접촉력, 의심환자와의 접촉력

나) 가족 및 이웃의 유사 증상자 유무 조사

다) 환자사례 조사시 세균테러에 의한 가능성 조사

2) 진단 및 검체의 수거

가) 검체종류 및 검체채취시 보호장비검체에 따른 종류 및 보호장비는 (표 15-20)과 같다.

① 검체의뢰처: 질병관리본부

② 검체채취시 유의점

- 혈청: 적어도 10㎖가 필요함. 혈청검체는 항독소를 투여하기 전에 채취해야 한다.
- 분변: 적어도 10g을 멸균된 용기에 채취. 식품매개 보툴리늄 독소증의 경우는 설사 후 변비가 나타날 수 있으므로 직장채변 검체가 필요할 수도 있다.

▶ 표 15-20 검체에 따른 종류 및 보호장비

검체 구분	검체종류	검체채취자	검체채취시 보호장비*
환자/ 의사환자	혈청, 분변, 토사물 위장관세척액, 기관지세척액	의료진	LEVEL D
부검검체	혈청, 분변, 위장내용물감염창상 검체	의료진	LEVEL D
환경검체	공기, 의심물질(식품, 음용수 등)	소방대원	LEVEL C
공동폭로자	혈청, 분변	보건소	LEVEL D

※ 노출지역 조사자 및 노출지역 환경검체 채취자: 보툴리눔 독소의 에어로졸화를 통한 호흡기 노출이 의심되는 상황에서는 Level C 착용

- 토사물, 위장관 세척액 또는 장관내용물: 적어도 10 g을 멸균된 용기에 채취한다.
- 기관지세척액 또는 유사하게 얻어진 검체: 멸균된 용기에 채취한다.
- 창상: 농을 가능한 한 많이 멸균된 용기에 채취함. 농을 채취할 수 없는 경우 상처 부위를 면봉으로 문질러서 즉시 수송배지에 넣은 후 혐기성배양을 시행한다.
- 수술적인 창상소제를 시행할 경우 생검조직은 채취한 즉시 멸균된 용기에 넣는다.
- 모든 검체는 채취 후 냉장보관되어야 한다.

3) 환자관리

가) 환자격리

① 이용 가능한 병실을 이용하며 격리는 필요하지 않는다.

② 환자의 간호시에도 일반적인 주의사항만 지키면 된다.

③ 환자를 돌보는 보건요원보호: 일반적인 주의사항 준수, 예방적 항생제 투여는 해당 없다.

나) 치료(역학 및 임상적 특징 참고)

4) 공동폭로자에 대한 조치

가) 대량으로 독소가 유포된 경우는 의류나 다른 감염매개물이 손 또는 경구 경로로 독소를 섭취하기에 충분할 정도로 오염되어 있을 가능성이 있다.

나) 제독방법

① 오염된 의류와 소지품을 벗음. 이 물품들은 물과 비누로 닦아내기까지 내용물이 표시된 이중플라스틱 백에 담아두어야 한다.

② 비말이 날리는 것을 막기 위해 되도록 의류나 매개물을 건드리지 않아야 한다.

③ 노출된 사람들은 물과 비누로 철저히 몸을 씻도록 하며 필요하다면 적절한 설비를 사고현장 근처에 마련하도록 한다.

④ 최소기간 동안 증상발현 여부를 관찰한다.

⑤ 오염된 의복, 매개물들을 다루는 사람은 일반적인 주의사항(장갑, 가운 및 손씻기) 준수한다.

다) 예방적 치료

① 독소노출 후 항생제 치료는 적응증에 해당되지 않는다.

② toxoid 백신이 있기는 하나 독소에 노출된 후의 치료에는 도움이 되지 않는다.

5) 환경오염 제거(표 15-21)

가) 독소살포가 있은 후에 독소가 다시 비말화되는 것은 위험성이 크지 않은 것으로 생각되며 독소는 수일 후에 자연적으로 독력을 상실한다.

나) 최소한 이 기간 동안 오염지역은 접근이 금지되어야 하며 이후의 추가적 환경제독은 필요하지 않는다.

다) 표면이 심하게 오염되었으나 접근을 막을 수 없는 지역에서는 0.5% 차아염소산으로 표면을 세척한다.

▶ 표 15-21 환경오염 제거

제독장소	노출 폭로추정 지역
제독방법	표면이 심하게 오염되었으나 접근을 막을 수 없는 지역에서는 0.5% 차아염소산으로 표면을 세척
제독자	소방대원
제독시 보호복	표준예방조치 준수(LEVEL C)
예방요법	필요 없음.

(6) 바이러스성 출혈열(Viral Hemorrhagic Fever)

바이러스성 출혈열은 여러 종류의 RNA바이러스에 의해 발생하는 다양한 질병이며 에볼라 바이러스와 마버그 바이러스 등이 속하는 필로바이러스(Filoviridae), 라사열 바이러스, 아르헨티나 및 볼리비아 출혈열 바이러스를 포함하는 아레나바이러스(Arenaviridae), 부니아바이러스과(Bunyaviridae)에 속하는 한타바이러스(Hantavirus)속의 여러 바이러스, 나이로바이러스(Nairovirus)속의 콩고-크리미안 출혈열 바이러스와 플레보바이러스(Phlebovirus)속의 리프트 계곡열, 플라비바이러스(Flaviviridae)의 황열 바이러스, 뎅그 출혈열 바이러스 등이 있다.

(가) 역학 및 임상적 특징

1) 역학

다양한 전파 경로를 가지며, 인체에는 호흡기계를 통해 감염될 수 있다.

2) 임상적 특성

① 바이러스성 출혈열 증후군에서 표적이 되는 장기는 혈관계이며, 주요 증상은 혈관의 손상이나 혈관 투과성의 변화 때문에 생긴다.

② 흔한 증상: 발열, 근육통, 쇠약감 등

③ 징후: 결막의 충혈, 경도의 저혈압, 홍조 및 점상출혈 등

④ 전형적인 증세: 쇼크, 범발성 점막 출혈이며, 때때로 신경계, 조혈계 또는 호흡기계의 침범을 보이기도 한다.

⑤ 높은 AST 상승은 라사열의 중한 정도와 관련이 있고, 황달은 황열에서 나쁜 예후를 나타내는 징후임. 간의 침범도 흔하기는 하지만 황달이나 간 기능 부전과 같은 임상 소견을 보이는 경우는 리프트계곡열, 콩고크리미아 출혈열, 마버그 출혈열, 에볼라 출혈열 및 황열 뿐이다.

⑥ 신경학적 증세나 혈소판 감소증은 아르헨티나 출혈열 및 볼리비아 출혈열에서 흔하다.

⑦ Kyanasur Forest 질환과 Omsk 출혈열은 폐 침범과 동시에 중추신경계 발현을 보이는 이상성의 질환들이다.

⑧ 크리미아콩고 출혈열은 다량의 출혈과 병원내 전파가 특징적이며, 리프트계곡열에서는 각막염을 흔히 볼 수 있다.

⑨ 신부전증은 심혈관계의 기능저하에 비례하여 나타난다.

⑩ 한타바이러스에 의한 신증후군출혈열(hemorrhagic fever with renal syndrome, HFRS)은 예외인데, 신증후군출혈열은 신장 기능의 장애로 발생하는 질소혈증이 주요 증상이다.

3) 치료

가) 일반적 원칙에 입각하여 혈역학적, 혈액, 폐, 신경학적 증세에 대해 보존적 치료이다.

나) 중환자의 경우 집중치료를 실시한다.

다) 라사열, 신증후성출혈열, 콩고크리미아 출혈열 및 리프트계곡열: ribavirin 투여할 수 있다.

(나) 환자 및 의사환자

1) 사례조사

가) 폭로력 조사: 외국 여행력, 타지 방문력, 야영력, 동물과의 접촉력, 진드기에 물린 경험, 의심환자와의 접촉력

나) 가족 및 친구 등 친밀한 접촉자 발병유무 조사

다) 가족 및 이웃의 유사 증상자 유무 조사

라) 환자사례 조사시 세균테러에 의한 가능성 조사

2) 검체채취

가) 검체종류 및 검체채취시 보호장비는 (표 15-22)와 같다.

▶ 표 15-22 검체종류 및 검체채취시 보호장비

검체 구분	검체종류	검체채취자	검체채취시 보호장비*
환자	혈액, 급성기와 회복기 혈청	의료진	LEVEL C
부검검체	혈액, 기타 병소 조직 등	의료진	LEVEL C
환경검체	공기, 쥐, 의심물질 등	소방대원	LEVEL C
접촉자/공동폭로자	혈액(정맥)	보건소	LEVEL C

3) 환자 · 의사환자 관리

가) 환자 · 의사환자 격리

① 1인실에 입원 격리 치료(뎅그열과 신증후군출혈열 제외)한다.

② 기침, 설사, 출혈하는 환자는 음압 병실(negative pressure room)에 입원시킨다.

나) 환자 치료시 유의점

① 입원실의 입구에 별도의 공간을 마련하여 이곳에서 보호 장구들을 벗거나 착용하고, 병실 공급물자도 여기에 저장한다.

② 주사바늘이나 날카로운 기구를 취급시 주의한다.

다) 치료

① 일반적 원칙에 입각하여 혈역학적, 혈액, 폐, 신경학적 증세에 대해 보존적 치료한다.

② 환경소독: 차아염소산 용액이나 페놀유도체로 소독한다.

③ 사망자 처리환자 사망시 시체와의 접촉을 최소화하고, 즉시 화장 또는 매장할 수

있도록 새지 않는 물건으로 사체를 밀봉한다.

4) 접촉자에 대한 조치

가) 제독

① 바이러스성 출혈열이 의심되는 환자의 혈액, 체액, 분비물 또는 배설물에 피부나 점막이 노출된 사람은 즉시 노출된 피부를 비눗물로 닦는다.

② 점막은 충분한 양의 물이나 식염수로 세척한다.

나) 항바이러스제 투여콩고크리미아 출혈열 환자 또는 라사열 환자와 고위험 접촉(체액에 직접노출)시 ribavirin을 예방목적으로 경구 투여할 수 있다.

다) 발병여부 추구관찰바이러스성 출혈열 환자(특히 라사열, 콩코크리미아 출혈열, filovirus 질환)의 혈액이나 분비물에 심하게 노출된 사람이나 의료진들은 잠복기간 동안 열이나 다른 증세가 나타나는지 감시되어야 한다.

5) 병원감염 예방 및 보건요원, 의료인 보호

가) 환자의 격리수용한다.

나) 환자와 간호 요원간의 전염을 방지하기 위한 보호대책 강구한다.

다) 마스크, 가운, 장갑의 착용 및 주사바늘에 찔리지 않도록 주의한다.

라) 환자실에서 나온 가검물을 이중 봉투에 넣었을 때 표면 소독한다.

마) 환자의 배설물 및 오염된 물자에 대하여 고압멸균 소독하거나 차아염소산 나트륨 또는 페놀 유도체 등의 소독제를 충분량 사용한다.

바) 분석중인 가검물은 생물학적으로 안전한 용기 및 시설에 보관한다.

6) 보호 장비

가) 라사열, 크리미아콩고열, 또는 filovirus: 환자와 90센티미터 이내의 거리에 다가갈 경우 LEVEL C(고급안전보호장비, 마스크, 보호안경) 착용한다.

나) 환자가 기침하거나 구토, 설사, 출혈이 있는 경우: LEVEL C(고급안전보호장비, 호흡기 보호를 위해서 HEPA 호흡기 또는 양압 호흡기) 착용한다.

(7) 기타 병원균

▶ 표 15-23 기타 병원균

	야토병	HIV(AIDS)
병원체	*Fracisella thlarensis*	*HIV*
증상	• 욕지기, 구토, 복통, 설사, 발열, 오한, 두통, 갈증, 경련, 정신착란 • 주로 식중독으로 보고	• 인간면역결핍증으로 불리며 몸속 질병에 대한 방어기능 상실 • 초기증상으로 현저한 체중 감소, 원인모를 만성적 설사, 발열, 지속적 마른기침 수반 • 질병 진행시 피부염, 물집, 구강염, 식도염, 대상포진, 폐렴, 결핵 등 각종합병증으로 발전, 결국 사망
감염 경로	• 동물과 직접 접촉함으로써 전파 • 진드기, 벼룩, 이, 빈대에 의해 전파 • 공기나 오염된 물섭취시 감염 • 피부나 점막을 침투하여 전염 가능	• 감염원으로 중요한 것은 혈액, 정액, 질분비액 • 주로 성행위, 혈액 매개로 감염(침, 눈물, 땀, 곤충에 대한 감염은 없으며 대중목욕탕, 화장실 이용 등의 일상생활을 통한 감염은 되지 않음.)
진단 및 치료	• 발병인식(식중독증상)시 즉시 의료기관 진단 및 치료	• 현재까지 특별한 치료제는 없음 • 진단은 viral load 테스트로 혈장내의 바이러스 규모 검사
관리 및 예방	• 야생토끼 철저히 익혀서 조리	• 안전하고 정상적인 성관계 유지 • 콘돔사용, 기타 주사기, 침 등 사용시, 귓불을 뚫을 때 반드시 멸균된 기구 사용
잠복기	• 1~10일	• 평균 10년

	에볼라 출혈열	황열
병원체	*Ebola hemorrhagic fever*	*Yellow fever virus*
증상	• 감염 후 수일내 고열, 두통, 근육통, 위통증, 심한피로, 설사 • 일주일 경과 후 흉부통증, 쇼크증세 보이다 사망	• 감염기: 발열, 오한, 두통, 구토 식욕부진, 근육통이 3일간 지속 이후 24시간 정도 소강상태 지속 • 발열, 구토 빈도가 잦고 탈수 • 황달 발현
감염 경로	• 감염된 사람의 혈액, 분비물에 직접적인 접촉, 바이러스를 포함한 오염되어 있는 기구 접촉 시 감염	• 사람과 유인원 바이러스 주요 숙주 • 모기를 통해서 감염된 숙주에서 전파
진단 및 치료	• 초기감염시 에볼라바이러스 감염 확신불가 • 임상적 실험을 통해 진단 가능 • 현재 에볼라출혈열을 치료하기 위한 치료법이나 백신 미개발	• 황열병에 대한 특정 치료법 부재 • 탈수, 발열에 대한 치료 수행 • 진단은 발생 이후 처음 4일 이내 얻은 혈청에서 바이러스 분리 검사
관리 및 예방	• 감염환자 격리 수용 • 환자 분비물 접촉금지	• 예방접종이 가장 유용한 치료법 • 예방접종한 사람의 95%가 일주일내에 면역보유 • 한 번 접종시 10년 이상(평생) 지속
잠복기	• 급성 감염시 치사율 75% • 잠복기: 4~10일 또는 2~19일	• 급성황열병의 20~50%가 발병 후 7~10일 이내 사망 • 잠복기: 3~6일

	세균성 이질	장티푸스
병원체	*Shigella Species*	*Salmonella typhi*
증상	• 심한 복통, 오한, 열, 점액과 혈액 섞인 설사, 종종 출혈 발생 • 무기력증, 구역질 등 발현 • 가벼운 묽은 설사 경우도 있음	• 지속되는 발열, 권태감, 식욕부진, 느린 맥박, 설사 후 변비 • 허리부분에 장미 같은 발진 등의 증상을 나타내는 열성 전신질환
감염 경로	• 이질균에 감염된 환자, 보균자의 대변 오염물을 입을 통하여 전염 • 매개물: 손, 문고리, 타올, 바퀴벌레, 파리 등	• 환자와 보균자의 대소변에 의한 오염된 음식물로 전파 • 매개물: 어패류 생식, 물, 우유, 유제품, 파리 등
진단 및 치료	• 발병 인식이나 확인시 즉시 의료 기관 치료 • 투약전 검사 진행되도록 보건소에 전염병 발생신고	• 이상 징후 발견시 즉시 병원에서 진단(감염 신고)
관리 및 예방	• 배변 후 손을 반드시 씻고, 우물 등 식수원이 오염되지 않도록 처리 • 식품가공, 위생적인 요리 • 파리를 없애고 산란장소 제거	• 사람이 병원소이므로 사람사이의 경로만 차단하면 방지가능(격리수용)
기타	• 잠복기는 1~7일	• 잠복기는 3~60일

	발진티푸스	Q열 리켓치아
병원체	*Riclcettsia prowazekii*	*Coxiella burnetti*
증상	• 오한, 전율과 함께 심한 두통, 전신의 근육통 동반 • 체온은 단계적으로 상승 • 항생제를 투여하지 않으면 10~14일 후 다시 떨어짐. • 발진은 4~5일경 적색으로 겨드랑이와 목부터 나타나서 등, 가슴 전신으로 번짐. • 결막 충혈로 토끼눈처럼 되고 2주후 혈압저하, 맥박증가, 의식장애, 혼수상태의 징후 발생	• 심한 두통, 고열, 침체, 경련, 발한, 요통, 경부경직, 후두염, 기침, 흉통, 폐의 반점상 침윤 등이 특징 • 발병 지속시간 5~7일 • 소수의 사람이 사망
감염 경로	• 발진티푸스환자의 혈액을 흡혈한 '이'가 사람 피부상처, 찰과상을 통하여 전염	• 공기를 통해 감염 • 이, 벼룩, 진드기, 빈대 등에 물리거나, 감염된 동물, 내장, 가죽, 감염된 우유를 통해 감염
진단 및 치료	• 발병 인식이나 확인 즉시 의료기관치료 • 투약전 검사 가능하도록 보건소에 전염병 발생신고	• 내과적 진단, 혈액 등의 재료에서 병원체의 검출분리, 혈청합체 검출 등으로 진단 • 감염성이 높은 병원체이므로 전문기관에서 치료(테트라사이클린, 리팜, 피신 등의 항생제 투여)
관리 및 예방	• 개인 위생관리 철저 • '이'를 구제	• 식육위생 검사의 검사대상 질병으로 분류되어 있음 • 개인위생관리 철저시 예방가능
기타	• 6~15일이며 보통 12일	• 14~26일이며, 평균 20일 이내

(8) 독소

▶ 표 15-24 독소

종류 / 구분	황우 (Yellow Rain)	보툴리늄 독소 (Botulinum)	마이크로시스틴 독소 (Microcystin Toxin)	팔리톡신 (Palytoxin)
추출	곰팡이	박테리아	해초	산호
작용속도	급속	지연	급속	급속
치사량 (LD_{50})	75～1,000 mg (쥐: 450 mg)	75～750 mg	35 mg	10～35 ㎍
작용	단백질합성 방해 세포 분해	아세틸콜린방출 방해	단백질합성 방해	이온작용 방해
증상	구토, 가려움증, 수포형성, 출혈변	마비, 동공확대, 호흡곤란, 구토, 근육이완, 변비	오한, 혼수상태, 근육경련	호흡곤란, 졸음, 체온저하, 구토, 설사, 경련
보호 및 제독	호흡기, 피부보호 KM258A1 피부 제독키트 사용	• 오염된 음식물 섭취방지, 상처 난 피부보호 • 초기증상시 치료제 사용 • 인공호흡	물, S.T.B 제독	• 호흡기, 소화기 피부보호 • 물과 알코올에 용해됨 • 아트로핀 주사

종류 / 구분	뱀독소	라이신 (Ricin)	S.T.X 독소 (Saxitoxin)	거미 독소
추출	코브라, 독사	아주까리 열매	부패된 조개	독거미, 전갈
작용속도	급속	지연	급속	급속
치사량 (LD_{50})	1～35 mg	50～100 ㎍ (LD_{100})	0.2～1 mg (LD_{100})	20～75 mg (피부)
작용	아세틸콜린방출 방해	단백질합성 방해	나트륨 이온 생성 방해	나트륨 이온생성 방해
증상	졸음, 폐부종, 호흡곤란, 혈압, 강하, 심장마비, 언어/시각장애	경련, 혈변, 호흡곤란, 구토	복부통증, 구토 두통, 근육마비	통증, 숨가쁨, 구토, 눈물, 시력약화, 불규칙한 맥박
보호 및 제독	• 안정, 인공호흡 • 혈청, 아트로핀 주사	• 물 사용 제독	• 인공호흡 • 흥분, 안정제 사용 ※ 아트로핀 사용 위험	기도유지, 쇼크 방지, 마취제 사용, 물사용 제독

구분 \ 종류	복어 독소	포도상구균 독소	양서류 독소
추출	복어, 낙지류	박테리아	독성 개구리 피부
작용속도	급속	급속	급속
치사량 (LD_{50})	0.5~3 ㎍	섭취시 10~25 mg (LD_{100})	150 ㎍
작용	나트륨 이온, 생성 방해	폐 및 장의 내벽에 피해	세포막 피해
증상	구토, 통증, 근육마비 및 무능화	경련, 폐부종, 구토, 설사, 탈수 증세	경련, 청색증, 불규칙한 심장박동, 신체 균형상실
보호 및 제독	• 기도유지 • 강심제주사 • S.T.B, 물 제독	• 충분한 음료수 섭취, 휴식	• 기도유지 • 인공호흡 실시 • 물이나 유기용매에 용해

참고문헌 Reference

- 강복수 외 1996. 예방의학과 공중보건, 계축문화사(癸丑文化社)
- 고창순 1997. 핵의학, 고려의학
- 권명희, 김경민, 김영권, 박선, 신호준 역 2006. 미생물의 도전-병원미생물과 사람, 제14장 생물학적 무기, 서울, 도서출판 라이프사이언스, pp.319-341
- 권혜란 외 2001. 기초의학Ⅱ, 현문사
- 김성중 1998. 중독백과, 군자출판사
- 김세은 1997. 응급약리학, 현문사
- 김재완, 허인회 외 1982. 임상약리학 및 실습, 수문사
- 남상열 1993. 방사선생물학, 민음사
- 노영재, 임경택, 곽영규, 허목 1989. 환경과학, 동화기술
- 대한병리학회 2000. 병리학, 고문사
- 대한외상학회 2001. 외상학, 군자출판사
- 리더스 다이제스트 1990. 경이로운 대자연, 동아출판사
- 문범수 1992. 식품위생학, 수학사
- 문성명 1989. 화학약품대사전, 학원출판공사
- 박희진 외 2001. 기초의학Ⅰ, 현문사
- 박희진 외 2005. 구조구급용어사전, 대학서림
- 보건복지부 국립보건원 2001. 생물테러(의심)환자 발생시 행동지침 요령
- 보건복지부 질병관리백서 2005. 제4절 생물테러 대비 및 대응. pp.119-129
- 산업자원부, 한국바이오산업협회 2007. 생물작용제등 제조자 · 보유자 신고 및 검사요령-화학 · 생물무기의 금지 및 특정화학물질, 생물작용제 등의 제조 · 수출입규제 등에 관한 법률
- 삼성 3119구조단 1996. 응급구조(Ⅰ, Ⅱ). 삼성 3119구조단
- 유승흠 역 2005. 테러시대의 생존전략, 배리 리비, 빅터 사이델 엮음, 제10장 생물테러무기, 서울, 한국의학원
- 유지수 외 1996. 임상약리학, 현문사
- 윤재일 1994. 광의학, 여문각
- 윤중진 1995. 법의학, 고려의학
- 의학교육연수원 편 1992. 응급처치, 서울대학교 출판부
- 이기영 1992. 알레르기의 진료, 한국의학사

- 이상철, 강영숙 2004. 생물테러 대응체계 구축방안, 용인대학교논문집 제22집 pp.47–68
- 이창기 1993. 환경과 건강, 하서출판사
- 전국응급구조과 교수협의회 1998 전문응급처치학, 대학서림
- 전국의과대학 임상교수편 1998. 임상의학, 도서출판 한우리
- 정희곤, 박홍현, 이상일 1992. 식품위생학, 광문각
- 정희영, 전종휘 1987. 감염질환, 수문사
- 천재석 외 1996. 브리태니커 세계 대백과사전, 한국브리태니커회사
- 최보율 2004. 생물테러의 역학적 특징과 대응, 대테러정책연구논총 제1호, 국정원
- 환경과 공해 연구회 1992. 공해문제와 공해대책, 한길사
- 환경교육회 편찬위 1991. 환경과학, 동화기술

- Alexander Kuehl. 1994. Prehospital Systems and Medical Oversight. Mosby year book
- Broad, WJ, miller, J. 2002. report provides new details of Soviet smallpox accident. New York Times, June 15. A1
- Charles E. Kupchella. Margaret C. Hyland. 1989. Environmental Science. Allyn and Bacon
- Cole, LA. 1988. Clouds of secrecy: The Army's Germ warfare tests over populated areas. Totowa, NJ: Rowman & Littlefield
- David F. Moffett, Stacia B. Moffett. 1993. Human Physiology. Mosby year book
- Kurt J. Isselbacher, Eugene Braunwald, Jean D. Wilson, Joseph B. Martin, Anthony S. Fauci, Dennis L. Kasper. 1997. HARRISON'S PRINCIPLE OF INTERNAL MEDICINE 13th Edn. McGraw–Hill Book Co.
- Lynne S. Garcia, David A. Bruckner. 1993. Diagnostic Medical Parasitology. American Society for Microbiology
- Paolo Zannetti. 1990. Air Pollution Modeling. Van Nostrand Reinhold
- Robert M. Berne, Matthew N. Levy. 1993. Physiology. Mosby year book
- Sidel, VW, Goldwyn, RM. 1966. Chemical and biological weapons. N Engl J Med Vol. 274 pp.21–27
- The American National Red cross. 1988. American Red Cross Basic Water Safety and Emergency Vater Safety Instructor's Manual
- World Health Organization 1970. Health Aspect of Chemical and biological weapons: Report of a WHO Group of Consultants. Geneva
- Wright S. Evolution of biological warfare policy: 1954–1990. In: Susan Wright(ed.), Preventing a biological arms race. Cambridge, Mass.: MIT Press, pp.26–68

찾아보기 Index

ㅇ

A

B

C

R

S

환경응급 ENVIRONMENTAL EMERGENCIES

2002년 3월 5일 초판 발행
2013년 1월 31일 2판 발행
2021년 8월 10일 3판 발행

저 자 박희진 · 고재문 · 권혜란 · 김보균 · 김익성 · 김지희
문성모 · 박재성 · 박창열 · 서혜진 · 신지훈 · 원영덕
유영법 · 윤병길 · 이상민 · 이재민 · 최길순 · 최욱진

발행인 윤 진 영
발행처 도서출판 대학서림
주 소 03076 서울시 종로구 혜화로 2길 8
전 화 02) 763-1220, 744-2811
팩 스 02) 744-1210
등 록 1965. 1. 20
번 호 1-88
정 가 38,000원

ISBN 978-89-6940-266-0 93510
www.daihaks.com